U0276739

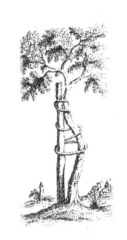

骨科简史

葛亮 著

上海科学技术出版社

图书在版编目(CIP)数据

骨科简史 / 葛亮著. —上海:上海科学技术出版社,
2020.4

ISBN 978 - 7 - 5478 - 4816 - 6

Ⅰ.①骨…　Ⅱ.①葛…　Ⅲ.①骨科学-医学史-世界
Ⅳ.①R68-091

中国版本图书馆 CIP 数据核字(2020)第 036153 号

骨科简史

葛　亮　著

上海世纪出版(集团)有限公司
上 海 科 学 技 术 出 版 社 出版、发行
(上海钦州南路 71 号　邮政编码 200235　www.sstp.cn)
浙江新华印刷技术有限公司印刷
开本 787×1092　1/16　印张 20.25　插页 4
字数:350 千字
2020 年 4 月第 1 版　2020 年 4 月第 1 次印刷
ISBN 978 - 7 - 5478 - 4816 - 6/R · 2036
定价:78.00 元

本书如有缺页、错装或坏损等严重质量问题,
请向工厂联系调换

献给

．
．
．
．
．
．
．

我永远怀念的恩师

．

引导我步入骨科的奇妙世界

目录

用人文浇灌医学之花

科学是历史的一部分,历史包容着科学。学科和学术发展是在历史基础上前进的,每一位科学家、发明家都应该学习历史、尊重历史。医学是科学,也是艺术,它与绘画、雕塑等多门艺术融为一体,展现了医学众多美的元素,还是医学人文的特殊体现方式。

学习医学历史以及学科发展史,既是对医务工作者的基本要求,也是医学人文精神构建的一个有效途径。历史能够告诉我们医学从何而来,历史也能提醒我们不要堕入误区,历史更能帮助我们更好地思索未来。然而,多年以来,我国的医务工作者,特别是很多亚学科的专业人士,全力专注于技术方面的进展,很少去系统、全面地了解本学科的厚重历史和发展脉络,这样的缺憾,可能会限制学术探索的眼界和思路,也不利于对未来方向的判断和把握。

作者葛亮博士,就读于第二军医大学,从事临床工作多年,曾是我国一名杰出的青年骨科医生。他怀着对专业的深情和多年来的职业感悟,用了四年多的时间,实地到世界的很多大学、医院、科研机构和专业图书馆进行调查研究,查阅了大量文献,写就了这样一部系统展示矫形外科发展历程的著作。

医学人文是人类医学发展必不可少的滋养剂和润滑剂,人文精神能为医者的职业行为注入温柔、深沉和博大的情怀,帮助医者从"人"的视角来看待疾病,看待患者,看待各种科技发明。当下,我们格外需要呼唤人文精神的构建与回归。同时,我们步入了一个人工智能、互联网,乃至各种新概念、新科技飞速涌现的时代,在这样的时代,医者用人文精神来辅佐自己的判断,去平衡科技与人性关怀的问题,其意义也是非凡而特别的。

该书是一次整理历史、反思学科的人文尝试,一改以往专业类题材书籍的语言学术化、叙说片段化的做法,用文学的方式,用故事加评述的形式,将骨科学的发展和一个个疾病征服历程加以清晰展示。讲述方式生动活泼,内容考证严谨翔实,是我国骨科专业出版物中罕有的历史题材作品,也是我国医学出版界近年来不多见的人文佳作之一。

该书必将为骨科医学工作者和医学生的心灵送上一份滋养。衷心希望我国的医学工作者能在学术耕耘之余,去积极挖掘和探寻本学科的发展历史,思考医者的角色和未来的坐标,同时也能创作出更多、更优秀的人文作品。

中国医师协会　会长

张雁灵

2019 年 10 月

骨科的历史，我辈的人生

什么是骨科？多年来，在很多老百姓乃至医务人员的心目中，骨科是一个充满着粗犷和豪放的字眼，是一个与锯子、榔头为伍的学科，是一个手术室里整天充斥着"乒乒乓乓"敲打声的部门，是一群有着浑身都使不完劲的人们的集合。有的时候，人们不免以怪异的眼光来看待骨科，以为这是一个与精致、细腻、深沉、厚重无缘的学科，这不能不说是一种遗憾。殊不知，骨科（以及她所蕴含的众多分支学科）也是一门与人类文明同样悠久、学术传统渊源流长的学问，有着许多其他学科所望尘莫及的各种传奇，并且如影随形地相伴着过去、今天乃至未来每一个年龄层的人们身边。

如果一名骨科工作者能够驾着一叶小舟，遨游完一段长达几千年的学科历史长河，那么他会毫无疑问地为自己的专业而骄傲、自豪，并无怨无悔地把自己的一生献给这样一个宏大而有趣的专业。其实任何医学专科都是需要重视自己的历史的，在一个医学工作者的学识、技术不断精进的过程中，他会不满足于把自己的学科等同于一大堆概念、名词或是符号的堆积，而是试图去窥探这些概念背后的故事以及发展成型的历史脉络。这样的"向后看"，对于医学工作者来说，有时候是与面向未来的"向前看"同等重要的。因为，对于历史的熟谙、敬重和思考判断，乃是一个医学工作者专业学养的重要组成部分，也是他推动医学科技前行的扎实底子。但是，对于骨科这样一个门类庞大、分支日益细化的学科来说，回溯历史、梳理脉络可能显得尤为复杂而艰巨。

因此，我们需要为骨科工作者去打造舟楫，帮助他们以及有志于投身骨科的年轻人们，去漫游学科的历史之河。这本《骨科简史》，就是这样的一叶轻舟。

作者葛亮博士，曾是医科大学的一名骨科临床医生，现在从事着骨科前沿科技的探索和管理工作。我与他认识，是在十多年前的 AO 中国教育事业中。后来他在业余时间写了一系列的文章，回顾了 AO 教育及其医学理念在中国的传播历程，介绍了不少鲜为人知的历史细节。这些文字在中国骨科医务工作者中收到了一定的反响，帮助了许多同道从另一个侧面去理解治疗理念，激发历史参与感和学术责任感。这也说明，对于我国的骨科工作者来说，弘扬学科历史和人文，是一项有意义、值得做的事情。写一部给骨科医生读的学科人文史，是葛亮在后来的时间里萌生的想法，于是历经数年的查阅与走访，就有了现在的这本书。在这本书里，我们可以读到许多耳熟能详的名字、许多临床上无处不在的治疗技术、许多在我们看来是理所当然的手术方法，然而，在本书的一个个故事中，这些我们再熟悉不过的东西，却有着不为人所知的来历和演变。

推荐骨科的医务工作者们以及对骨科好奇而心有灵犀的年轻学子们，能在繁重的临床工作之余读一读这样的故事，知道我们从何而来、为何而来。你会看到，在骨科历史的长河里，从来就不乏真理与谬误、真知与偏见、理智与疯狂的交织，但最后，骨科的每一个分支学科——创伤骨科、脊柱外科、关节外科、运动医学、肿瘤骨科、矫形外科——变成了今天的这个样子，这并不是一个线性上升的过程，就如同我们所面对的明日骨科，也绝不会是一个方向清晰、道路坦荡的未来一样。读一读历史上的曲折，或许可以在未来的抉择中少走一些弯路。

一转眼，中国的骨科与国际重新接轨，已经过去了三十多年，为我国骨科医生呈现一部学科人文史，一直是我们这一代人的心愿。今天很高兴看到葛亮博士做了这样的尝试，为此我欣然作序，祝愿这部作品能被大家喜欢。

北京积水潭医院　教授

王满宜

2019 年 10 月

我将清白和纯洁地生活和行医。

———希波克拉底

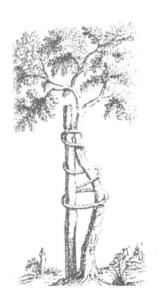

以史为鉴话骨科

十年前,当我从事 AO 中国地区医学教育工作的时候,我对 AO 基金会主席、泰国教授苏通(Suthorn Bavonratanavech)在课堂上说过的一句话记忆深刻,大意是:只有了解骨科的历史,才能更好地理解我们现在所学的知识。这句话是在骨折治疗基础课程的开班时刻,说给年轻的中国医务人员听的。无独有偶,多年后我在为本书查询资料的过程中,也读到了奥地利骨科大师比尔罗什(Theodor Billroth)所说的相似的一句话:"我们只有熟知过去的科学与艺术,才有资格将它们推向未来(Only the man who is familiar with the art and science of the past is competent to aid in its progress in the future)。"

为什么骨科医生需要了解过去?为什么熟悉历史能够帮助我们创造更加美好的医学未来?在讨论这个问题之前,我想先聊一个小故事。

亚伯拉罕·林肯曾经是一名律师,在他当选美国总统的 4 年之前,曾经成功地帮两名外科医生打赢过一场官司。这两位医生被患者起诉,原因是骨折经他们之手治疗后虽然获得了愈合,但是患肢遗留了一些短缩。在林肯的精彩辩护之下,两名医生最后没有被判为医疗过错。这件几乎湮没于历史烟海之中的诉讼,所留下的文字记录很少,尤其是它所涉及的患者病案信息,更是语焉不详。这并不是因为史料的遗失或是庭审记录的不全造成的,而是 19 世纪中叶欧洲、美国骨折相关诉讼的一个普遍情况。在那个年代,患者告医生的现象蔚然成风,无论治疗结果是满意还是不满意,都会一纸讼状状告医生,提出索赔。然而,这个也怪不得别人,因为当时整个医学界本身就没有任何关于骨科伤病治疗的"统一"疗效标准，疗效"好"与"坏"无从评判。再加上骨科的病案记录也是极不规范，因此，就给林肯这些律师们创造出了无数机会。

历史告诉我们，今天的骨科医生们在临床工作中所烦恼着的、所承受着的、所遭遇过的各种不信任、各种欺骗与不公，其实在过去的一两百年里，在我们的先辈身上早就一遍又一遍地上演过了。

况且，历史还告诉我们，救赎之道其实就在科学进步和学术发展之中。1860年，美国医生汉密尔顿（Frank Hastings Hamilton）编写了西方英语世界的第一部骨折与脱位题材的专著《骨折与脱位实用治疗学》（*A Practical Treatise on Fractures and Dislocations*），这本充满理性光辉的著作，将临床各种骨关节损伤案例与各种治疗方式下的结果，用缜密的统计学逻辑进行展示，为医务人员乃至患者与法律界人士提供了一个权威而客观的评判准绳。在这类学术工作的推动下，再加上后来 X 线影像学、病理学等手段相继普及，西方骨科界的医疗行为愈加规范起来，法律纠纷也变得有据可依。一个良性而成熟的医疗环境与医患关系，就是这样在科学的进步下渐渐地完善起来的。

历史不仅帮助我们去理解当下的困惑，寻找问题的出路，同时也有助于我们知晓自己所矢志的这门学科，是如何一步步走来，并成为一门"科学"的。在本书中，你会看到骨科（矫形外科）是一个历史悠久、实证至上的学科：从古埃及的《埃德文·史密斯纸草书》，到希波克拉底的《文集》，再到盖伦的矫形外科理论体系，直至文艺复兴时期伴随着民族自觉的各语种骨科学派的分化，以及启蒙主义到来之后的知识和技术大爆发。这五千年里，矫形外科的每一步向前推进，无不以书籍、论文、期刊的大量文献作为依托，将前人的知识固化下来，再在传播、查阅与辩论中得到升华。近代以来，没有哪一种骨科手术、哪一种矫形疗法或者哪一种治疗器械，不是通过文字这个载体向下传递的。这种传统，造就了矫形外科不同于上古和中世纪那种作坊式或是师承制的、口耳相传的知识积累方式，真正成为一门现代意义上的科学。熟悉我们的学科发展史，会让今天每一位从事这门矫形科学的人，带着一种使命感去延续自己的学科，用学术的传统去发展自己的学科。

关心历史，还能帮助我们塑造更加完善的学术人格。许多在我们今天看来是理所当然的学术规范、学术纪律和学术操守，其实并不是在骨科诞生的那一刻就有的，而是在先人们的痛苦经历中一点一滴地积攒起来的。在本书中，你还会看到诸如这样的故事：19 世纪的法国矫形外科大师盖林（Jules Guérin）是第一个对脊柱侧弯动刀子的人，1818 年，矫形外科历史上划时代的技术——肌腱切断术——诞生以后，盖林创造性地（很不幸，也是错误地）将其用到了脊柱侧弯上面，受到了其他几位医学大师如马盖涅（Joseph François Malgaigne）的反对，两人在专业杂志上打了几轮笔仗之后，盖林一气之下将马盖涅告上法庭，成为骨科医生之间前所未有的一次学术之争诉诸公堂的事件。这件事后来奠定了西方医学界关于学术争鸣自由的一些共识与准则。而这样的案例，直到今天都对我们每一个有志于矫形外科学术的人以警示和深思。骨科医生也是有着七情六欲的凡夫俗子,面对纷繁复杂的现实生活,我们如何去区分学术与私人之间的边界,如何能打造宽阔的学术胸怀,如何来营造民主科学的学术氛围,其实,历史早就给了我们答案。

本书所讲述的历史,对于今天技术日新月异、新器材层出不穷的骨科来说,一样有着特别的意义。当我们为组织工程学、智能数字外科、手术机器人、个性化医疗等新概念心潮澎湃的时候,或许更应该知道石膏绷带、克氏针、斯氏钉、骨刀、摆锯、牵引架等这些经典的骨科技术是如何走进我们的日常生活的。也许再过一百年,我们今天所追捧的某些新科技早已消失无踪,但那些古老而经典的器材、技术以及它们的理念却依然生命长青,历久弥坚。历史还能够教会我们,对待新生事物,不妨抱有一份冷静、超然的态度,而不是人云亦云、逐影吠声。在本书所讲述的历史中,我们将看到某些新技术、新思维是如何在众人的追捧下走向辉煌、走向疯狂,然后趋于寂静的故事。

总之,这是一部写给骨科医生们的、关于自己这门学科的历史。它与人类医学的历史乃至人类文明的历史,有着扯不断的千万联系。那些我们所熟悉的君王、政客、哲人、作家等,以及他们所导演的战争、革新、思想解放,都会在我们的骨科历史中一一登场。这正是契合了西方史学家曾说过的另外一句话:"历史,就是无数个身体上,或是精神上的病人们的个人经历的总和。"

What a piece of work is man
人，是多么伟大的杰作

How noble in reason
多么高贵的理性

How infinite in faculties
多么伟大的力量

In form and moving
多么优美的仪表

How express and admirable
多么文雅的举动

In action how like an angel
在行为上多么像一个天使

In apprehension how like a god
在智慧上多么像一个天神

The beauty of the world
宇宙的精华

The paragon of animals
万物的灵长

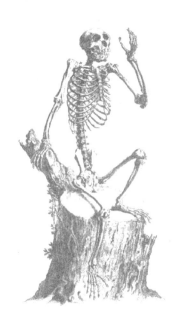

——莎士比亚《哈姆雷特》（朱生豪译）

科学必须始于神话，并伴随对神话的批判。

——卡尔·波普尔

第一篇

叩开拯救之门·矫形外科诞生记

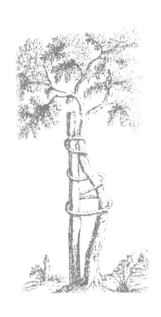

世间故事，必有一个开端，那么我们的骨科故事又该从何讲起呢？

之所以这么问，乃是因为，当我们谈论骨科历史的时候，最大的困惑竟是在于这门学科从什么时候起，才开始成为今天这样一门独立的、具有完备理论与技艺的医学体系的？在后面的讲述中，你会看到，假如从不同的视角去界定骨科的源头，那么就会得出不一样的结论。

骨科是矫形外科的俗称，它是一门无比古老却又十分年轻的学科。

这是一项服务于人体骨骼、肌肉等运动系统问题的医学门类。在漫长的文明演进过程中，骨骼肌肉是人类各种捕猎、生产、战斗活动所紧密依赖的器官，因此，我们很容易想象，围绕着这套器官系统的医学行为出现的骨科学，其历史几乎就和人类文明的历史一样久远。

1862 年，美国历史学家埃德文·史密斯（Edwin Smith，1822—1906）在埃及卢克索进行考古收集时，从文物贩子手里买下了一份纸草书文献。纸草书（papyrus）这种东西，是古代埃及人从公元前 3000 年就开始使用的一种书写载体，它是用尼罗河三角洲特有的纸莎草的茎制成的，据说在干燥的环境下可以千年不腐。埃德文·史密斯买到的这份纸草书，被鉴定为成稿于公元前 1700—公元前 1600 年的文字记录，里面究竟是何内容，史密斯本人以及与他同时代的不少学者都曾试图进行翻译解读，但是没能成功。埃德文·史密斯去世

后，这份纸草书被他的家人捐献给纽约历史学会保存。直到 1930 年，古埃及学家詹姆斯·布莱斯特（James Breasted）对它进行了完整的破译，人们才得以一窥这份文献的真容。

原来，埃德文纸草书上记载了一系列的临床病例，其中有 48 例内容完整（图 1-1）。这些病例按照从头到脚（eis podas ec cephales, a capite ad calces）的顺序排列记叙。每个病例都附有详细的病史描述和体检记录；对每一种疾病进行预后判断，分为"好""不确定""不好"三个等级；对每个疾病也都给出了治疗意见，如"可治""不可治""可尝试救治"等。最难能可贵的是，这些治疗方案都出于理性思维，可付诸实际操作，且以外科手段为主，而不是大家所想象的古埃及题材电影里面神神鬼鬼的那一套。在这么多的病例里，只有一个是建议用魔法（巫蛊等神秘主义方法）来治疗的。

虽然埃德文纸草书的信息比较有限，

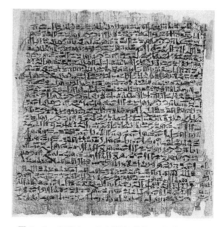

图 1-1 埃德文·史密斯纸草书：外科病例篇

（图片来源：Wellcome 基金会，允许公开使用）

但在这里，人类有史以来第一次用文字写下了"骨折""开放性骨折""粉碎性骨折"这些词汇，对脑外伤、脊髓损伤后的症状进行了描述，还介绍了如何用缝合的方法关闭伤口，如何用黏性膏土治疗骨伤，如何用蜂蜜涂抹的绷带包扎，如何用内衬布条的木夹板来固定骨折，以及如何实施脱位关节的复位等技术。例如纸草书第 25 号病例，就记载这样的一段话：

"假如你检查一个下颌脱位的患者，你会发现他的嘴巴一直开着，不能合上，你可以将双手的大拇指伸进患者的嘴巴，顶住下颌骨的两叉，其余四指托住下巴，然后将下颌骨往后托，就能使之复位。"

同样的这段记录，还出现在了另一份公元十世纪的拜占庭手抄本上。这说明，古埃及人的骨与关节伤病疗法，历经数千年，被地中海沿岸的人们用各种方式传承了下来。事实也确是如此，埃德文纸草书里面的很多医学技术，在此后的 4500 年的历史里都没有什么改变。

埃德文纸草书是谁写的呢？有人说是印和阗（Imhotep），但是缺乏相关的证据。印和阗是古埃及第三王朝时期的宰相（图 1-2），据说在公元前 2700 年主持建造了第一座金字塔。数千年来，他被传颂为行政管理、建筑、工程、教育、医学等多个领域的天才，很多古代埃及的工程奇迹或是技术成就都归功于他。有的欧美影视和文学

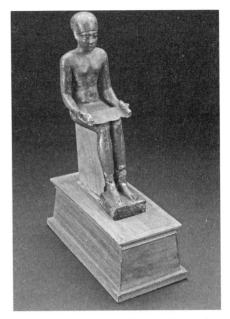

图 1-2　印和阗铜坐像，约公元前 600 年，古埃及
（图片来源：Wellcome Images，允许公开使用）

作品里，甚至把印和阗刻画成呼风唤雨、撒豆成兵，乃至是行走于阴阳两界的妖人。随着时间的推移，印和阗被逐渐神化，并进入了古埃及众神的序列，以他为主神的神庙今天还屹立在埃及孟菲斯的菲莱岛上。说实话，他的实际生平是什么样的，早已无从考证，而印和阗在历史上更多地已成一种象征符号。如在医学领域——按西方"现代医学之父"威廉·奥斯勒（William Osler）的话来说——印和阗乃是第一个"凸显于上古迷雾的医者形象"，即西方历史上的第一个医者形象。所以，埃德文纸草书的实际作者，可能永远不会有人知道，但西方人将印和阗当成作者，却也合乎情理。

19 世纪末以来，中国安阳的殷墟遗址

先后出土了十余万片刻有文字的占卜甲骨，绝大部分是商朝后期的遗存。其中出现了疾手、疾肘、疾胫、疾骨等病名。甲骨文里描写了人体多个部位的骨骼，例如脊椎，甲骨文形象地写成"䒑"；"疾骨"指的是骨的伤病，甲骨文用"䒑"表示，在其中人们仿佛看到了关节、骨髓腔的造型。这表明在人类文明起源的地方，骨关节问题必然受到关注。

但是，这并不意味着骨科从埃德文纸草书那个时代就已经出现了。古埃及（以及中国殷商，或许还有美洲的早期文明）时代的骨伤病治疗，充其量只能说是全身医学范畴中的一个技术片段，并没有出现什么系统的论述，也远远谈不上是一套可证伪的知识体系。那么，让我们把搜寻的目光往后投射 1000 年。

历史学家威尔·杜兰特在《世界文明史》中这样写道："吸引人们进入爱琴海的乃是其中的岛屿，这些岛屿极为美丽，岛上的山丘仿佛神殿浮出于水光粼粼的海面……就在今天的地球上也没有几处地方如此可爱。"而在杜兰特笔下如此可爱的爱琴海上，有一个叫科斯（Kos）的大岛，诞生了一位叫希波克拉底（Hippocrates，约公元前 460—公元前 377，图 1-3）的医生，开创了比爱琴海更加美丽可爱的医学文明史。今天，希波克拉底被全世界的医者尊为圣贤，以他命名的医学生誓言，成为一代又一代踏上救死扶伤生涯的年轻人的职业信条。

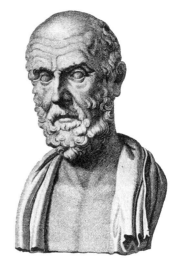

图 1-3　希波克拉底（Hippocrates）

在希波克拉底生活的年代，古希腊共有两所著名的医学校，一所位于爱奥尼亚的尼多斯海角，一切以诊断为重心。他们将对患者的观察结果记录在小木片上，再把症状细分为不同类型，或是按器官对病情进行归类，进而提出对疾病的诊断。但尼多斯海角学校缺乏解剖和生理学知识作为诊断基础，他们所操持的，更像是一种实用化的宗教仪式。另一家则位于希波克拉底的老家科斯岛，这里的医术学校注重疾病的综合治疗，寻求恢复被疾病扰乱的先天状态。希波克拉底是科斯岛上医生联合会的成员，对全身各种疾病都有观察和研究，是当时同行中的佼佼者。他秉承的是科斯岛学派的理念，主张一个健康的人，组成机体的各种元素之间应当存在某种和谐，当平衡被打破，人就会生病，而医生的职责就是要恢复机体的平衡。

尽管希波克拉底在后世声名显赫，但

其实人们对他的了解却是少之又少。柏拉图是他同时代的人，曾在著述中提到他的名字。传说他云游四方，曾为马其顿国王诊断过精神疾病，还给哲学家德谟克利特治过疯癫。在公元前3世纪行将结束时，出现了一部医学文稿，持有者宣称这些文字是希翁手笔，并将其命名为《希波克拉底文集》。但是一直以来，医学界对这部"希波克拉底著作"的真伪始终争论不休。即便如此，这套"希波克拉底著作"的总量后来还在不断增加，最后几乎囊括了古希腊鼎盛时期所有不署名的医学著作。这种做法，让人想起了中国的古代，人们也是喜欢把医学上的很多理论和发现，都挂在"黄帝"的名下。看来在某些方面，东西方素来思路一致。

《希波克拉底文集》在人类医学史上最伟大的地方在于，整部著作之中，没有一处提到"神"。在希波克拉底之前，疾病如何定义、如何认识并不重要，因为治愈疾病需要依靠神明。自此之后，医学与宗教分道扬镳，正式走上了逻辑、观察和实证的道路。

在《希波克拉底文集》这部恢弘的知识宝库里，我们发现希翁对骨科的研究范围之广、认识之深，几乎称得上是不可思议。例如他提出了骨折整复的手法和固定技术，发明了整复器具和外固定支架，用悬吊等方法矫正脊柱畸形，用鞋具和支具矫治扁平足和先天性髋关节脱位等畸形，创造了今天西方语言中的"kyphosis（脊柱后凸）""scoliosis（脊柱侧凸）"这些名词，发明了环锯，描述了脊柱的生理弯曲，推测了骨组织再生和愈合的机制，观察过骨髓炎的转归……很难相信，这么多的骨科发现和创举都是他一个人的成就，更不要说他还在内、外、妇、儿等学科上也留下了划时代的印记。很显然，希波克拉底也已成为整个古希腊医学的一个承载符号，就好像印和阗是古埃及众多技术创举的承载者一样。在本书中我们会时不时地提到希翁，并以他作为众多骨科故事的开篇。

然而，在希翁去世后的几百年里，因为各种战乱，古希腊的医学知识严重遗失，并出现了各种传播谬误。扭转了这一局面并真正使希波克拉底思想传扬后世的，乃是古罗马时期的"医圣"盖伦（Claudius Galenus，129—210?，图1-4）。盖伦出生于小亚细亚城市帕加马的一个上流社会家

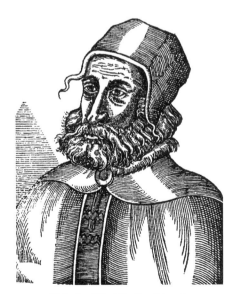

图1-4　盖伦（Claudius Galenus）

庭,与中国历史上的"医圣"张仲景几乎生活在同一年代,两人身处亚洲大陆的两端,分别影响了东西方医学发展的轨迹数千年之久。据说盖伦的父亲被医神托梦,于是就送盖伦去学医。毕业后他相继在帕加马、士麦那、科林斯和亚历山大工作过,在亚历山大期间,他开始将自己所获的解剖知识与临床结合起来。公元 158 年,他回到帕加马,担任了 3 年的角斗士医生,医治角斗士们的创伤和疾病,还负责他们的营养和保健。这段经历,使得他在西方医学史上又被称为"运动医学之祖"。

盖伦晚年在家乡帕加马做着著书立说、行医治病的生活。他撰写了多部阐述希波克拉底医学思想的书籍,例如《骨折》(On Fractures)和《脱位》(On Dislocations),澄清了时人对希波克拉底医学的一些含混不清的认识,并加入了自己的一些经验和观点。通过盖伦的修订和整理,希波克拉底的思想被恒久保存了下来,直到 19 世纪。

盖伦在医学史上是第一个通过解剖认识身体的医学家。解剖,在当时是非常了不起的,因为在古希腊时代,人们认为死后伤害人的(哪怕是敌人的)遗体,是一种亵渎,这种观念严重阻碍了医学的发展。到了古罗马时期,政府依然严格禁止解剖人体,于是盖伦就拿动物来做研究。他曾说过"有圆脸的就可以拿来解剖",因此他解剖了很多哺乳动物。有时他当众表演动物活体解剖,特别喜欢在动物惨叫的时候一

刀切断喉返神经,直到今天,喉返神经都还被称为"盖伦神经"(Galen nerve)。盖伦通过解剖观察猪、羊、猴子等动物,来推断人体的构造及生理运行。他是第一个认识到神经起源于脊髓的,他还对骨骼肌肉作了细致的观察。基于这些观察,盖伦在自己的著作《写给初学者的骨骼医学》(De ossibus ad tirones)里使用了一系列的医学名词,如 skeleton(骨骼)、epiphysis(骨骺)、apophysis(骨突)、trochanter(转子)、bregma(前囟)、zygoma(颧骨)、mastoid(乳突)、sphenoid(蝶骨)、odontoid(齿状突)、thorax(胸骨)、phalanx(指骨)、cuboid(骰骨)、carpus(腕骨)、metacarpus(掌骨)等,这些词汇有的是他自创的,有些则是前人流传下来的。

毫无疑问,通过动物来认识人体,必定是荒腔走板的。盖伦的著作中充斥着各种谬误,例如他说肝有六叶,男人的肋骨比女人少等。但因为他代表了官方和神学界的很多意见,因此后世许多医生即使在解剖时发现了正确的构造,也只敢说"这具尸体不正常",而不敢反对盖伦的观点。盖伦及其传承的希波克拉底学说,被奉为医学界不可置疑的铁律,统治整个西方世界长达一千多年,直到文艺复兴时期,才由达·芬奇和维萨里等人勇敢地发起挑战。再到18 至 19 世纪,欧洲工业革命推动了医学的进步,人们才从希波克拉底和盖伦的教条中解放了出来。

即便如此,盖伦的解剖行为对后世骨

科的发展依然是意义重大的。在他之后的两千年里,无数对骨科做出重大贡献的医生和学者,往往都是从解剖开始入手的。在后面的骨科故事里,我们将会看到,"外科医生兼解剖学家"这样的身份在17~19世纪的西方医学界是一个普遍的存在。今天,系统解剖学、局部解剖学、病理解剖学这三门学科,构成了全世界每一个正规医学院基础医学教育的基石,也是每一位骨科医生走上职业之路的第一步。从这个角度来说,盖伦无疑值得我们永远尊敬。

那么,让我们再度回到开篇时的问题,骨科是从希波克拉底和盖伦的时代开始出现的吗?别急着回答,让我们继续往下看。

1741年,一位法国医生尼古拉斯·安德烈(Nicolas Andry,1658—1742,图1-5)出版了一本小册子 *L'Orthopédie, Ou l'art de Prévenir et de Corriger Dans les Enfans, les Difformités du Corps*,法语书名很长,翻译过来就是《Orthopaedia:矫正和预防儿童畸形的艺术,以及供父母和儿童教养工作者日常使用的方法》。这本书的目标读者并不是医务人员,而是那些为人父母者或儿童保育人员。

尼古拉斯·安德烈出生于法国里昂,一开始接受的是传教士的训练,直到39岁的时候才拿到医学学位,但仅仅4年后,他就成为法兰西学院的教授,并担任法国最古老和权威的科学期刊 *Journal des Savants* 的编委。1724年他成为巴黎医学院的院长,在他写这本儿童保育手册的时候,已经是很出名的医生了。但他的名声并不是来自这本书里所介绍的那些内容,而是在寄生虫学领域的造诣。在他的那个时代,荷兰人列文虎克用显微镜看到了细菌和原生动物,安德烈也迷上了这种新鲜玩意,与列文虎克不同的是,安德烈的观察更侧重于医学实践。通过显微镜,他发现了多种人体寄生虫,并致力于这些疾病的防控,这也使得他享有"寄生虫学之父"的称号。安德烈写过不少著作,除了寄生虫病领域的以外,还有一些例如《疾病控制与医生的快乐、病患服从性之间的关系》这样奇特的作品。在书中,安德烈非常认真地探讨了"英雄主义气概是否会由父亲遗传给儿子""爱情对身体健康有益吗""女病人比男病人更容易治愈吗""吃鱼之后再吃核桃、吃肉之后再吃奶酪、吃莴苣之后再吃苹果是个好主意吗"等问题。

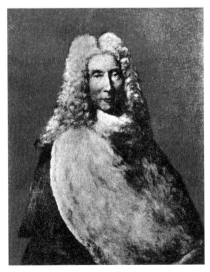

图1-5 尼古拉斯·安德烈
(Nicolas Andry, 1658—1742)

就在 1741 年的这本书中,安德烈创造了"orthopédie"这个词汇(1743 年该书被翻译成英语时,被写作"orthopaedia")。安德烈自己介绍说,orthopédie 一词来源于两个希腊语词根"orthos"(笔直的)和"paidos"(孩子),直译就是"挺直身体的孩子"。在书的扉页上,绘有一幅寓言般的图画:一个母亲被三个孩子所围绕,母亲的手里握着一把直尺,上面写着"haec est regula recti"(这是衡量直线的标尺,图 1-6)。就

这样,"矫形外科"一词横空出世。

同时代还有另外几本与该书内容相似的著作,但很快就被后世遗忘。安德烈的书也没能流传多久,但他所创造的 orthopaedia 一词却名垂青史,成为后世医学上专事运动系统伤病诊治的科学名称。与此同时,安德烈在书中所附的一幅曲木矫直的图案,后来成为全世界矫形外科(骨科)的通用符号(图 1-7,图 1-8)。

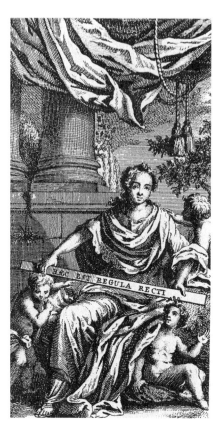

图 1-6 尼古拉斯·安德烈 *L'Orthopédie* 一书的扉页
(巴黎 La Veuve Alix 出版社,1741 年)

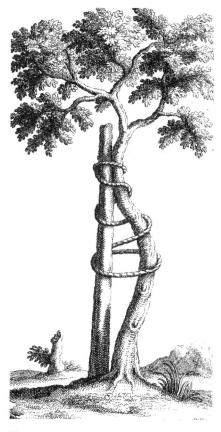

图 1-7 由尼古拉斯·安德烈创造的"曲木矫直"图像,后来成为全世界矫形外科(骨科)的通行符号

(图片来源: *Andry. L'Orthopédie*. 1741.)

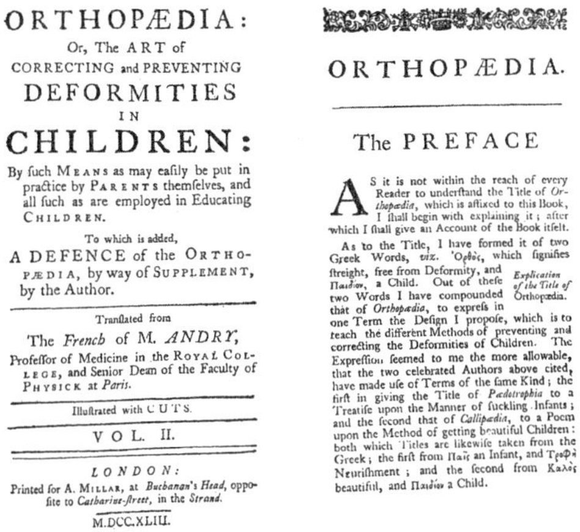
ORTHOPÆDIA:
Or, The ART of
CORRECTING and PREVENTING
DEFORMITIES
IN
CHILDREN:
By ſuch MEANS as may eaſily be put in practice by PARENTS themſelves, and all ſuch as are employed in Educating CHILDREN.
To which is added,
A DEFENCE of the ORTHOPÆDIA, by way of SUPPLEMENT, by the Author.
Tranſlated from
The *French* of M. *ANDRY*,
Profeſſor of Medicine in the ROYAL COLLEGE, and Senior Dean of the Faculty of PHYSICK at *Paris*.
Illuſtrated with CUTS.
VOL. II.
LONDON:
Printed for A. MILLAR, at *Buchanan's Head*, oppoſite to *Catharine-ſtreet*, in the *Strand*.
M.DCC.XLIII.

ORTHOPÆDIA.
The PREFACE
AS it is not within the reach of every Reader to underſtand the Title of *Orthopædia*, which is affixed to this Book, I ſhall begin with explaining it; after which I ſhall give an Account of the Book itſelf.
As to the Title, I have formed it of two Greek Words, *viz.* 'Ορθὸς, which ſignifies ſtreight, free from Deformity, and Παιδίον, a Child. Out of theſe two Words I have compounded that of *Orthopædia*, to expreſs in one Term the Deſign I propoſe, which is to teach the different Methods of preventing and correcting the Deformities of Children. The Expreſſion ſeemed to me the more allowable, that the two celebrated Authors above cited, have made uſe of Terms of the ſame Kind; the firſt in giving the Title of *Pædotrophia* to a Treatiſe upon the Manner of ſuckling Infants; and the ſecond that of *Callipædia*, to a Poem upon the Method of getting beautiful Children: both which Titles are likewiſe taken from the Greek; the firſt from Παῖς an Infant, and Τροφὴ Nourishment; and the ſecond from Καλὸς beautiful, and Παιδίον a Child.
Explication of the Title of Orthopædia.

图1-8 尼古拉斯·安德烈 *L'Orthopédie* 一书英文版的封面和前言页

在这本书《弯曲的双腿》(*The legs crooked*)一章中,安德烈这样写道:

“当孩子开始学步,他的双腿力量尚不足以支持自己的身体,你会观察到孩子尝试将双膝靠拢、相互支撑,以提供辅助。在这种情况下,你就不应该再让孩子行走,而是顺其自然,直到双下肢的力量足够强壮,否则双腿就会逐渐弯曲,形成畸形,最后丧失功能。

而当你观察到孩子行走时双膝靠拢,那么你越早阻止,效果就会越好。如果没能及早发现,而双下肢已经出现弯曲畸形的时候,就要尽快用一根铁条绑在双腿弯曲的空侧,每天都将绳子收紧一点点,直到铁条紧紧贴附于下肢。这个方法并不会伤害到孩子,它会帮助孩子的弯腿恢复到正常状态,这跟矫正长弯的树木的方法是一样的。”

安德烈的这段话蕴含了现代骨科的一个的深刻理念——骨骼并不是一种静止的、仅仅由钙质和纤维填充而成的材料;相反,它是持续生长着的、具有弹性的、动态变化的结构。骨骼的代谢更新十分活跃,对外界的各种刺激富于反应,骨骼和身体的其他组织一样,也是充满生机活力的。后世整个骨科的所有概念和技术,都是基于这个理解基础之上诞生的。

安德烈书中这幅伟大的图画,也是因此而来的。这幅图所传递的意象流传甚广,当时英国伟大的诗人蒲柏(此君也是一名严重的先天性畸形患者,疾病和残畸催生了他的无穷创作灵感)对这种曲木矫直的形象也有文学描述:

“Tis education forms the common mind: Just as the twig is bent, the tree's inclined.”

安德烈的另一本著作是《健全的身体和健全的心灵》(*Mens sana in corpos sano*),他在书中写道:

“我们都是为他人而活着的,终有一天,每个人将自立生存在这世界之上,因此他不该忽视那些会使自己身体变得丑陋的疾病,因为这将违背造物主的初衷。”

安德烈具有17世纪人们所罕有的超前视野,他强调“健美的身体”,主张人们在儿童、青年、成年等各个年龄段，都应该定期锻炼（如步行、各种主动运动），以达到理想的健美状态。而在当时医学上争论非常激烈的话题如"疾病治疗过程中究竟是保持运动还是彻底休息更好"上，安德烈坚定地支持运动，他说：

"在所有的预防、治愈疾病的法子里，再也没有比适度锻炼更加重要的了。它能够增加身体内部的热量，愉悦心灵，增强肌肉的活力，强壮神经和关节，改善人的呼吸。由此，身体的每一个部分都得到了加强。"

"Orthopaedia"这个词在后来的几百年间被许多矫形外科大师一再使用，演变成了欧洲各主要语言中的"orthopaedica""orthopaedic""orthopädische""orthopedia""orthopedicka"等词汇。虽然今天人们理所当然地称之为"矫形的外科"，但在几百年前，这个词里蕴含的保守治疗的意味要远远大过外科干预。只是到了19世纪40年代，以肌腱切断术为代表的外科手段才慢慢在"orthopaedia"里面占了上风，而到了今天，它几乎已经演变成为一个外科手术至上的学科。在这个学科的服务人群上，一开始，就如同这个词的字面上所呈现的那样，是指一个专为儿童服务的学科，可是到了后来，就基本以成年人为主了。但在当今很多严肃的学术场合，还是会把"surgical orthopaedics"和"paediatric

orthopaedic surgery"区分开来。前者指的是为成年人服务的"矫形外科学"，包含各种保守与手术疗法；后者则专指"小儿矫形外科学"，或者按我们的通俗叫法，叫"小儿骨科学"。

那么，照此说来，骨科是在18世纪随着"orthopaedia"这个词的出现而诞生的吗？且慢，事情还没有这么简单。

如果我们以今天的骨科医院、骨科病房所呈现的样貌来看往昔的300年，就会发现，同样戴着"orthopaedics"这个帽子，今天与昔日的矫形外科实际上是大相径庭的。拿150年前的英国维多利亚时代为例，那个时候的矫形外科是什么样子的呢？1855年，伦敦皇家矫形外科医院总结了该院3年以来收治的病种，高弓足和膝外翻1 663例（很多都是由当时常见的营养缺乏性佝偻病引起的），扁平足495例，脊柱畸形465例，关节挛缩243例，瘫痪45例，骨折、脱位和关节病65例，其他先天性畸形24例。再往后看50年，从20世纪最初十年的美国骨科学会的文献中，我们可以窥见当时矫形外科日常应对的各种问题：40%是结核，15%是扁平足，15%是发育性髋关节畸形及佝偻病、小儿麻痹症等。而在今天大多数国家的骨科病房里，收治的基本上都是关节炎、腰腿痛、老年性骨折以及关节镜手术的病人，这些伤病在过往200年的骨科病房里几乎都见不到。

美国历史上最早的一部骨科专著——

由 Knight 编写的《矫形外科学》(Orthopaedia)于 1884 年出版，这本书的内容很有趣，作者把疝气、子宫脱垂、大隐静脉曲张、膀胱脱垂都写进了《矫形外科学》中，而在骨骼肌肉系统的部分，只介绍了扁平足、脊柱侧弯、小儿麻痹症、结核和佝偻病，根本没有任何腰背痛和关节炎的内容，这本书甚至没有一处提到手术。20 世纪另一部经典的骨科专著——由洛韦特 (Lovett) 和布拉德福德 (Bradford) 在 1915 年出版的大作共有 406 页，其中 113 页是关于结核的，34 页关于小儿麻痹症，24 页介绍佝偻病，涉及半月板损伤、腰背痛、髋关节炎和膝关节炎的内容分别只有两页，骨肿瘤的内容只有一页。

另一个问题是，当"orthopaedics"这个词出现以后，就出现专门的骨科医生了吗？也并非如此。那时候的欧洲，外科倒是已经与内科分离开来，内科被认为是干净体面的职业，外科则一度被看作与屠夫无异。那时候的"医生"，通常指的是在大学医学院里受过训练的内科大夫，他们人数稀少，且收费高昂，对普通家庭来说几乎就是天文数字。这些内科医生们的日常工作，是在各个富人家庭间穿梭，在诊疗间歇跑到下一家去瞧病人。

当时欧洲民间有一些草药郎中和药剂商，略通一些医学知识，靠兜售贩卖自己配制的药物为生。这些药物有的宣称能止痛，有的标榜能长肉。另有一些专门从事外科操作的医师，带着学徒走街串巷，帮人

处理各种伤口或感染。除此之外，欧洲的城市里有一种职业叫整骨师 (bonesetter，图 1-9)，专门收治骨折患者。还有一些专门做支具的人，负责的是那些身体畸形的患者。那个时候除了教会开设的医疗机构以外，大多数的民间医护工作都是由爱心满满、却没有受过什么专业训练的女子从事的，因为她们比较容易雇佣到，而且工钱很便宜。处理骨骼系统问题的正规医务人员反而是普外科医生，他们负责引流脓液、处理开放伤口、实施截肢。总之，在出现矫形专科（骨科）之前，骨骼肌肉系统的问题是交给不同的职业来分担的。

17 世纪 60 年代，欧洲倒是已经出现了专门从事肢体矫形的诊所，由斯科特 (Schott) 兄弟开办，专注于脊柱侧弯。1740

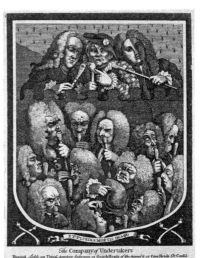

图 1-9　16～19 世纪欧洲民间的"整骨师"群像。在长达几个世纪的时间里，他们承担了骨伤病治疗的很多工作

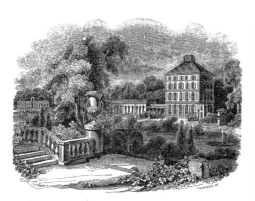

图 1 - 10　法国矫形外科大师盖林（Jules Guérin，1801—1886）的矫形医院（巴黎，1837 年）

年英国开办了皇家矿泉治疗病院，专门收治关节炎。1780 年，被尊为"现代矫形外科始祖"的瑞士巨匠维内尔（Venel，详见第二篇）在自己的家乡创办了名叫"Orthopedic Institute"的诊所，主要矫治扁平足和脊柱侧弯。19 世纪 20 年代以后，在欧洲各地出现了大量的"矫形"专科中心，独立于综合性医院之外，以保守方法处理畸形病患（图 1 - 10）。与此同时，骨折、骨髓炎、截肢这些治疗都是在综合病院内进行。但是，从事这些治疗的医生，依然还没有与其他外科医生分离开来。

19 世纪中叶相继出现的麻醉术、手术无菌术和 X 线影像技术，彻底改变了"矫形外科"的面貌，从此手术开始成为常态。到了 20 世纪初，压得人类数千年喘不过气来的各种传染病被相继认识，并找到了解决之道，于是部分医务人员被释放出来，有机会去聚焦于其他门类的医学探索，这其中也包括了骨科。这个时候，专业化的技能、类似行会般的组织、专业杂志、图书馆

的出现，也加速推动了专业分工的趋势，以往那种大内科或者大外科医生变得越来越不吃香了。随着医学知识的爆炸式增长，医生们自己也不得不承认，他们不可能应对所有的疾病，于是开始自觉地将病人转诊到专科医师那里去。这时候出现了一些矫形专业的学术组织，但是成员稀少，不成气候，因为整个社会上从事这门学科的人数量还是很有限，且仍被置于普外科的管辖之下。

最终改变这一切的是第一次世界大战。整个战争期间，伤口处理、骨折治疗不断发展成熟，随之进步的还有神经损伤的诊治、骨折康复理论与技术、假肢技术等。手术复位与内固定、髓内固定、外固定支架技术也如星星之火般地发展起来——尽管它们的时代还未真正到来。交战各方都在战线的两边星罗棋布地建立了各种临时救护点、早期伤口处理站以及后方医院，大量的年轻医务人员被招募、培训来进行伤口早期处理和简单的骨折治疗干预（图 1 - 11）。骨折及其相关问题的诊治，已经被越来越多的人所掌握，并形成了一批专门从事肢体问题处理的外科医生。

另一个重要的革命是破伤风疫苗的广泛应用以及现代 X 线影像技术的普及。到了第一次世界大战的后期，在欧洲的许多医院里已经有了专门的放射科及新式的影像学设备，专门的骨科病房和康复病房也纷纷涌现，仿佛预示着一个新时代的来临。据统计，整个第一次世界大战期间的全部

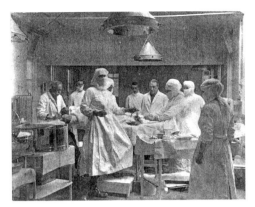

图1-11　第一次世界大战期间位于法国的野战救护所
（图片来源：美国国家医学图书馆，允许公开使用）

伤员，大约50％是需要骨科专门处理的，以往那种将肢体伤病置于大外科之下的做法开始受到人们的质疑。1918年，英国皇家外科学院发表了一个声明，说道："尽管普外科医生的神圣职责依然是用他们的双手去移除病变，但是将部分问题交给新的矫形外科专家（orthopaedic specialists）似乎已成必然。并且，在英国的年轻外科医生中培养此类专门人才，也成大势所趋。"这几乎就是"骨科"作为一个崭新学科登上历史舞台的宣言书。

当然，这种闹独立的势头遇到了普外科的抵制。尤其是"orthopaedics"这个已经诞生了两百多年的词，依然被人们顽固地定位为一门狭义的、以保守手段矫形的技术，而不具有一个外科全新学科的地位。另有一些医生试图搞变通，他们制造了一些奇怪的新词（例如"orthomorphy"等）来给这个学科命名。这当中发生了不少故事。例如，当英国骨科学会成立甚至有了自己的专刊之后，大多数出身普外科的会员依然宣称，他们闹不清楚orthopaedics究竟算不算是一个外科门类，他们觉得在欧洲经典语言里，这个词天然地就是"非手术治疗"的意思。这等于是不承认骨科具有外专科的地位。该学会的期刊 *Journal of Orthopaedic Surgery* 自创办以来，一直不死不活的，直到它改名为 *Journal of Bone and Joint Surgery* 才开始稿源充沛，直到今天成为全世界最重要的骨科专业杂志。可见"orthopaedics"一词乃至它背后所代表的这一新兴学科的坎坷与不易！

第一次世界大战改变了整个世界，也改变了骨科的历史。骨科在人们的眼中，突然之间不再只是处理跛足、畸形患儿的学科，而是事关每一个公民的医学门类，从这时候开始，骨科医师队伍快速壮大。今天我们走进医院，不仅能见到"骨科医生"，在某些大城市里还分出了专门的"运动医学医生""脊柱外科医生""手外科医生""小儿骨科医生""关节外科医生"等。

矫形外科（骨科）在人类综合医学里裹藏了两千多年，又在大外科里待了两千多年，彻底独立出来才50年不到的工夫，就进一步分成了多个亚专科。回望五千年，我们的骨科学，既是一个饱经风霜的老者，阅尽了人类历史的变迁，但又像极了一个青春萌动的少年，挣脱一切束缚，迎着朝阳呐喊，奔向地平线的深处。

她以绝美之姿行来，犹如夜晚。

第二篇

扭转上帝之误·先天畸形的矫治史

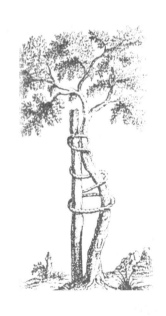

从字面上看，矫形外科（orthopaedics）从一开始就是一门矫正身体畸形的技艺。

在蒙昧的古代，人们对骨折造成的肢体形变习以为常，但那些与生俱来的或是在孩子生长过程中出现的畸形，往往被渲染上一层神秘主义的色彩。先天畸形这种疾病，充分体现了造物主的公平，它不分贵贱、不分种族，可能发生于任何家庭，因此自古以来，提及先天畸形的文献不胜枚举。很多民族都把它视作不祥之兆，例如古罗马人认为先天畸形儿的降生将会带来灾祸。这种说法一直流传到欧洲中世纪，并被宗教势力进一步强化，民间的老百姓们把这些身体畸形归因于上帝的诅咒、女巫的化身、恶灵附体等。先天畸形者不仅要承受畸形本身带来的生理负担，还要忍受各种歧视和羞辱：基督教会不接纳身体畸形的人，更不允许他们担任神职人员的职责。古代犹太人的宗教律法还规定，身体有缺陷的人禁止走近神坛——这里所说的"缺陷"包括了各种跛脚、驼背、眼盲、面部畸形甚至是手足折断。

古往今来，经常发生畸形新生儿被遗弃、被虐杀的事件，古代斯巴达的《莱克格斯法典》甚至明文规定：婴儿出生后须在指定场所进行身体检查，如果发现肢体异常，就应将孩子丢到山下。法典言辞凿凿地说这是"为了孩子好""为了公众的利益"。伟大的哲学家柏拉图居然也支持这种做法，他在《对话录》中说："那些凑巧患有畸形的孩子，父母应该将他们丢弃到一

个不为人所知的、偏僻的地方，他们就应该待在那里……"那些就算是侥幸活下来的婴孩，也会被育婴堂或者人贩子倒卖，命运悲惨。

古代东西方医学界普遍有一种观点：先天畸形是母亲在怀孕期间受到了某些外来的不良影响导致的，就连动物也是如此。《圣经》里就有这么一段故事：雅各用剥了皮的、表面斑斑驳驳的树枝做成围栏，将母牛和母羊关在其中，然后她们就产下带有斑点或环纹的牛犊和羊羔。这种故事当然不足为凭。现代观点认为，先天畸形可以是家族遗传，也可以是家庭生活环境所诱发，但大多数畸形的病因迄今还没有被搞清。

扁平足

"扁平足"（club foot）这个病名是迟至19世纪末的时候才出现的，它在英语中还有很多叫法，如 piedbot、klumpfuss 等，共同点都是描述畸形的外观，没有一个涉及疾病的发生机制，可见这么多年来，人们对它的成因依然充满疑惑。多数人认为扁平足和怀孕期间胎儿在宫内的体位有关，但是并没有确凿的证据。扁平足是否有家族遗传性，也不甚明确，但在很多家族里，扁平足经常集中发生。由于病因不明，直到今天，人们采取的治疗方法还和几百年前几乎没有区别（图 2-1，图 2-2）。

伟大的英国作家毛姆出生的时候就患

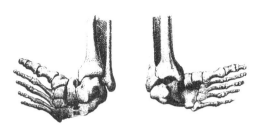

图 2-1　扁平足畸形的距骨头内侧偏移

（图片来源：Lionel Beale，1833 年）

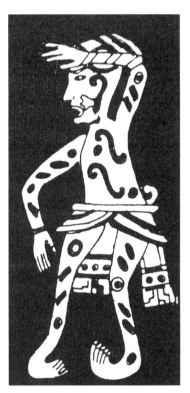

图 2-2　古代墨西哥印第安人
陶绘上的扁平足形象

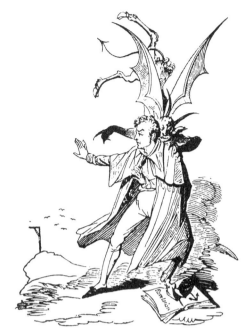

图 2-3　扁平足畸形的诗人拜伦（英国 19 世纪末
漫画家 George Cruikshank 不怀好意的一幅作品）

有扁平足，后来他在小说《人生的枷锁》里塑造了一个患有扁平足的主人公形象。英国诗人拜伦也患有先天性扁平足（同时还伴有脊柱畸形），即便他贵族出身，从小家里就请专业制作支具的人为他配制矫形鞋，但因为身体畸形，也免除不了家人和社会的歧视。拜伦后来在自己创作的剧本《变形的畸形人》（The Deformed Transformed）中隐晦地提到了自己幼年时母亲对他的嫌恶，这部戏的高潮部分，是飞舞的仙女用魔法的手触碰主人公的畸形部位，然后身体畸形就一下子消失了。拜伦在自己的作品中，找到了一个没有畸形、没有残障的天堂梦境（图 2-3）。

扁平足这个病被人们关注已有数千年的历史，在古埃及神庙里的一幅壁画上，就描绘了扁平足的形象。希波克拉底和盖伦等古代医学家都曾对这个问题做过描述，希波克拉底用绷带和可塑形的铅制支具来治疗扁平足，对那些年龄稍大的孩子，他让他们穿上矫形鞋，理念是"不要让鞋子去适应脚,而是要让脚去适应鞋子"。毫无疑问,这就是矫形鞋的最早雏形。

希波克拉底之后两千年的欧洲,扁平足一直都是由支具匠人来负责治疗的,从16世纪开始,他们就已经能用可调节的支具来矫正扁平足,其疗效甚至与今天的支具不相上下(不得不说这也是当今支具的悲哀)。扁平足在人群中的发生率一向很高,加上过去的老百姓和军队经常需要长途跋涉,还需背负沉重的物品,因此足部的健康对当时的人来说至关重要。由于就诊的病人太多,扁平足矫正成了一门大生意,于是越来越多的医生也开始进入这个领域,这里面就有被誉为"现代外科学之父"的法国医生安布洛斯·帕雷(Ambroise Paré,1510—1590,图2-4)。除了以开创

结扎止血法而闻名外,他还发明过一些鞋具支具来矫治扁平足的内外翻畸形。那些鞋具和支具制造匠们看到医生们也来和他们抢生意,就纷纷对自家的支具制作工艺严格保密。

从希波克拉底到帕雷的一千多年里,人们在扁平足的问题上始终遵循着如下传统:①及早干预;②手术缓慢矫正;③用绷带、矫形鞋、支具等方法长时间维持矫形。由于民间匠人们治疗扁平足,既不正规也非专业,几百年来始终问题多多。到了18世纪后期,终于出现了一位提出系统性观念,从身心、复健、回归社会等全方位来治疗儿童畸形的巨匠,他就是被后世誉为"矫形外科学之父"的让-安德烈·维内尔(Jean-André Venel,1740—1791,图2-5)。

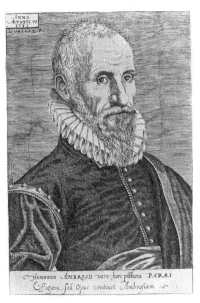

图2-4 被尊为"现代外科学之父"的法国医生安布洛斯·帕雷(Ambroise Paré,1510—1590)

(图片来源:Wellcome Images,允许公开使用)

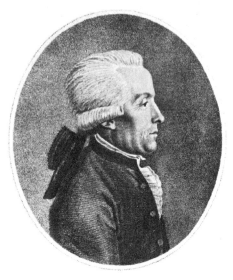

图2-5 "矫形外科学之父"让-安德烈·维内尔(Jean-André Venel,1740—1791)

(图片来源:B. Valentin. *Jean-André Venel de Vater der Orthopädie*. 1956.)

维内尔出生于瑞士洛桑附近的康斯坦茨湖畔,祖上是法裔胡格诺教徒,17 世纪末为了逃避法国的宗教迫害而迁居于此。维内尔 16 岁时去一个外科医生那里当学徒,干了六年后,考上了法国蒙彼利埃的皇家外科学院,在那里他仅仅待了一年,就因为付不起学费而离开了,没有拿到任何学位。接下来他在瑞士边境小城奥尔布(Orbe)落脚、执业,两年后他到巴黎和斯特拉斯堡进修了一年的产科,回到奥尔布继续行医 4 年多,然后为一位波兰贵族做了 5 年的家庭医生,后来再回到奥尔布,开办了一所助产士学校。他一生共写了两本书,一本关于助产技术,另一本则是给年轻女性提供各种医学咨询。

本应在产房度过职业生涯的维内尔,却因为一次偶然,而对矫形外科发生了兴趣。有一天,小城当地的一位官员带着自己 7 岁的儿子来他这里看病,这孩子患有双侧不对称的足部畸形。维内尔起了恻隐之心,便将孩子留在自己的诊所,一留就是 1 年,这期间维内尔尝试了很多矫治措施,最终获得了很好的效果。受此激励,1780 年维内尔索性盘下了城里的一座摇摇欲坠的老房子 l'Abbaye,略加修缮后,开设了一个名叫"Orthopaedic Institute"的诊所。这个诊所里设置了住院病房、职业技能恢复、治疗浴、病患教室等设施,外加一个支具作坊。每一个患者被收治进来后,维内尔就为孩子制作一个畸形部位的石膏模子,以作为矫形支具的设计参照,当矫形治疗结束出院的时候,他再给该部位做一个石膏模。维内尔的矫形疗程通常持续数月甚至数年,包含绷带、温水浴、按摩、手法推拿、牵引以及各种支具。其中有一种"Sabot de Venel 支具"就是用来治疗扁平足的,这种支具通过足板外侧的持续牵张力量来发挥矫形作用(图 2-6)。

英国历史学家 William Coxe 曾经生动记载了维内尔诊所的场景:

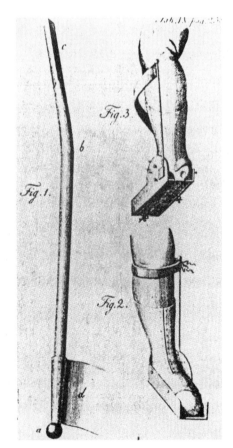

图 2-6 维内尔在他的诊所里使用的扁平足矫形鞋具

(图片来源:B. Valentin. *Jean-André Venel de Vater der Orthopädie*. 1956.)

"这些孩子们被安顿在宿舍里，Venel医生的助手们为他们提供各种照料，这些助手无所不能，受过良好的教育。Venel医生则将很多时间和精力用在改进他的矫形器具上。虽然这个诊所旨在向婴幼儿和孩童提供诊疗，但还是有不少成人患者也来到这里……我看到有不少6～10岁的孩子，因为身体的畸形，不得不在地上爬行前进，Venel医生用自己的器材，温和而渐进地改变着他们……"

1791年维内尔医生死于肺结核，他的诊所由亲戚接手，因为经营惨淡，终于在1820年关闭。维内尔为人谦和，对患者充满慈爱，他在矫形支具和器械方面做出了许多精彩的发明，但在他有生之年，并没有把自己的治疗经验总结成任何的理论或观点。

当维内尔潜心开展矫形治疗的同时，在意大利有一位学者斯卡帕（Antonio Scarpa，1752—1832）开始对扁平足进行解剖学观察。斯卡帕是意大利帕维亚大学外科暨解剖学的教授（外科与解剖在当时总是不分家），在这两门学科上贡献卓著，今天医学上至少有十几个解剖结构或治疗用具都是以他的名字命名的，例如外科医生非常熟悉的Scapa筋膜（腹壁下份浅筋膜深层）、Scapa三角（股三角）等。他同时也是欧洲著名的语言学家和艺术家，具有艺术家的孤高个性。1805年，拿破仑占领意

大利后，来到帕维亚大学视察，因久闻斯卡帕的大名，拿破仑就让校长把他请来。没想到斯卡帕拒绝见皇帝的面，并表示：政见不同，恕难从命。拿破仑无奈，却也没有难为他。

斯卡帕解剖了多具扁平足患儿的标本，发现扁平足的距骨偏移脱位于跟距、距舟等小关节的轴线之外，并且发生显著的扭转，换句话说，扁平足患者的距骨始终是畸形的。这一病理特点后来被19世纪、20世纪的学者一再证实。1803年，斯卡帕著书介绍用轻柔的手法来矫正扁平足，并主张扁平足患儿在整个治疗期间都应该正常行走，为此，他还专门设计过一款带弹簧的扁平足矫正支具（图2-7），而这种支具是他从一个支具制作匠那里"偷"来的。之前我们说过，欧洲各国的矫形支具匠人都对自己的制作技术严格保密，惟恐被人学去了以后，断了自己的生路。在巴黎，有一个矫形工匠会做一种独一无二的弹簧支具，据说效果很好。斯卡帕为了学到这种技术，就专程赶到法国，花钱贿赂了这个匠人住所的房东，得以溜进他的房间，看到了弹簧支具的制作秘密。斯卡帕回到意大利后，把这门技术用到了自己的矫形支具上，以贯彻自己的治疗理念。当时的很多矫形支具都是以制作者的名字来命名的，其中既有那些民间的匠人世家，也不乏像维内尔、帕雷乃至我们在创伤骨科领域非常熟悉的柯雷（Colles）等大师。

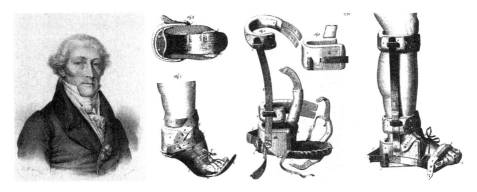

图2-7　敢于傲视拿破仑的意大利学者斯卡帕（Antonio Scarpa，1752—1832）及其矫形支具，
斯卡帕揭示了扁平足畸形的病理改变

（图片来源：Scarpa. Memoria chirurgica sui piedi torti congenita dei
fanciulli e sulla maniera di correggere questa deformita. 2nd ed. 1806.）

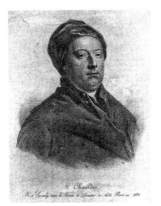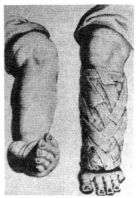

图2-8　英国医生威廉·切斯顿（William Cheselden，1688—1752）和
他的硬化绷带矫形法

（图片来源：Bruno Valentin. Geschichte der Orthopädie. Thieme. 1961.）

　　除了支具以外，绷带也是17～19世纪常用的扁平足矫形手段。创造了"矫形外科"这个词汇的尼古拉斯·安德烈，在他的著作 Orthopaedia 的《足部畸形及其正确或错误的干预措施》一章中，非常细致地介绍了如何每日用手法将畸形足扳回正常位置，再用绷带、夹板等手段加以维持。与安德烈同时代的威廉·切斯顿（William Cheselden，1688—1752，图2-8)是伦敦的

一名医生兼解剖学家，他在自己的 Osteographia 一书中也提到了扁平足的矫治，他想到自己幼年时胳膊骨折，整骨师给他用了一种涂抹蛋清、面粉的绷带给他固定，这种绷带干燥了以后变得坚硬。于是成为医生的他，就把这种绷带用到了畸形矫治上。遗憾的是，这种绷带对扁平足的效果很不理想。当时还有人用淀粉糊绷带来包裹扁平足，这种方法也很快被摈

弃了。

18 世纪，石膏开始进入欧美医学界的视野，给先天性畸形的矫正带来了革命性改变。当时柏林有个叫迪芬巴赫（Johann Friedrich Dieffenbach，1792—1847，图 2-9）的医生，擅长用石膏治疗骨折，治着治着，他就开始琢磨把这个技术用在扁平足的矫正上。他是这样做的：首先用油膏涂抹孩子的下肢皮肤，然后将小腿搁进一个方匣子里，让助手将患足扳回到矫正位并维持住，将石膏浆灌进匣子里，待其凝固后将石膏外面的匣子取掉，患足就这样被石膏固定在了矫正位。他的这一新方法，首先发表于 1831 年 4 月 23 日的《巴黎医学通讯》上。五年后，《柳叶刀》杂志正式肯定了石膏技术。然而迪芬巴赫的石膏矫形十分笨重繁琐，直到多年后，荷兰军医马基森（Antonius Mathijsen，1805—1878）发明了价格低廉、随时可用、使用简便的石膏绷带，

石膏才真正成为扁平足矫正的主力武器。

另有一些既不喜欢支具、也不爱用绷带的医生，夹板成为他们的治疗选择。这一派的代表人物，在 19 世纪是沃尔夫（Julius Wolff，1836—1902，图 2-10），他用内衬鼹鼠皮的夹板来矫正扁平足。显然，他在这方面不太成功，后人牢牢记住他的名字，倒是因为他提出的"力学塑造骨组织结构"理论，也就是伟大的 Wolff 定律。到了 20 世纪，夹板矫形的主将是澳大利亚医生丹尼斯·布朗尼（Denis Browne，1892—1967），他发明的夹板可以将双足分别制动，中间以木板相连，患者在制动期间可进行踢脚动作，以拉伸跟腱，并且双足相互辅助。

1846 年麻醉术的出现，让医生们在矫形方法上有了更多的发挥空间。一个新的时代——强制矫形（Brissement Forcé）的时代——到来了，出现了各种新型器械，让

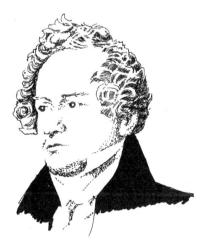

图 2-9　用石膏矫正扁平足的德国医生迪芬巴赫
（Johann Friedrich Dieffenbach，1792—1847）

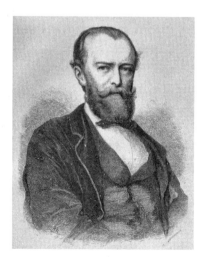

图 2-10　提出伟大的"Wolff 定律"的德国医生
沃尔夫（Julius Wolff，1836—1902）

医生们随心所欲实现各种足部矫形目的。一开始，这些技术主要是用于那些轻柔渐进方法无效的僵硬型畸形的，但不久之后它们却成了常规手段。奥地利维也纳的洛伦茨医生（Adolf Lorenz）是器械矫形的开创者，他提出了一种"modellirende redressement"的扁平足矫形系统模式，提倡用外科器械和各种角度的楔形木块等辅助物来矫正畸形（图2-11）。这方面的代表人物还有美国的 John Ridlon、Charles Eikenbary、Virgil P. Gibney 等，他们酷爱使用扳手来复位畸形。1889 年的美国骨科学学术会议上，器械矫形成为大会的焦点议题，参会的医生们个个从口袋里掏出一把自己设计、改造的矫形扳手，现场比划了起来，场面令人叹为观止。

美国医生阿贝尔·菲尔普斯（Abel Mix Phelps，1851—1902）在这方面做到了极致，他搞出了一套非常笨重、庞大而复杂的矫形器械，使出"洪荒之力"来强力扳正足部畸形。每一个目睹过他的矫形过程的人，都不由得想起阿基米德的那句名言："给我一个合适的支点，我就能撬动地球。"（图2-12）

在 19 世纪后期，这种在麻醉下强行矫正的做法非常普遍，很多医生喜欢强力矫形的"高效率"，快速矫形完成后再用夹板或石膏绷带加以维持。但强力矫形也带来了很多问题，轻者损害皮肤，严重的会造成骨髓腔内高压，继而导致脂肪栓塞甚至死亡，畸形越僵硬的患者，这种并发症就越容易发生。为了避免这种情况，英国阿伯丁的奥斯顿医生（Alexander Ogston，1844—1929）在器械矫形之前，先用手术将跗骨的内核刮除，使得足骨很容易受压塌陷，这样一来就不需要施加太大的器械矫形力了。这个创举的来历很不寻常，因为这位奥斯顿医生的专业其实是微生物学，他在医学

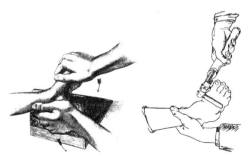

图2-11　各种强力矫形方式相继问世
左：洛伦茨（Adolf Lorenz）的 "modellirende redressement" 矫形法
（图片来源：Adolf Lorenz. Heilung des klumpfuss durch des mordellierende redressement. *Wien Klin.* 1895.）
右：使用 Thomas 扳手的器械矫形法
（图片来源：John Ridlon. Congenital clubfoot. *Illinois Med J.* 1906.）

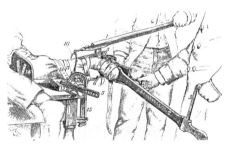

图2-12　美国医生菲尔普斯提出的器械强力矫形，被当时的医生们讥为"扁平足矫形机"（clubfoot machine）
（图片来源：A. M. Phelps. The present status of the open incision method for Talipes Varo-Equinus. *Med Record.* 1890.）

上也是因分离、识别和命名金黄色葡萄球菌而出名的。1902年，奥斯顿撰文发布了自己的技术，文章里还附上了当时非常时髦的黑科技——X线图片。X线是在1895年由德国科学家伦琴发现的，它的出现，对于扁平足矫形的意义可以说是无比深远。当年伦琴用X线拍摄的第一张照片，是在手部；而足部骨骼和手部一样，都没有肥厚的软组织遮挡，是射线检查的理想部位。于是就在伦琴发现X射线仅仅两年后，英国布里斯托的莫顿医生（Charles A. Morton）就开始对足部疾病使用X线摄片。1932年，学术界达成共识：将X线摄片作为扁平足（或伴马蹄足等畸形）的诊断金标准。又过了23年，足部先天性畸形的影像学诊断和测量标准被正式确立下来。

扁平足的终极挽救手段是三关节融合术，这是伦敦的布洛克曼医生（E. P. Brockman，1894—1977）在历经了疼痛型、僵硬型、毁损型扁平足治疗的惨痛失败之后提出来的。但是关节融合毕竟是极端情况，事实上，在进入20世纪以后，鉴于扁平足的各种外科矫形原则已经被完整确立下来，医学界反而更加重视扁平足的早期干预。20世纪中叶，欧美国家曾经开展过一场针对扁平足的轰轰烈烈的早期干预工程，扁平足治疗的年龄不断推前，医生们甚至对新生儿、婴儿也开始实施足部按摩、石膏绷带固定等治疗，目的是尽可能地减少手术矫形的数量。不过学术界对此莫衷一是，迄今为止，对于扁平足最佳的干预时机和方案一直都是争论的焦点。

20世纪晚期，苏联的伊利扎洛夫（Gavrill Ilizarov，1921—1992）使用外固定支架来进行扁平足矫形，获得了巨大成功。其实，这只是再一次验证了希波克拉底以来的人类近3 000年的矫形法则：持续而稳定的外力，再加上一段漫长的时间。

先天性髋关节脱位

先天性髋关节脱位（CDH）是另一种常见的肢体先天畸形，现在这种病更多地被称为"发育性髋关节脱位"（DDH）。扁平足在孩子出生的时候就能很容易检查出来，而DDH则不然。早在1896年，就有权威医学文献指出："先天性髋关节脱位是很容易在早期被忽视的，往往到孩子开始站立、行走的时候，它们才被发现。"然而儿童的髋关节发育又是极为重要的一件事，因为哪怕有一点点轻微的不完美，都会导致他们长大后发生关节炎（图2-13）。和扁平足等先天性畸形一样，DDH的致病机制迄今仍不明了。

在X线出现以前，人们对DDH的认知始终非常有限，治疗上也乏善可陈。这个疾病的外在表现是跛足，几千年前的希波克拉底曾对它进行过观察、描述，他精确地指出这种畸形所带来的下肢短缩，问题主要出在大腿段，而不是小腿。令人难以置信的是，他居然已经懂得用类似于Ortolani征或是Pavlik平衡试验这样的方

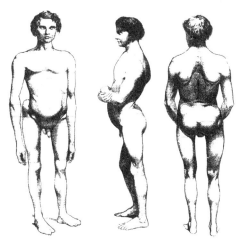

图2-13 双侧先天性髋关节脱位的年轻病人

（图片来源：Carnochan. A Treatise on the
Etiology. Wood 出版社，1850.）

法来鉴别髋关节脱位了，这实在是让今天的我们汗颜。

但是古代的医生们并不愿意在这个事情上花费功夫，因为他们认为这种病最多也就是一瘸一拐而已，它没有什么剧烈疼痛，也不妨害生命，相较之下，另外一些引起跛足的疾病则可能是致命的（例如结核），更加值得关注。无独有偶，现代加拿大的 Cree-Ojibwa 部落是一个以 DDH 高发而著称的原住民族群，有学者曾经观察过 450 名这个部落的居民，发现他们早已世代习惯在 DDH 状态下生活，并不觉得这个疾病对自己造成了什么影响。

骨科先贤尼古拉斯·安德烈却是一个对 DDH 极度重视的人，他在自己的书里告诫家长们："因为各种各样的原因，孩子还在娘胎里的时候，就可能已经出现髋关节的松弛，有的甚至是双侧松弛。

无论何时，当你们发现孩子的髋关节处于脱位状态，立刻就去求助于医生！因为这个问题一旦拖延，松弛的髋关节内就被瘢痕组织所占据，关节也就回不去了。"话虽然这么说，可他自己也承认，当时医生们对 DDH 所能做的，实在是少得可怜。

意大利米兰的医生帕莱塔（Giovanni Battista Palletta, 1747—1832，图2-14）是著名的孟太奇教授（孟氏骨折以其命名）的传人，也是第一个从病理学角度描述 DDH 的人。他曾经解剖了一例出生 15 天即夭折的 DDH 患儿，详细记录了脱位股骨头、髋臼、关节囊和关节周围韧带的样貌。法国医生兼解剖学家杜普伊纳（Guillaume Dupuytren, 1777—1835，图2-15）做了更大量的解剖学研究，留下了最早的 DDH 的病理学知识：

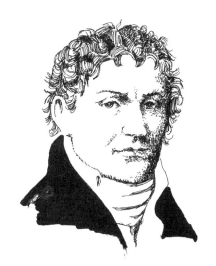

图2-14 第一个描述 DDH 病理解剖
特征的意大利医生帕莱塔
(Giovanni Battista Palletta, 1747—1832)

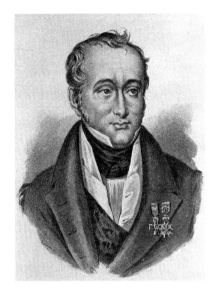

图2-15　在矫形外科多个领域做出杰出
贡献的法国医生杜普伊纳
(Guillaume Dupuytren, 1777—1835)

"我发现髋臼周围附着的肌肉有的发育良好,有的则呈萎缩状态,甚至变成了某种黄颜色的纤维束带……这些患者的髋臼要么就是完全空虚的,要么就是一些形状不规则、骨量稀少的股骨头容纳于其间,正常的关节软骨、关节囊滑膜都找不到了……

在有的标本里,我还看到股骨头圆韧带被显著拉长、变扁了。股骨头向髋臼的外侧和上方脱出,而在髋臼的后上方髂骨表面,形成了一个浅浅的凹窝,边界甚至都不太清楚,与脱位的股骨头相匹配。这样一来,下肢的长度就发生了明显的短缩……

我很确定这种脱位并不是外伤造成的,而是某种日久天长的过程所形成的……"

杜普伊纳出生于法国中部地区的一户穷律师家庭,小时候因为长相俊美,被法国南部来的一个贵妇人看上了,竟忍不住雇人绑架了他。后来他被家里救了出来,送去巴黎上医学院。学医期间,因为没钱,他就从尸体解剖室里的标本上刮下人体脂肪当灯油,晚上挑灯夜读。杜普伊纳年仅36岁就成为法国陆军总医院的外科主任,工作起来不知疲倦,据说每年要接诊上万名患者。他是拿破仑身边的大红人,曾经帮皇帝陛下治好了痔疮。杜普伊纳晚年变得十分富有,却也十分不快乐,然而他笔下的文字却以生动活泼、引人入胜而著称,在后世被人们频频引用。他还对掌腱膜挛缩进行过深入探索,并在《柳叶刀》上发表论文,后来人们就用"Dupuytren挛缩"来称呼这个疾病。

杜普伊纳是第一个将DDH的临床表现与病理改变联系起来的人,但这位法国的外科泰斗也认为DDH的脱位是不可干预的,只能听之任之。此时,拿破仑军中的一位小医生普拉华兹却不信这个邪,偏要动手试一试。

普拉华兹(Charles Gabriel Pravaz, 1791—1853,图2-16)出生于法国里昂的医生世家,曾参加过滑铁卢战役。他后来在里昂创办了著名的矫形外科医院,并在这里开始了DDH的复位治疗。普拉华兹的方法是给予下肢持续牵引,在此过程中逐渐外展髋关节,并在大转子部位施加向内的力量。根据他的经验,一般需要8～

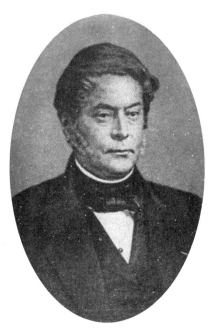

图 2-16 对 DDH 进行矫形复位的第一人：
普拉华兹医生（Charles Gabriel Pravaz，
1791—1853）

10 个月的牵引，才能让股骨头回到正常的髋臼位置内。在整个漫长的治疗期内乃至复位成功以后的康复期里，都严格禁止患者负重，总过程大概需要两年。1838 年和 1839 年普拉华兹两次在法兰西科学院报道他的 DDH 治疗体会，让整个医学界非常震惊，因为在此之前，人们从来不相信 DDH 可以被矫正。为此，科学院学术委员会还派了一批专家前去调查核实他的成果，调查报告于 1840 年发表，对普拉华兹的理念加以肯定，但指出 DDH 患者即便复位后，跛行依然存在，下肢短缩也未必能完全纠正，大转子的外凸及髋关节外展受限还是会有遗留。科学院最后还是批准了普拉华兹的治疗方法（图 2-17）。

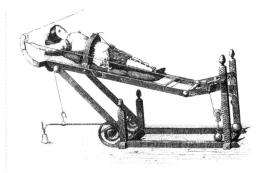

图 2-17　普拉华兹的 DDH 复位器械
（图片来源：Pravaz. *Traité Théorique et Practique des Luxations Congénitales de Femur.* 1847.）

其实早在普拉华兹之前，就已经有几位医生做过 DDH 的复位努力，例如法国医生拉福德（Guillaume Jalade-Laford，1805—?）和亨伯特（François Humbert，1776—1850）。拉福德使用牵伸椅和摇摆床来对 DDH 进行复位（图 2-18）；而亨伯特据说是法国第一个矫形外科医院的创办者，主治脊柱侧弯，他对 DDH 患者进行激进的快速复位，治疗过程仅持续 55 分钟。1835 年他报道了对一个 11 岁女孩进行 DDH 复位的案例，由于那个年代并没有 X 线这样的监测手段，因此人们读了他的报道，完全不清楚这个女孩最后究竟有没有被成功复位，这件事令他被当时的同行们讥笑了好一阵子。最后医学界还是公认普拉华兹是 DDH 成功复位的第一人。

普拉华兹之前曾在巴黎开过一家矫形诊所，和他共事的是一位叫盖林（Jules Rene Guérin，1801—1886）的医生，也是世界骨科史上的巨匠。他俩在巴黎的时候，一起发明了好多基本上没什么用、但看上

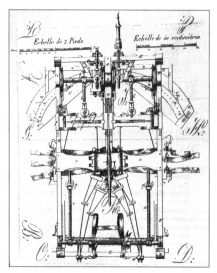

图 2-18 1835 年亨伯特（François Humbert，1776—1850）的 DDH 复位器，构造非常复杂

（图片来源：Humbert. Apparreil pour la réduction simultanée de la luxation coxo-fémorale des douxcôtés. 1835.）

去很炫酷的脊柱侧弯治疗器材。盖林这人嘴巴很碎，成天制造是非，跟普拉华兹吵架拌嘴，1836 年普拉华兹终于忍无可忍，抛下诊所离开了巴黎，回到家乡里昂潜心修炼，终于成就了 DDH 的牵引复位大法。一直待在巴黎的盖林倒是始终惦记着普拉华兹，看到他的牵引矫形技术一问世，就立刻进行了改良，并联合皮下肌腱切断术，获得了更优的疗效。1841 年盖林将 DDH 的矫治原则进行了如下概括：①持续而渐进的牵引；②如果软组织过于紧张、影响外展，就行皮下肌腱切断术；③持续拉伸韧带结构；④手法复位；⑤复位给予有效维持。这对欢喜冤家，虽然在 DDH 的治疗上最终实现了理念的融合，但两个人的结局大有不同：普拉华兹一生低调谦和，以至于

在历史上的知名度远远不如那些成就不如他的同行；而盖林始终不改自己的恶劣性格，处处得罪人，虽然他也在骨科学术上成就非凡，但他走到哪里都不受欢迎。1839 年，盖林彻底招惹了法国矫形外科界的另两位巨头——Malgaigne 医生（以骨盆骨折的研究而知名）、Velpeau 医生（以肩部制动技术而知名）——以及自己身边的同僚们。在一组肌腱切断术（详见第七篇）的治疗研究失败后，他被法国医学界吊销执照，出走比利时。

1845 年冬，来自波士顿的布朗医生（Buckminster Brown）来到巴黎，参访盖林的诊所，随后他将欧洲最新的 DDH 治疗理念带回了医学尚很落后的美国。波士顿城里的另一位医生毕格罗（Henry Jacob Bigelow，1818—1890，图 2-19）对他带回来的信息很感兴趣，不过毕格罗的关注点

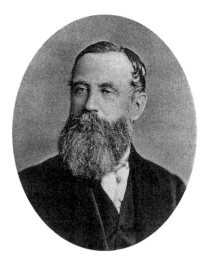

图 2-19 "Bigelow Y 形韧带"的发现者、美国医生毕格罗（Henry Jacob Bigelow，1818—1890）

是外伤性髋关节脱位。他开展了一系列的病理学观察,发现前部髋关节囊加厚的那部分对于关节复位和稳定性的重要意义,毕格罗由此总结出了髋关节屈曲、外展、外旋的复位法则,这个发现,也为后来的 DDH 治疗发展作出了巨大的贡献。今天,人们将他发现的那个解剖结构,即髂股韧带的一部分命名为"Bigelow Y 形韧带"。

就在这个时候,麻醉术开始悄悄走上历史舞台。

我们之前说过,数百年来外科医生在内科医生的面前一直不太抬得起头来,甚至更多的时候被看成是"屠夫",这是因为直到 1840 年代前,外科医生过的都不是什么体面的日子。那时候的外科手术更像是一种刑罚折磨,医院里的医生给患者做手术,通常都在病床上直接进行,没有任何镇痛的措施,拼的就是速度。但是久而久之,邻床乃至邻屋的其他患者实在是忍受不了病人在手术中发出的那种撕心裂肺的惨叫声,最后,手术室就被创造出来了。

但是外科医生内心甚为不安,他们早就想找到一种方法,来结束这种噩梦般的治疗方式了。1836 年的一期《柳叶刀》杂志上就说:"患者在术中的躁动不安,是困扰医生实行各种手术的最主要麻烦之一,在手术中,医者是有责任让患者得到安宁的。"当时医生尝试过催眠术或鸦片酊来实现患者的镇静,但是效果甚微,有的大夫甚至从街头找来一些土方子用在手术室里。

18 世纪末,英国化学家戴维(Humphry Davy)发现了笑气(一氧化氮)的致幻作用,很快,这种气体就被欧美上流社会的富人们当成兴奋剂来享用。1841 年的某天,美国佐治亚州的医生 Crawford Long 被朋友缠着要一些笑气,用在周末聚会上找点乐子,结果他错给了对方一瓶乙醚。几天后,参加这个聚会的客人们都毫无痛苦地失去了知觉。又过了一段时间,这场聚会上的一位宾客辗转找到了 Long。一开始,Long 医生以为他是来找麻烦的,结果这个客人跟 Long 说,他当时在聚会上吸入了乙醚,很快就失去了所有的意识,那种感觉就像是被彻底麻醉了一般。这个人请 Long 医生帮他切掉脖子上的色素痣,而且最好就在这种神奇的气体下进行。1842 年 3 月 30 日,Long 医生实施了世界上第一例乙醚麻醉下的手术,但是他并没有公开发表这个案例(图 2-20)。

1846 年 10 月 16 日,波士顿牙科医生莫顿(William T. G. Morton,1819—1868)在麻省总医院展示了一台乙醚麻醉下的颈部肿块切除术,获得了完全的成功。观摩手术的同行们惊喜若狂,然而莫顿医

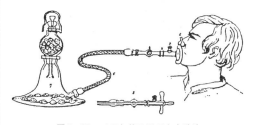

图 2-20 1847 年的乙醚吸入麻醉法

生的暗黑一面也由此展现出来,他拒绝向任何人透露他使用的是什么麻醉剂,他打的算盘是把这项技术申请专利,然后发大财。可是大家很快就发现了乙醚的作用,莫顿医生不仅没有发财,最后反而死于一贫如洗。

麻醉术在第一时间就传回了欧洲,由伦敦的 Liston 医生在全欧第一个使用吸入麻醉术,手术后他说:"先生们,杨基佬的这个小把戏超越了无用的催眠术(Gentlemen, this Yankee dodge beats mesmerism hollow)。"接下来,麻醉术带来的除了无尽的外科创新,可能还有无穷的灾难。因为麻醉的出现,欧美各国的外科手术数量大增,医生们放手开发各种新的术式,但是大量的术后感染也随之而来,直到无菌技术和理念的出现。

麻醉术和无菌术的出现,也为医生治疗 DDH 提供了充沛的动力。上文提到的德意志骨科巨匠沃尔夫去世以后,继承他的衣钵而成为德国矫形外科领袖的,是出生于南非的霍法教授(Albert Hoffa,1859—1907,图 2-21),这个人仅仅活了48 年,一生短暂却灿烂辉煌,在德国骨科界享有崇高威望。他是第一个推广 DDH 手术矫治理念的人,主张 DDH 手术越早进行效果越好,但他不赞成给大龄儿童或者成人实施手术。霍法教授成功开展了一系列 DDH 矫形治疗之后,他在德语区的竞争对手——奥匈帝国的洛伦茨医生(Adolf Lorenz,1854—1946,图 2-22)见状不甘示弱,立即着手对霍法的术式进行改良,一时间,欧洲德语区的两位大佬你追我赶,带动了 DDH 手术治疗理念的迅猛普及。正在这时,洛伦茨教授突然开始对石炭酸过敏(英国的李斯特医生首创用石

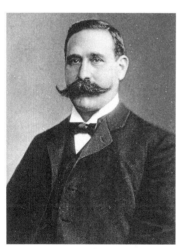

图 2-21 推动 DDH 手术理念的德国骨科领袖霍法教授(Albert Hoffa, 1859—1907)

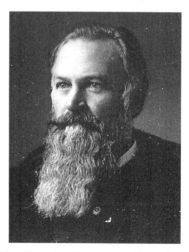

图 2-22 19 世纪末、20 世纪初德语区骨科巨匠阿道夫·洛伦茨医生(Adolf Lorenz, 1854—1946)

炭酸消毒的方法,开辟了无菌手术的新时代),得了严重的接触性皮炎,于是他就不再做手术了,摇身一变成为保守治疗的力推者。他在美国医生毕格罗的髋关节复位法基础上建立了无血矫形法(unblutig),走遍全世界,为保守疗法摇旗呐喊,人望比做手术的时候更高了。

洛伦茨医生出身贫寒,一生为扁平足、脊柱侧弯等疾病的治疗进步作出了巨大贡献,他的儿子康拉德·洛伦茨(Konrad Lorenz)因动物行为学的研究,即"本能"理论而闻名于世,被誉为"动物精神界的爱因斯坦"。1973年小洛伦茨获得诺贝尔生理学或医学奖,父子两代皆修成正果。

德语区的另一位外科大师 Friedrich Trenderlenburg(1844—1924,图2-23)在1895年描述了 DDH 患者的特征性步态,

1920年他编写专著《髋关节脱位》,特别邀请洛伦茨教授撰写了一个关于 X 线诊断的章节,提到了股骨头无菌性坏死这样一个 DDH 并发症。5年后,奥匈帝国的Heinrich Hilgenreiner 医生(1870—1954,图2-24)正式确立了 DDH 的影像学分型法,用于指导诊断和治疗。"Hilgenreiner 线"——测量髋臼角的指标——也从此成为全世界骨科医生和影像科医生众所熟知的一个名词。Hilgenreiner 出生于捷克,曾服务于奥匈帝国和纳粹德国军队,一生大力倡导 DDH 的早期诊断和早期干预。第二次世界大战结束后,他被盟军短暂关押,流亡奥地利,直到去世前才被允许返回故乡布拉格。他作为影像学测量的先驱,曾经无数次地将自己的双手暴露在 X 线下进行手法复位,并因此而患上了严重的射线性皮炎。

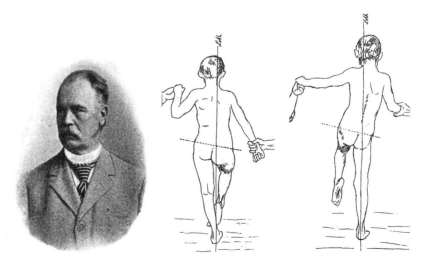

图2-23 Friedrich Trenderlenburg 教授(1844—1924)以及"Trenderlenburg 征"

(图片来源:Calve J, Galland M. Pathogenesis of limp due to coxalgia. *J Bone Jt Surg*. 1939.)

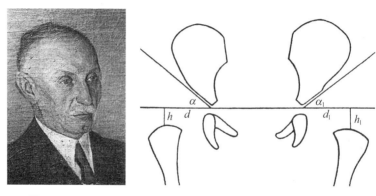

图 2-24 Heinrich Hilgenreiner 医生（1870—1954）和著名的 "Hilgenreiner 线"

（图片来源：H. Hilgenreiner. Zur frühdiagnose und frühbehandlungen der angeborenen hüftgelenkverrenkung. *Med Klin*. 1925.）

另外两位在 DDH 的影像学诊断领域作出深远贡献的，是英国放射医学的先驱爱德华·冼通（Edward Warren Shenton，1872—1955）和英国骨科大师乔治·珀金斯（George Perkins，1892—1979，图 2-25）。1902 年冼通描述了后来被人们称为"Shenton 线"的影像学标志，1911 年又出版了具有开天辟地意义的专著《骨病及其

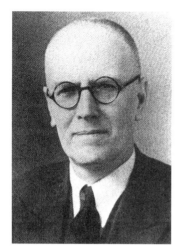

图 2-25 推动 DDH 影像学诊断进步的英国医生乔治·珀金斯（George Perkins，1892—1979）

X 线检查》。冼通医生还是一个优秀的音乐家兼高超的小提琴制作者，医务工作之余，为孩子们写了很多优美的儿童乐曲。

珀金斯则是全世界顶级矫形外科中心——伦敦圣托马斯医院骨科的主要奠基人，1928 年他提出了一种测量股骨近端骨骺外移的方法——将两侧髋臼的外缘连线，也就是现在临床常用的 Perkins 线。由于这些巨人的努力，X 线影像测量法在 1930 年代已经成为 DDH 的诊疗常规。

对于那些已经长到 3～4 岁的 DDH 患儿，关节周围的软组织和骨性改变已经比较严重，不可能再靠手法实现复位了，因此，有医生设计出了一系列的复位辅助器械，试图像扁平足器械矫形一样去强力矫正关节畸形。然而使用之后就发现，器械复位很容易造成大转子骨折等并发症。保守复位派的大师洛伦茨也被这个问题难住了，于是他不得不部分求助于手术，创造了股骨上端的分叉截骨术。

分叉截骨术是指脱位的股骨头不动，而在股骨头的水平进行髋臼截骨，再将远端截骨块的近侧插入髋臼内。随着时间的推移，这个插入的骨块会逐渐萎缩消失，也就是说，这其实是一个骨盆截骨术。这种手术最早是由德国霍法教授的学生尚茨（Alfred Schanz，1868—1931）琢磨出来的，只不过他设想的截骨平面稍偏远端，位于坐骨结节水平。洛伦茨和尚茨的截骨术，目的都是为了改善腰椎前凸，减轻疼痛。

由于 DDH 的髋臼过浅，股骨头的有效覆盖不足，因此 19 世纪后期的手术往往都围绕着如何使髋臼"变得更深"这个目标展开，有的医生忙着清理真臼内的瘢痕组织，有的则想办法将假性髋臼加深。1871年，德国医生科尼格（Franz König，1832—1910）首创将髋臼的顶部向外延展，相当于给髋臼搭了一个出挑的顶棚，以增加股骨头覆盖，改变了之前一味加深髋臼的做法。

美国的 Fred Albee、Arthur Bruce Gill 等医生都是这种手术理念的坚定倡导者，今天，我们在教科书上还可以看到以他们命名的各种术式。髋臼顶部加盖的术式，进而又刺激了另一类截骨手术的诞生，也就是在髋臼所在的无名骨进行截骨，这方面的代表作有 Karl Chiari（图 2 - 26）、Paul Pemberton 等医生发明的术式，其中应用最广的当属 Robert B. Salter（图 2 - 27）设计的截骨术。Salter 医生来自加拿大，除了截骨术以外，Salter 还因为骨骺损伤的分型而知名。此外，正是 Salter 的灵感催生了今天骨科最常用的另一种疗法——CPM。

今天，当我们翻开骨科手术学图谱，会看到一大堆以上述名人命名的 DDH 矫形手术，然而所有的这一切手术，毕竟都只是畸形晚期的各种挽救性的努力，而且这些手术都基本是在 2 岁以上的患者中实施（这

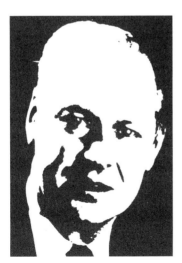

图 2 - 26　"Chairi 截骨术"的缔造者：维也纳的 Karl Chiari 医生

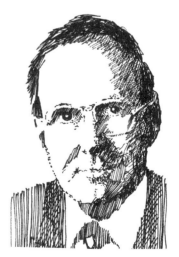

图 2 - 27　"Salter 截骨术"与 CPM 的开拓者：Robert B. Salter 医生

也是 DDH 患儿被抱来就诊的最常见年龄段）。人们认识到，要想进一步提升治疗效果，就要想办法做到更早期的诊断和干预。前面所说的 Hilgenreiner 医生就是早期干预理念的坚强推手，他在自己的医院里使用一种带有衬垫的外展支架，要求每一个骨科医生都必须学会在孩子一出生的时候就能诊断出 DDH。但是问题来了，用什么办法才能确保各种层次的医生都能快速而准确地筛查出这种疾病呢？

这个办法，很意外地由骨科之外的人找到了。1935 年，意大利 Ferrara 省立儿童医院的小儿内科大夫奥托拉尼（Marino Ortolani，1904—1983，图 2-28）在当班期间，发现一个新妈妈在给 5 个月大的婴儿洗澡、换尿布的时候，孩子的髋部总是发出"咔嗒咔嗒"的声响。好奇的奥托拉尼医生也在孩子身上体验了一下这种声响，随后他给孩子拍了一张 X 线片，显示为髋关节脱位。他索性一股脑儿检查了医院里的其他患儿，发现不少孩子都有这种髋部声响，

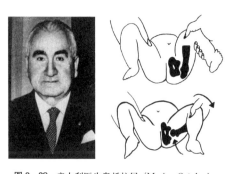

图 2-28　意大利医生奥托拉尼（Marino Ortolani，1904—1983）与以他命名的"Ortolani 征"

（图片来源：Scott J. Mubarak. In search of Ortolani：the man and the method. *J Pediatr Orthop*. 2014.）

他迅速发现了这种声响与 DDH 之间的关联。从那时候开始，他对所有的新生儿都进行这个检查，并对发现存有不稳的髋关节一律给予加厚的尿布包裹。

1937 年他撰文发布了自己的发现，这种体征随即被命名为 Ortolani 征，成为 DDH 诊断中最重要的一个临床体征。1946 年意大利政府专门组建了一个 DDH 诊疗中心，任命奥托拉尼医生为负责人。在这里，奥托拉尼医生彻底转行成为矫形外科大夫，在临床的很早期阶段就筛查出那些 DDH 患儿，然后用外展支具来治疗，取得了很好的效果。Ortolani 征的提出，不仅显著推动了早期诊断和早期治疗的开展，更促使欧美医学界进一步加强了产科、儿科、放射科、骨科医生之间的跨学科协作机制。

到了 1950 年代，又诞生了"反向 Ortolani 征"和"Barlow 征"，也能够很好地诊断那些出生时就有的髋关节脱位。但还有一些孩子在出生时髋关节是正常的，后面发育的过程中出现了脱位，Ortolani 这类体征就不太管用了。这类孩子的特点是髋臼相对较浅，这时刚刚进入临床的超声检查，就帮上了大忙。超声一开始是在第二次世界大战期间被用来探测潜艇的（声呐），战后被延伸用于工业材料的探伤等方面。1947 年，美国丹佛有一个喜欢摆弄机电设备的实习医生 Douglass Howry，搞到了几套第二次世界大战后美国海军淘汰下来的超声装备，Howry 觉得这种技术一定在医学上

也有用武之地，但他不知道该怎么着手。他想，既然声呐是在水下工作的，于是他就把病人浸到水中，然后用超声来探测病人的身体。

数年之后，英国格拉斯哥的产科医生Ian Donald在工程师的协助下，开发出一种手持式的超声探头，真正推动了超声在临床医学的应用。超声用在DDH上，则源自奥地利医生格拉夫一次在阿尔卑斯山脚下的冥思，他发现，超声在DDH领域较X线有很大的优势，不仅能清楚地显示软骨性的股骨头还有髋臼的形态，还不需要有放射线的担忧。

半个世纪以后的今天，我们已经开始从分子生物学的角度去探寻DDH的成因，揭晓谜底或许还是需要很长的时间，但数百年来先人们的积累，已经足够我们在髋关节脱位的诊疗上应对自如。DDH这种疾病，2000年前的医生们不太愿意在上面倾注心血；200年前有了复位、矫形、手术等手段，大多数医生依旧对它没有太大兴趣，甚至有医生声称只有傻子才会花精力在这种疾病上面。今天的情况可能还是没有什么大的改观，在21世纪的骨科，DDH依然不是什么重点攻关对象，甚至正在加速度地被新一代骨科医生遗忘。

然而，正是本文中的这些"傻子们"，千年来在DDH这样的疾病上苦苦求索，然后不经意间，把整个骨科向前推动了一大步。

肢体畸形的外科手术治疗

前文说到，1780年代，"矫形外科学之父"维内尔（Jean-André Venel）在瑞士边境小城的一座破旧屋子里，开启了现代畸形矫正的正规化疗法时代，不幸的是，维内尔本人早早去世，他的诊所随后入不敷出，于1820年倒闭。这个时候，欧洲大陆各国乃至英伦三岛的矫形治疗已经相继走上正规化的轨道，矫形不再只是民间工匠和各种全科医生的个性化发挥，专业从事矫形外科的医务人员和相应的学术交流氛围开始萌生。

这是19世纪的初叶，工业文明的曙光刚刚开始照亮地球，法国大革命带来的民主、自由、平等观念也开始席卷欧洲大陆，渗透进人类生活的方方面面，其中自然也包括科学探索和技术革新。在这100年后，德国医学，特别是外科学即将傲视全球，但在此时，位居矫形外科学术顶端的，还是法国人和法语区医学。继维内尔的诊所——也是人们公认的第一所专业矫形外科医院——出现后36年（图2-29），德意志地区的第一所矫形医院才在维尔茨堡出现；7年后，意大利的第一所矫形医院问世；而大洋另一头的美国，则是再过了15年，才有了第一间矫形外科专业病房。

1825年，法国医生德尔拜克（Jacques-Mathieu Delpech，1777—1832，图2-30）在法国南部风景如画的海滨城市蒙彼利埃开办了一家矫形专科医院。这家医院位于

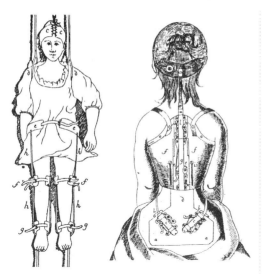

图 2-29　瑞士医生维内尔所使用的各种矫形支具

（图片来源：Valentin. Jean-André Venel de Vater der Orthopädie. 1956.）

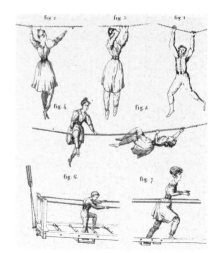

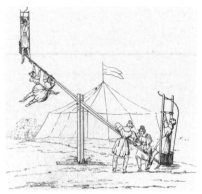

图 2-31　德尔拜克矫形医院里面开展的各种体育锻炼治疗

（图片来源：Delpech. De l'Orthomorphie）

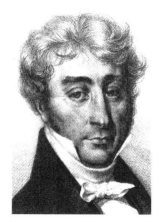

图 2-30　开创了手术矫形新纪元的法国医生德尔拜克（Jacques-Mathieu Delpech，1777—1832）

城市的郊外，空气清新，病房连接着康复区，设有各种护理、康复和锻炼器具；外面则是大片的花园，还有植物迷宫等各种嬉戏空间。德尔拜克这家医院的理念，是让各种先天性畸形和脊柱疾病患者在以健身为核心的矫形治疗过程中，身心放松地进行各种体育锻炼，大部分病人的疗程都长达 1～2 年之久（图 2-31）。

蒙彼利埃医学院是世界上最早的医学高等院校，德尔拜克在此毕业，并在当地著名的圣埃洛瓦医院（Hôpital St. Éloi）工作，35 岁就成为教授。他的第一篇论文是关于院内坏疽的，当时这种疾病在军中和民间医院中都很常见，他是世界上最早认识到院内感染是由脓液、脏衣物、脏手等直接接触造成的医生之一。后来他还揭示了脊柱结核(当时又被称为"Pott 病")的机制,指出这是一种感染性疾病造成的畸形,与特发性脊柱侧弯、脊髓灰质炎后遗症以及脊柱的其他致畸性疾病有着本质不同。

德尔拜克留给医学界的遗产,不仅仅是一所带有前沿理念的矫形医院,更在于他是第一个尝试用外科手术方法矫治畸形的人,他的工作实际上为后世的骨科发展指出了一个新的方向。一开始,他和同时代的矫形医生一样,习惯性地用各种矫形支具处理扁平足等畸形。但众所周知,扁平足常常是与马蹄、内翻等畸形伴随存在的,德尔拜克在 1823 年就遇上了一例 9 岁的男孩,患有严重的扁平足合并马蹄足,支具矫正完全没有效果。德尔拜克医生突然想起以前遇到过的一些跟腱断裂病人,那些断裂的跟腱,后来纷纷出现了瘢痕愈合,他猜想这可能就是肌腱损伤的转归特点。而那些愈合再生过程中的瘢痕组织,是具有一定可塑性的,于是他设想,如果将肌腱在止点附近切断,然后保护伤口不使空气进入(德尔拜克医生本人对外科感染有着超越同时代人的敏感性),再用支具将患肢维持在原畸形的位置,待到肌腱切断处的瘢痕连接已经形成后,将患肢缓缓地扳向正常的角度,是不是就可以将那些先天性畸形从僵硬状态下解放出来呢?

1816 年 5 月 9 日,他就在这个小男孩的脚上做了这种手术。当时患者俯卧位,德尔拜克在跟腱末端两侧各切开一个小的切口,然后用一个弯手术刀片横向割断跟腱,因为这个手术并不是很疼,所以可以在无麻醉的情况下进行(图 2-32)。将跟腱切断以后,患足一下子就松解开来了。德尔拜克按照计划,把患足放进呈原畸形状态的一个支具内,等待愈合。因为当时没有无菌技术,因此伤口愈合得很慢,术后第 10 天出现了血肿,2 天后还流出了脓液。好在术后 27 天的时候,伤口终于痊愈了,貌似跟腱离断的部位也出现了良好的瘢痕连接。于是德尔拜克就给孩子亲手实施牵伸矫形,整个过程持续了一个月,马蹄足获得彻底的松解(图 2-33)。

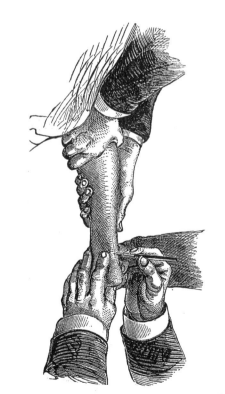

图 2-32 德尔拜克在 1816 年开始实施的肌腱切断术

(图片来源:Sayre 著作,1879 年)

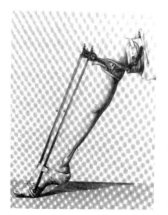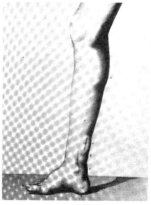

图 2-33 德尔拜克肌腱切断术后的支具（左）和术后矫形结果（右）

（图片来源：Delpech. Chirurgie Clinique de Montpellier. 1823.）

通过这个病例，德尔拜克揭示了肌肉肌腱挛缩在形成肢体畸形中的核心因素，以及通过肌腱、韧带手术缓解挛缩，从而纠正肢体畸形的理论和实践。矫形外科历史上最重要的一个手术理念——肌腱或肌肉切断术——就这样问世了。

然而，德尔拜克的做法不仅没有被当时的同行们所接受，还遭到了山呼海啸般的声讨，首都巴黎的医学杂志纷纷拒绝对他的技术进行评价，很多医生甚至懒得认真读一读他的治疗经过，医学界普遍认为德尔拜克的手术是不道德的，且没有任何意义。就在这样的谴责声浪下，德尔拜克不得不终止了这种手术的开展。1832 年10 月29 日，当他从城里回到医院，埋伏已久的一个老病人（阴囊积液）朝他当胸开了一枪，子弹正中主动脉弓上，一代英杰德尔拜克医生当即殒命，令人唏嘘不已。

好在德尔拜克的创举，并没有随着他的被误解、被打压而销声匿迹于历史的烟云之中。就在整个法国医学界异口同声反对肌腱切断术的时候，巴黎外科界领袖，前文曾提到的美男子医生杜普伊纳坚决站在德尔拜克这一边。不仅如此，他还在 1822年 1 月 16 日为一名 12 岁女孩亲自实施了皮下潜行的胸锁乳突肌腱切断术，矫正了她的僵硬性斜颈。这个案例的成功传遍了全欧洲，让肌腱切断术开始被更多的人思考和接受。当然了，这和杜普伊纳在欧洲医学界的巨大影响力也密不可分。

肌腱切断术传播到法国隔壁的德意志地区，令汉诺威城里的一位年轻医生斯托迈尔（Georg Friedrich Louis Stromeyer，1804—1876，图 2-34）兴奋不已。斯托迈尔当时运营着一家很小的私人骨科诊所，1830 年他接诊了一位患有脊髓灰质炎后遗马蹄足畸形的 19 岁男生，这个小伙子来到他这里的时候，已经在很多家诊所接受了漫长的支具、石膏、绷带等治疗，不但徒劳无益，还留下了皮肤溃疡、跖骨骨髓炎等

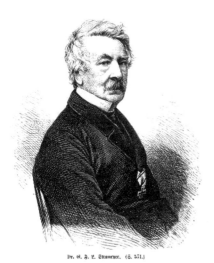

图 2-34 肌腱切断术的传播与推动者、
汉诺威医生斯托迈尔（Georg Friedrich Louis
Stromeyer, 1804—1876)

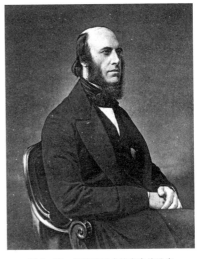

图 2-35 肌腱切断术的亲身体验者
与推动传播者、英国骨科大师里特
(William John Little, 1810—1894)

并发症。1831 年 2 月 28 日,斯托迈尔医生给他实施了最新学到的跟腱切断术,术后也按照德尔拜克当年的方法进行处置。这个小伙子的伤口愈合非常快,手法矫形在术后 10 天就开始了,虽然此前的皮肤溃疡、局部肿胀给矫形过程带来了不少麻烦,但这名患者的最终结果非常令人满意。年轻的斯托迈尔医生旋即又为一名 32 岁的脊髓灰质炎后遗马蹄足的男子开展了这套治疗,术后 10 周,患者的马蹄足畸形完全被矫正。1833 年他将这两个案例发表在杂志上,5 年后他出版了一本手术学专著,大力推崇皮下肌腱切断术对肌腱挛缩型畸形的治疗意义。

看着法、德各地的医生开始实施新式手术,伦敦的一位外科医生里特(William John Little, 1810—1894,图 2-35)心痒难忍。22 岁就已进入英国皇家外科学会的

里特医生,自己就是一个足部畸形患者。他 4 岁的时候曾患脊髓灰质炎,遗留马蹄足畸形,二十多年来不得不配戴支具生活。每天给别人诊治矫形的里特医生,始终有一个心愿,就是无论如何也要治好自己的足部畸形。当他得知德尔拜克和斯托迈尔医生的工作之后,立刻就赶往德国(此时肌腱切断术的开创者、法国的德尔拜克医生已经遇害)。这一年,德国教授迪芬巴赫用石膏进行扁平足矫正的技术在《柳叶刀》杂志上发表,也让他在英国名噪一时,于是里特就直奔柏林,来到迪芬巴赫的办公室,听取他的建议。然而,迪芬巴赫和其他柏林医生都一致反对手术矫形这种做法,并表示他们是绝对不会给里特做手术的。

里特医生并不死心,干脆直接去汉诺威找斯托迈尔。当这样一位享有崇高地位的英国大教授敲开斯托迈尔小诊所的门的

时候，后者非常紧张，一开始自然婉言拒绝。但里特最终说服了斯托迈尔，躺上了这家小诊所的手术台，接受了跟腱切断术。手术和后续的矫形治疗非常成功，在这个过程中，里特与斯托迈尔倾心交流，向他学到了肌腱手术以及诸多矫治要领。痊愈出院后的里特，并没有直接回到英国，而是转道柏林，得意地出现在迪芬巴赫教授的面前。看着里特焕然一新的下肢，迪芬巴赫震惊无比，立刻承认自己先前的狭隘无知，并以最快的速度加入到了肌腱切断术的行列里来。几年后，迪芬巴赫教授接连完成了一千多例各类肌腱切断或肌肉切断术，并著书立说(图2-36)。

里特医生回到英国后，于1837年2月

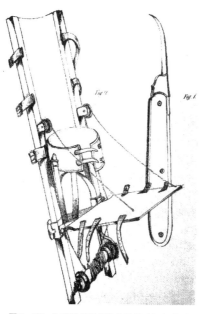

图2-36　迪芬巴赫教授设计的肌腱切断术后矫形支具

（图片来源：J. F. Diffenbach. *Ueber die Durchschneidung*. 1841.）

20日开展了第一例肌腱切断术，在接下来的2年里，他的病房门庭若市，门诊应接不暇。1840年，里特医生创办了英国第一家专门的骨科医院，这家医院经历后来的壮大和兼并，成为今天享誉世界的英国皇家矫形外科医院，里特医生也被尊为英国的矫形外科之父。他的两个儿子后来也都成了医生，其中一个叫路易·斯托迈尔·里特(Louis Stromeyer Little)，里特教授给孩子起这个名字，是为了纪念和致敬自己的恩人斯托迈尔医生；另一个儿子叫欧内斯特·莫里茨·里特（Ernest Maurice Little)，后来则成了英国骨科学会的首任会长。

话说斯托迈尔医生，后来走出汉诺威小城，成为弗莱堡大学、基尔大学等多所名校的教授，在普法战争期间对野战外科医学作出了不可限量的贡献。他和德尔拜克、杜普伊纳、里特以及迪芬巴赫等医生，在那个麻醉技术和无菌技术尚未诞生的时代，冒着巨大风险所开展的这些矫形手术，对人类医学进步的意义是难以用文字述说的。那一代先贤在科学面前的自省、谦逊和绅士精神，也是永远值得后世骨科医生效法的。

斯托迈尔在汉诺威的时候，还培养了一个学生叫戴特摩德（William Ludwig Detmold，1808—1894)，后来移民美国纽约，在那里继续行医。他把欧洲最新的肌腱切断术带到了新大陆，并在纽约开办了全美第一家专门服务于肢体畸形儿童的公

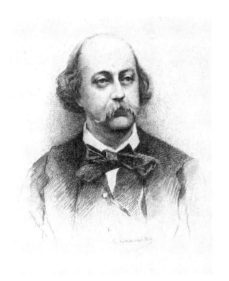

图 2-37　古斯塔夫·福楼拜在其经典小说
《包法利夫人》中刻画了肌腱切断术的生动场景

益性医院,他被后来的医学界尊为美国的第一位专业骨科医生。

肌腱切断术在大西洋两岸成为新的风潮之后,很快就出现了一些乱象:一方面,适应证被放得很宽,甚至被用到了斜视、近视、口吃、骨折及其他各种疾病的治疗上;另一方面,当时还没有麻醉与无菌术这两大保驾护航的武器,外科手术无异于拿命在冒险。即便如此,19世纪人们对新技术、新变革的热心,丝毫不逊色于现在的新新人类。法国作家福楼拜(图2-37)的名著《包法利夫人》中,有一段关于肌腱切断术的重要场景。书中女主角包法利夫人的丈夫是一位乡村医生:

"他新近读到一篇文章,盛赞一种矫治畸形足的新方法;他向来热衷于科学进步,于是当即萌生一个爱国主义的想法,觉得

永镇有义务跟上时代步伐,也来施行矫治足部畸形手术。"

"'因为,'他对爱玛说,'咱们何风险之有呢?您看(他说着扳起指头,列举试行新疗法的种种好处):手术十拿九稳,既能为病人免除痛苦、修整仪表,又能让手术大夫一举成名。干吗,就比如说您先生吧,干吗他不去给金狮客店那个可怜的伊波利特矫治一下呢?请注意,他一旦治愈,就少不得会一五一十去讲给客店的每个客人听的,再说(奥梅压低嗓门,朝四下里扫了一眼)又有谁能阻止我给报纸来上一段报道呢?嗬嗬!文章一发表……大家传来传去……结果没准就像滚雪球一样喽!这可谁也说不呐?嗯?"

——周克希译本

包法利医生禁不住新技术(肌腱切除术)的诱惑,极力劝说村里的马蹄扁平足患者——小伙子伊波利特(Hippolyte)接受手术,说术后他可以走路更稳健,也能更好地帮着家里干活。于是他和村里的木匠、铁匠一起打造了一套手术器械,然后在伊波利特的脚上研究了好一阵子,决定先把跟腱割断,今后再对胫骨肌腱动一次刀子。手术那天,包法利医生哆哆嗦嗦,书中这样描述:

"无论是昂勃鲁瓦兹·帕雷在塞尔苏斯身后十五世纪,首次直接结扎动脉,还是迪皮特伦在颅腔里穿过叠体切开脓肿,或是让苏尔进行首例上腭切除手术的那会

儿，他们都肯定没像包法利先生手执皮下手术刀走近伊波利特的当口这么心发慌，手发抖，神经也肯定没像他这么紧张。这时只见旁边的一张桌子上，就像在医院里那样，放着一摞摞旧布纱团、蜡线，还有许许多多的绑带，堆得像座小山，药房里的绑带全都在这儿了。这些准备工作，奥梅从一早就开始在张罗，他一则想在邻居街坊面前露露脸，二则也想给自己打打气。夏尔从皮上扎下去；只听得干巴巴的"喀答"一声。跟腱割断，手术也就做完了。伊波利特惊魂未定，扑下身去抓起包法利的双手拼命乱吻。"

——周克希译本

五天后，因为术后矫形支具的压迫，导致了下肢缺血坏死的发生，伊波利特的脚肿胀无比，全身痉挛，他们请来了镇上的大夫来为可怜的小伙子做截肢术，而截肢术也是在没有麻醉、没有消毒术的状况下做的。最后伊波利特死了，对包法利夫人来说，这只是她丈夫日常医疗工作中的许多例手术失败中的一例而已。

有志于了解 19 世纪肌腱切断术诞生伊始时情形的人，可以去读一读福楼拜的这部小说，福楼拜在书中的描述是极其精确而专业的，他本人的医学知识也远非其他作家所能相比，这是因为他的父亲和兄长都是当时法国著名的外科医生。福楼拜自己本来也是要做医生的，后来却走上了文学道路，在其不朽的名著里给我们留下了那个年代矫形外科的鲜活记录。

虽然肌腱切断和肌肉切断术可以有效矫治许多肢体畸形，但对于那些骨性结构已发生改变的畸形来说，就无济于事了。美国医生巴顿（John Rhea Barton，1794—1871）在 1827 年有一次用骨锯将股骨上段锯开，想对骨骼直接进行矫形，当时手术缺乏软组织保护，患者痛不欲生。巴顿的这次失败教训表明：用截肢的骨锯来进行矫形手术，显然是存在严重问题的。

这个问题是被巴伐利亚的伯纳德·海纳医生（Bernard Heine，1800—1846，图 2-38）解决的。海纳是当地的医生名门之后，他的叔叔雅各布·海纳（Jacob Heine，1799—1879）是最早描述脊髓灰质炎后遗症的外科医生，在医学上脊髓灰质炎后遗症也被称为"Heine-Medin 综合征"。小海纳 10 岁的时候显示出在机械方面的过人

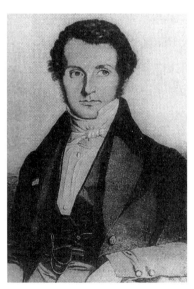

图 2-38　发明了线锯，在矫形外科多个
领域贡献卓著的伯恩哈德·海纳医生
（Bernard Heine，1800—1846）

天赋,医学院毕业后,他发明了很多矫形外科器械,其中最著名的莫过于线锯。这种器械能够精准、安全地截骨,并能有效保护周围软组织,为此,海纳在狗身上做了大量的试验,同时研究了骨骼愈合、再生的过程。不久之后,线锯就正式走上了历史舞台,至今仍是骨科医生最常用的工具(图2-39)。

先天性畸形矫正的历程,是人类不向命运低头屈服、努力改变自己身体的持久之战。改变身躯、追求健康和美,也是"矫形外科"与各种疾病搏斗的永恒精神。在接下来的篇章里,我们将继续回首这些改变身体的往事。

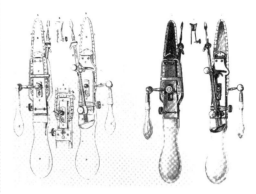

图2-39 海纳医生发明的链条骨锯

(图片来源:Joseph Greb. Handbuch der Allgemeinen und Speciellen Chirurgie. 1869.)

我要纵身向你扑去，我永不认输，也永不屈服。

——伍尔夫《海浪》

第三篇
动静两难之间·创伤骨科的历史

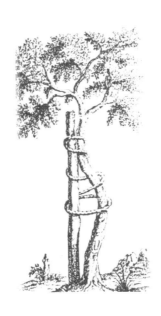

从公元前到1900年

人类文明演进到今天，是上万年来与自然搏斗、与自身搏斗的结果。先民们与猎物搏斗、人们间的互相战斗、日常生活与生产中遭遇的不测……损伤几乎无时不在、无处不在。因此，骨关节损伤进入人类医学最早的关注视野，是如此的顺理成章（图3-1）。

所有的早期文明，都在它留存下来的文字记录中提到过骨损伤，哪怕只是片言只句。不同的文明还催生了独具特色的骨伤治疗传统，其中有的如美洲玛雅、阿兹特克、印加人的骨损伤治疗文化，后来不幸中断，后人只能从出土文物或者欧洲征服者

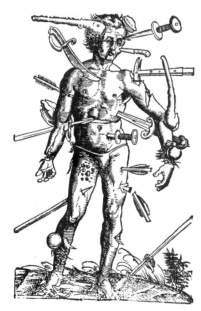

图3-1 《受伤的人》(The Wound Man)

（图片来源：von Gersdorff作品，1530年）

的记录中，一窥他们当年的景象；也有的古老治疗技术延续至今，例如中国的骨伤学，独立发展，源远流长，几乎构成了今天中国传统骨科医学的全部。只可惜的是，中国传统骨伤诊治没有形成现代科学所需的一整套逻辑、实证、演绎系统，也没有演化出现代骨科所包含的"矫形""再造""重塑"等几大技术体系。

今天我们所开展的"创伤骨科"医学体系，主要是循着"古埃及—古希腊—古罗马—阿拉伯—欧洲中世纪—欧洲文艺复兴—西方近现代"这条脉络成长而来，进而遍及全球各个角落的（图3-2）。

近代以来，中国的创伤骨科医生学的是西方来的概念和理论，用的是西方来的技术和器械，只是在本土化的一些学术称呼上，还依稀可见自家老祖宗的一些痕迹。例如我们今天所说的骨"折"、清"创"、损"伤"、"断"肢再植等词汇，可以追溯到遥远的三千年前。那时的《礼记·月令孟秋》上

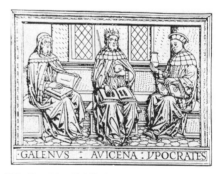

图3-2 西方医学中的"三圣人"：从左至右分别是盖伦、阿维森纳、希波克拉底。中世纪以来的典籍，几乎各种发现或发明都能安在他们三人的头上

曾说：皮肤损伤破裂曰"伤"；皮肤与肌肉都裂曰"创"；骨骼断裂曰"折"；皮肤、肌肉、筋骨都离断曰"断"。就这样，近代西方创伤骨科的思维进入中国后，在被全盘采纳的同时，也不知不觉融入了中国的很多传统元素。

本篇着重讲述的，乃是西方这一脉而来的现代创伤骨科演进，与此同时，我们对于绵延数千年的东方传统骨伤医学，始终充满着一份敬意。

古希腊时代留下了很多关于骨折治疗的文献，《希波克拉底文集》中专门将骨折、脱位篇章与外科并立罗列，其对骨关节损伤的重视可见一斑。这些文字里所记录的治疗方法，凭借的大都是一些古代农业条件下容易获得的器物，这些器物和方法早在希波克拉底之前的几个世纪就已经出现了，而且它们还将在希翁之后的两千年里被继续沿用。

古埃及、古希腊医生治疗骨与关节损伤的一个基本器材是绷带。绷带是从古埃及人在长期的木乃伊包裹技术中衍生而来的，历史非常悠久。当时整个环地中海沿岸所用的绷带通常以亚麻材料制成（图3-3），裁有各种不同长度与宽度，其他材质的绷带也有。古代犹太人的先知以西结（Ezekiel）就曾经在公元前7世纪的喻示中，记载了他是如何用绷带治疗法老的上肢骨折，让他得以愈合并重返战场的经过。

《希波克拉底文集》中介绍了六种不同的绷带包扎方法，适用于不同形状和部位的肢体。对于当时的古希腊医生来说，能

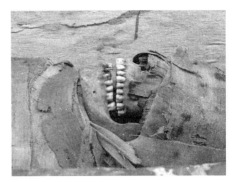

图3-3 从古埃及流传下来的亚麻绷带

否熟练而精湛地包扎绷带乃是水平高明的标志——"应该能够迅速完成包扎，不引起疼痛，动作轻松而优雅……"而绷带包扎不善所带来的皮肤、软组织并发症，也已被那个年代的医生所认识到。

古希腊医生在上绷带之前，会在患肢的皮肤表面抹上一种由动物油脂、沥青、蜂蜡、树脂等物质调制而成的蜡膏，然后再缠绷带。蜡膏浸润绷带后会慢慢干燥硬化，绷带的层数越多，包扎的强度也越高。如果是闭合性骨折，医生会从骨折的部位开始缠绕第一卷绷带，然后次第向远、近端延伸。离骨折区域越近，绷带缠绕的力度就越紧。此后每天都要更换一次绷带，随着患肢肿胀的消退，医生也开始逐渐加大包扎的力量。一般等到伤后7天左右或是肢体肿胀消退以后，再实施骨折整复。

古希腊医者还从先人那里继承来了小夹板技术。夹板通常是木质的，各种木材都有，穷人用廉价的木板，贵人则用高档木材。夹板有各种长度、宽度和外形规格，对应全身各个部位灵活组合。难能可贵的

是,当时的医生已经知道不让夹板直接接触骨突部位,以免造成皮肤损害。

除了徒手整复骨折和脱位外,希波克拉底本人特别喜欢用各种器具来实现复位。他认为人们应该充分、合理地利用机械装置的力量(例如通过杠杆力),来实现肢体牵引、身体悬吊等各种目的。希波克拉底的技术,不仅为当时乃至后世的医生所采用,还被同时代的美术家们所津津乐道,饶有兴趣地把他的骨折治疗画到了各种艺术作品上(图3-4)。

根据记载,希波克拉底将上肢骨折制动于前臂旋前、肘关节屈曲位;而对于下肢骨折,他将髋、膝关节固定在完全伸直位。

一旦骨折复位完成后,他就用绷带或夹板把患肢维持在上述位置,然后让患者静养20天以上。

希波克拉底已经注意到骨松质的愈合速度要明显快于骨皮质,他还观察了开放性骨折的愈合过程,他说:假如伤肢未被稳定而不受干扰地制动在正确的位置,骨折愈合就会延缓,新生的骨痂会非常脆弱易折。他甚至还对各种不同类型的骨折进行了愈合时间(稳定制动状态下)的估计,并汇总成表,供医生们参考。

500年后,古希腊的绷带技术被盖伦系统整理了出来(图3-5)。盖伦编过一本《绷带学》(De fasciis liber),介绍了自古

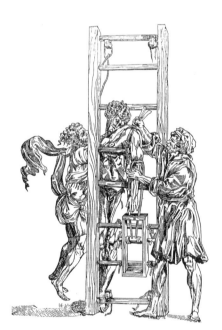

图3-4 从希波克拉底时代流传到欧洲中世纪的器械复位法

(图片来源:Francesco Primaticcio 画作,Guido Guidi. Chirurgia è Graeco in Latinum Conversa. 1544.)

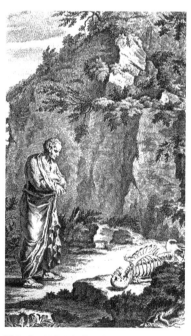

图3-5 盖伦注视着路边盗贼的尸骨。中世纪的一千年里,盖伦的思想和理念被奉为铁律,并逐渐陷于教条

(图片来源:William Cheselden. Osteographia; or, The Anatomy of the Bones. 1733.)

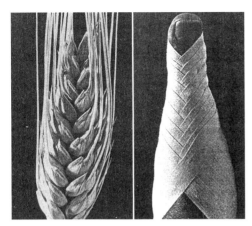

图3-6 形似麦穗的肢端绷带包扎技术，最早可见于古罗马医学家盖伦的《绷带学》(De fasciis liber)

以来的各种棉、亚麻、皮毛绷带，还第一次提到了人字形绷带技术。人字形绷带（spica）的名称来自拉丁语的"ear of grain"（谷穗之耳）一词，是盖伦首先将这个词用在了医学上，以描述这种交叉成角、重叠覆盖的绷带，长得就像生长的谷穗那样（图3-6）。但人字绷带技术并不是盖伦发明的，而是出自公元前3世纪的医生克劳西斯（Claucis）。

古罗马帝国灭亡以后，基督教会成了知识的保存之所，在漫长的中世纪黑暗时代，凭借着古代残存下来的有限的一些知识，教士们承担起救治骨折的职责。在这个时候，女性也开始参与到医学救治中来，承担护理伤患的工作。中世纪的很多救死扶伤的教堂、修道院都成了后世医院的雏形。例如，法国著名的 l'Hôtel Dieu 医院就是由当时的巴黎主教创办的；英国著名的圣巴托洛缪医院，是由12世纪的一间小

修道院演化而来。在"十字军东征"期间，医院骑士团则建立了更多的以战伤救治为宗旨的医院。

一开始，基督教会是本着精神救赎的目的，来照料这些受伤的教友的，救治本身反倒是其次。但随着救治经验的逐渐增多，教士们开始越来越对伤病本身的原理感兴趣起来，不再满足于仅仅为病人做一些祈祷。大概在11~12世纪的时候，欧洲出现了一个词"canon"，它来自古希腊语，原本指的是"棍棒""直线""标尺"，因为里面蕴含了一些"固定不变""标准""经典"的意味，于是被宗教理论家们看中，拿过来指代基督教的正统信仰、理念和教义。再后来，"canon"就成了一种纠正所谓偏离正统、偏离规范的行为、思想的工具。

在医学上，"canon"近乎强迫地要求教士们学习医学知识，尤其是外科技能，以提高对教徒的救助能力。在这一指导思想下，欧洲各地迅速涌现了很多著名的教会医生，其中有两位甚至成为教皇——约翰二十一世（1276—1277在位）和保禄二世（1464—1471在位）。但是"canon"也让医学知识（主要是盖伦、希波克拉底留下的那些东西）变成了不可挑战、不可置疑的教条，奉行"canon"的医者丧失了独立思考，也没有了学术争鸣，科学的发展因此禁锢不前。凡是与"canon"不同的医学思想都被视作异端、被抨击、被禁用，大量医学古籍被焚毁，古典医学知识在欧洲散

失、断绝。

而在这一千多年里，反倒是阿拉伯世界的学者们在医学领域活跃实践，大胆创新，不仅保存了大量古埃及、古希腊时代的优秀传统，还随着丝绸之路等商贸往来，贯通了东西方医学交流。例如在中国的南北朝时期，中国医学中开始吸取了不少来自西域的“胡方”用药，其中骨伤科中著名的“苏合香丸”，就是源于盖伦的“底也迦”(Theriaca)制剂，乃是由西来的阿拉伯医者带到东方的。到了14世纪的元朝，大都(现北京)的太医院里还成立了一个以阿拉伯医生为主的“回回药物院”，刊行实施《回回药方》(图3-7)。今天北京图书馆珍藏的《回回药方》残本里，就记载了当时阿拉伯医学界的肩关节脱位等诊疗内容，阿拉伯医生那时已经懂得对比受伤的肩关节与正常的另一侧关节，谓之：

“口缘脱离的去处松了，肩胛头儿偏向下，臂膊的骨头从腋下显出，肘不能垂叨叨肋肢前，虽令其忍痛要垂到肋肢前，口般用不能到，手亦不能举至上。”

这套体征及检查法，直到400年后，才由美国医生Dugas(1806—1884)描述发表，最后还冠上了他的名字。而结合了古老欧洲传统与全新开拓实践的阿拉伯医学，在骨关节损伤的多个方面领先于欧洲，像十字绷带固定这样的技术，阿拉伯医生的使用时间比法国人Velpeau(1795—

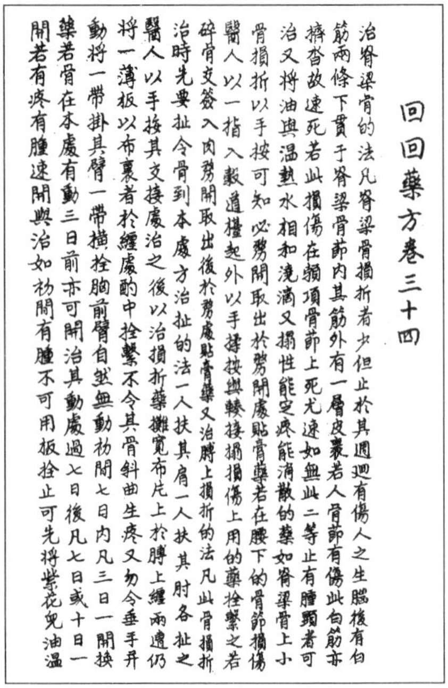
回回藥方卷三十四

治脊梁骨的法凡脊梁骨損折者少但止於其週迴有傷人之生腦後有白筋兩條下貫于脊梁骨節內其筋外有一層皮裹若人骨節有傷此白筋亦擠沓故速死若此損傷在頸項骨節上死尤速如無此二等止有腫顆者可治又將油與溫熱水相和澆滴又搨性能定疼能消散的藥如脊梁骨上小骨損折以手按可知必務開取出於務開處貼膏藥若在腰下的骨節損傷醫人以一指入穀道撞起外以手揉按與轉接損傷上用的藥拴繫之若碎骨支簽入肉務開取出後於務處貼膏藥又治膊上損折的法凡此骨損折治時先要扯令骨到本處方治扯的法一人扶其肩一人扶其肘各扯之醫人以手按其支接處治之後以治損折藥攤寬布片上於膊上纏兩遭仍將一薄板以布裹者於纏處酌中拴繫不令其骨斜曲生疼又勿令垂手并動將一帶掛其臂一帶橫拴胸前臂自然無動初間七日內凡三日一開換藥若骨在本處有動三日前亦可開治其動處過七日後凡七日或十日一開若有疼有腫速開與治如初間有腫不可用板拴止可先將紫花兒油溫

图3-7 北京图书馆藏元代《回回药方》抄本，集中体现了阿拉伯古典医学的精华，如肩关节脱位的鉴别诊断与治疗

1867)提出来早了500多年。

阿拉伯医生也使用油膏绷带(或用蛋清浸润)，但他们会在第一次绷带包扎后，静置肢体数天乃至数周不去动它，而不像古希腊医者那样每天都去更换。但不管怎么样，他们这两派都习惯于在伤后4～7天再去进行骨折复位，当时的人们认为，这是不言而喻的正确做法。但在十字军战争期间，有医生提出移位的骨折应该尽快复位，时间拖得越久，复位就会越困难。这也是漫长的1 000年中为数不多的对“希波克拉底—盖伦”思想的挑战声音。

欧洲医学知识的停滞和僵化持续了一千多年，还有一个重要的原因是，中世纪时期人们获得的知识总量太少，以至于形不成什么有用的理论,而科学理论的形成是要靠足够翔实的知识和信息作基础的。对骨科来说,人体解剖就是理论形成的一个最重要的知识基础。从古希腊以来,由于信仰与习俗的禁锢,解剖学被视为非法,即便是盖伦这样的巨匠,也只能通过解剖动物来推断人体结构生理。到了文艺复兴时代,由于艺术家们希望能多画一点更像人的、更加生动亲近的神的形象,于是他们率先开始解剖罪犯的尸体,试图弄明白人体皮肤下那些健美的隆起、凹陷究竟是什么造成的,他们把看到的东西都画了下来,成就了大量不朽的艺术杰作,无意间也使人体解剖学的知识在短短的数年里剧增。1543年,由维萨里出版于巴塞尔的解剖学图谱 *De humani corporis Fabrica* 问世,这部世界近代医学的揭幕之作,厚达663页,

图画之精美、内容之丰富,远远超出了今人的想象,这也是与当时艺术家们的研究工作密不可分的,要知道,维萨里解剖图谱的主要绘制者,就是画家提香的弟子(图3-8)。今天,当我们走进卢浮宫等博物馆,欣赏那些文艺复兴时期的名画的时候,自然会明白解剖学是怎么发展起来的。

医学从中世纪蒙昧走入近代的另一个重要标志,是专业文献不再使用希腊语、拉丁语和阿拉伯语写作,而代之以欧洲各个民族国家的语言(意大利语、法语、西班牙语、德语和英语等),这一改变也意味着医学探索从此摆脱宗教和传统的束缚,走向百花齐放的局面。被誉为"现代外科学之父"的法国军医安布洛斯·帕雷(Ambroise Paré,1510—1590)就是最早使用本国语言的医学先驱,因为他是草根"理发师医生"

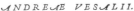

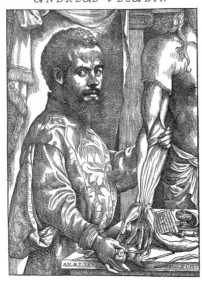
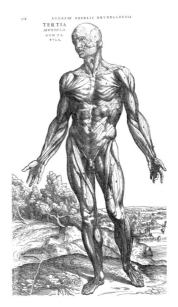

图3-8　近代医学的里程碑著作:维萨里的解剖学图谱 *De humani corporis Fabrica*,1543年

（barber-surgeon）出身，受过的教育很有限，不能像教会医生那样用拉丁语书写，这反倒让他摆脱了经院派的 canon 限制，用本民族语言自由创作，因此他的医学思想也更容易在大众中传播。也正是从帕雷之后，欧洲的法语、英语、德语等几大医学流派逐渐开始形成。

虽然帕雷不懂古希腊语和拉丁语，但他对古希腊、罗马、阿拉伯直至文艺复兴以来的医学传统其实是非常熟悉的，经常在自己的文章中引经据典。但他从来不人云亦云，而是有着自己的独立见解，并大胆地将它们写出来。例如，他在史上第一个记录了关节囊内型股骨颈骨折的临床表现和预后，并通过人体解剖，亲眼观察到了股骨头缺血、骨折延迟愈合的景象。

帕雷和同时代的欧洲同行一样，已经开始通过临床观察、解剖实证、归纳总结的方式来研究疾病，真正走上了近代科学的逻辑思维之路。

帕雷之后 100 多年，英国医生兼解剖学家切斯顿（William Cheselden，1688—1752）出版了一部里程碑式的著作《骨解剖学》（Osteographia, or the Anatomy of the Bones），这本书被公认是 18 世纪最重要的医学专著之一（图 3-9）。我们在本书的第二篇里，曾经介绍过这位切斯顿用强化绷带来矫正扁平足的故事，但他的主业其实是创伤骨科。切斯顿医生的门下群星云集，涌现了一大批骨科历史上的重要人物，其中继承了他在英国骨科界领导地位的，是帕西瓦尔·波特（Percivall Pott，1714—1788）——著名的"Pott 病"（脊柱结核）就是以他命名的。

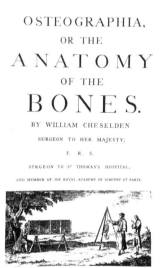
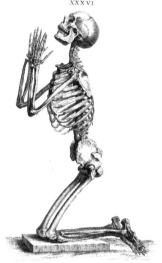
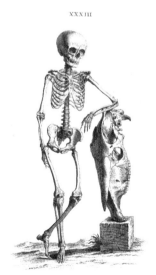

图 3-9 威廉·切斯顿的《骨解剖学》（Osteographia, or the Anatomy of the Bones）封面及其图谱，
这部书是一本集科学与艺术为一体的精美之作（1733 年）

波特在他关于骨折治疗的名篇《关于骨折和脱位的一些观点》（*Some Few General Remarks on Fractures and Dislocations*）中，第一次指出了骨折移位是因为附着肌肉的牵拉所导致的。为了消除这些肌肉牵拉或挛缩，医生就应将患肢固定在合适的体位上，以松弛肌肉。例如在下肢，必须将髋、膝适当屈曲，才能实现肌肉的松弛。毫无疑问，他的这一理念对后世产生了深远的影响，但当他第一次提出"屈髋屈膝"观点的时候，却遭到了同行的激烈反对，因为当世的医学界依然坚守希波克拉底的做法——将骨折后的髋、膝严格放置在完全伸直位。波特坚信自己的屈髋屈膝观点是正确的，但是他自己一直没有找到好的实施办法。波特所能想到的，就是让骨折患者侧卧，再将髋、膝关节屈曲，但这种姿势不容易长时间维持，患者也很不舒服，屈曲效果也不是很好。直到后来英国医生 Robert Chessher(1750—1831，图 3-10)发明了双斜面支架，这个问题才得以解决。

波特的名字还出现在了踝部的外旋型骨折上面，这是缘于他对下胫腓联合水平上方的腓骨骨折所进行过的详尽描述。波特说这是踝部骨折里面发生率最高的一种类型，通常伴有内侧副韧带撕裂以及整个距骨复合体的外向移位。但后来人们统计发现，这种损伤的发生率并不像他所说的那么高。不管怎样，人们还是命名了一个"Pott 骨折"，来纪念他对骨科作出的丰功伟绩(图 3-11，图 3-12)。

切斯顿医生有个学生，也就是波特的师弟，叫约翰·亨特(John Hunter)，来自美国，在英国学成归国后培养出了一位"美国外科之父"——Philip Syng Physick

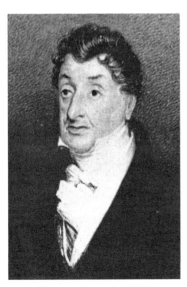

图 3-10 发明双斜面支具的英国医生 Robert Chessher (1750—1831)

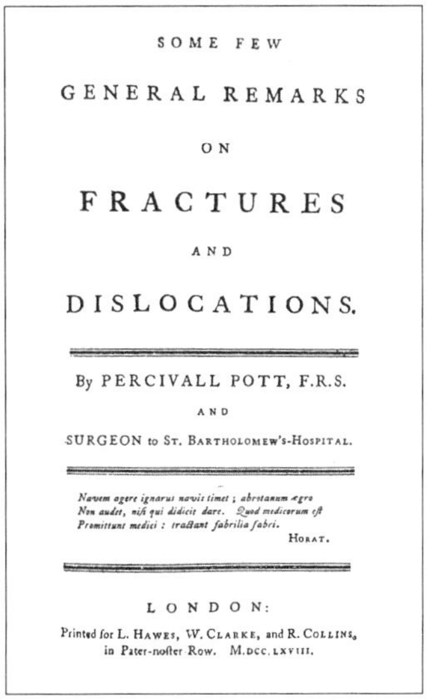

SOME FEW

GENERAL REMARKS

ON

FRACTURES

AND

DISLOCATIONS.

By PERCIVALL POTT, F.R.S.

AND

SURGEON to St. BARTHOLOMEW'S-HOSPITAL.

Navem agere ignarus navis timet; abrotanum ægro
Non audet, nisi qui didicit dare. Quod medicorum est
Promittunt medici; tractant fabrilia fabri.　HORAT.

LONDON:

Printed for L. HAWES, W. CLARKE, and R. COLLINS,
in Pater-noster Row. M.DCC.LXVIII.

图 3-11 帕西瓦尔·波特的名篇《关于骨折和脱位的一些观点》，第一次指出了骨折移位是由肌肉牵拉导致的学说（1758 年）

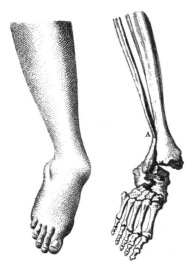

图 3-12 波特发现的一种踝关节骨折，
后来人们用他的名字来加以命名

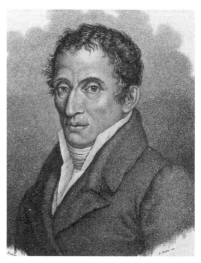

图 3-13 意大利医生孟太奇（Giovanni Battista Monteggia，1762—1815），"孟氏骨折"以其命名

（1768—1837），这位 Physick 的外甥约翰·朵赛（John Syng Dorsey，1783—1818）又为美国写出了第一部外科学教材《医学生外科学精要》（*Elements of Surgery*：*For the Use of Students*）。波特自己也收过一个美国学生，叫约翰·琼斯（John Jones，1729—1791），他收这个徒弟的时候，美国还没诞生。琼斯后来回到新大陆，在美国独立战争期间，在华盛顿的大陆军中担任医疗官，成为美国矫形外科的先驱之一。

与波特同时代的法国医生皮埃尔-约瑟夫·迪索（Pierre-Joseph Desault，1738—1795）彻底改革了清创技术，并培养出了杜普伊纳等一批骨科大师（详见后文）。而在意大利，米兰的乔万尼·巴蒂斯塔·孟太奇医生（Giovanni Battista Monteggia，1762—1815，图 3-13）博采当时各国（甚至包括新生的美国）骨折治疗的新观点，在创

伤、脊髓灰质炎后遗症等领域作出了非凡贡献。有一次，他描述了一名妇女跌倒时手臂向外撑，导致尺骨近、中 1/3 交界处骨折，伤后一个月才发现还同时伴有桡骨头脱位。后来人们就将这种损伤命名为"孟氏骨折"。

进入 19 世纪，创伤骨科事业的发展继续在这些大师们的传承中延续。前文所介绍的法国医生杜普伊纳（Guillaume Dupuytren，1777—1835）此时则接过了法国矫形外科前辈的大旗，继续带领法国骨科学派攀登新的高峰。杜普伊纳这个人在骨科史上是一个无法绕开的人物，他的名字出现在至少 20 多种疾病、术式、器械上面。早在 19 世纪初，杜普伊纳就在法国陆军总院提出了建立大城市的创伤急救系统，呼吁应对未受过专业训练的民众开展教育，告诫他们不要盲目、随意地对伤员施

以不专业的"救援"。像这样的声音，我们中国人迟至21世纪的几场地震灾害后，才痛心疾首地开始重视起来。

杜普伊纳创造性地将医院的一楼入口改造成骨科急诊的接收窗口，配以训练有素的专业人员，改变了以往创伤病人在医院里被楼上楼下地抬来抬去、穿行于狭窄拥挤的病区走廊的做法，这也成为后世创伤绿色通道概念的雏形（图3-14）。他还采纳波特提出的下肢骨折髋膝屈曲位固定的做法，一扫法国数百年来的髋膝伸直的陈旧观念。杜普伊纳不仅是先天畸形领域的大师，还在骨折愈合、骨不连等领域造诣颇深，他是第一个认识到"临时骨痂"的人，正是他，记录下了临时骨痂演变为成熟骨痂、最终实现骨折愈合的过程。

本书上一篇中，我们曾介绍过杜普伊纳在幼年与大学时代的一些奇事。当年这个贫困的外省孩子在巴黎读书，受够了巴黎人的鄙视和欺侮，这段日子给他的心灵烙下了不小的阴影，也在很大程度上塑造

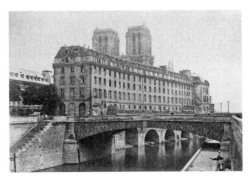

图3-14　法国巴黎的 l'Hôtel Dieu 医院，18～19世纪在此名家辈出，堪称现代骨科的摇篮

了他日后贪婪、刻薄、富有侵略性的个性。杜普伊纳这个人有一个特点，就是极度的自信，凭着这一点，他把自己的医学事业几乎是当作宗教信仰一样来虔诚对待。就在巴黎这样一个竞争残酷的环境里，他只用了20年的时间，就从一个底层的解剖学助教爬到了法国顶级大医院 l'Hôtel Dieu 的外科主任的位子。他早年出身贫贱，但在53岁的时候，他已经有实力向废黜的查理十世国王捐献100万法郎。拿破仑倒台后，复辟的波旁王朝将他封为贵族，这件事，深为当时的医学界同道所不齿。有人嘲讽说："杜普伊纳先生靠着从解剖教室的学生的油灯里搜刮下来的灯油，把自己送上了男爵的宝座。"

究其原因，一方面可能是源于杜普伊纳平时待人的尖刻方式。杜普伊纳大夫的人缘实在是太差了，以至于后人对他的主要认识，几乎都是从各种同行抨击、批判他的文字中得来的。但另一个更重要的原因，可能也是因为他太优秀了，招来了众人的嫉恨。杜普伊纳身处的时代，是法国医学步入巅峰的年代，巴黎就是当时全世界医学的中心，在众星云集的巴黎医学界，杜普伊纳未必是最大牌的教授，但他绝对是最被孤立、最不受人待见的一位。他几乎没有什么朋友，和同事也没什么社交往来，他把所有的时间都花在了照看病人和科学研究上，以至于在当时人们对他所有的谩骂和嘲讽中，没有一条是敢说他懈怠患者、忽视临床的。在他下葬的时候，巴黎公墓

几乎被前来送行的民众所挤满，许多都是他当年诊治过的底层贫苦病人，有农民、马车夫、铁匠……这些穷苦百姓轮换着肩膀，将他的棺材抬进墓地。

19世纪还是德语骨科医生们大放异彩的时代，1823年奥地利医生瓦特曼（Joseph Wattmann，1789—1866）写了一本小册子 *Descriptio Nexus Sceleti ad Luxationum Demonstrationem Pathologicam et Therapeuticam Inservientis*，教年轻医生们如何进行关节脱位的手法整复，这本书设计独特，教员们可以用书中附带的纸质关节模型，制造出各种脱位，然后教导学生们如何选择正确的复位手法。普鲁士军医阿道夫·利奥波德·莱切特（Adolph Leopold Richter，1798—1876）是普鲁士军队卫生勤务体制的缔造者，在他的一手打造之下，普军的战伤救治效率飞速提升，为后来德军强大战斗力的形成立下了汗马功劳。他在1828年出版的 *Theoretisch-praktisches Handbuch der Lehre von den Brüchen und Verrenkungen der Knochen* 一书中，图文并茂地介绍了各种常用的绷带、敷料、夹板等骨折治疗技术。

19世纪后期，英国医学家李斯特提出了外科无菌技术，彻底改变了医学的面貌。李斯特的一个早期拥护者，是德国哈勒城里的沃克曼医生（Richard von Volkmann，1830—1889）。这位沃克曼也是世界骨科史上一位不世出的奇人，他不仅以在德国广泛普及消毒灭菌技术而闻名，也是骨折

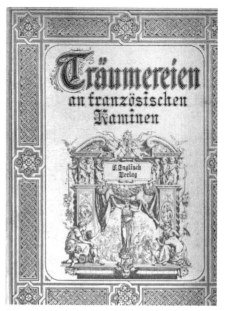

图3-15 德国骨科巨匠理查德·沃克曼（Richard von Volkmann，1830—1889），以"Volkmann挛缩"等发现而载誉史册。 不过要是在互联网上搜寻他的笔名"Richard Leander"以及相应的畅销小说《法国壁炉边的美梦》，会有更多的结果

领域的一代宗师，在他的文章 *Die ischämischen Muskellahmungen und Kontrakturen* 里，他描述了今天被我们称之为"Volkmann挛缩"的一种病征。

沃克曼在工作、科研之余，还喜欢用化名发表诗篇，是当时德国民众追捧的"网红级"文学高手。他写的《法国壁炉边的美梦》曾经连续31次出版，被翻译成五种不同的语言（图3-15）。

除了法、英、德以外，欧洲那些小国在19世纪骨科的发展过程中，也没有缺席。爱尔兰医生柯雷（Abraham Colles，1773—1843，图3-16），以一己之力将这个地处欧洲一隅的偏远国家，带入了世界骨科医学的一等强国之列，他的后辈罗伯特·威

廉·史密斯医生（Robert William Smith,
1807—1873,图3-17），则继续书写爱尔兰
骨科的传奇。史密斯原本是病理学家,是
都柏林病理学会的创始人,他对柯雷教授
的前臂骨折论述做了一些修正,将 Colles
骨折的位置定义为更靠近远端关节面的部
位,他说:"Colles 骨折的位置不像他本人
所说的那么高,据我观察,这类骨折很少有
离关节面超过一英寸的。"请注意,正是这
位史密斯医生,将"Colles 骨折"这个名称
牢牢地确立了下来,寄托了他对这位导师
的崇高敬意,就连柯雷教授的尸检也是他
亲自做的。史密斯在研究完善人们对于
Colles 骨折的认识的过程中,顺便描述了
另一种类型的桡骨远端骨折,这种骨折在
他的著作《关节周围骨折和各种外伤性、先
天性关节脱位》（A Treatise on Fractures
in the Vicinity of Joints and on Certain
Forms of Accidental and Congenital
Dislocations）里第一次出现。后来,人们
就用他的名字命名这种损伤为"Smith 骨
折"。从此,两位爱尔兰医生的名字,如同
双星闪耀,永远定格在了医学的历史苍穹
之中。

19 世纪伊始,欧洲的医学界又出现
了一个新的现象,那就是各种学科的专业
期刊如雨后春笋般出现,对临床病例的报
道、诊治经验的整理和传播起到了重要作
用。这个时候,正是欧洲各国全球殖民和
开拓的高峰期,骨科医生们在全球各地游
历,将自己的经历和观察发表在这些刊物
上,极大地开阔了各国医务人员的眼界,
有人称这无异于一场医学大时代的扫盲
运动。

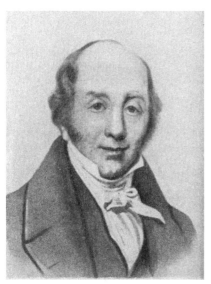

图3-16　著名的柯雷医生（Abraham Colles,
1773—1843）,来自欧洲小国爱尔兰

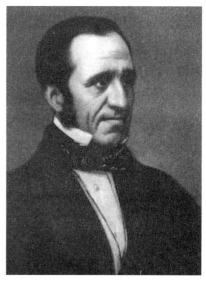

图3-17　前臂骨折的另一辉煌名字的贡献者: 罗伯
特·威廉·史密斯（Robert William Smith, 1807—1873）,
他用爱尔兰本族语言书写了第一部骨折治疗的专著

那个时候的大部分杂志都不长命,但存在的意义却是不可小看的。例如有一份《爱丁堡医学与外科学杂志》,创刊后不久就倒闭了,但爱尔兰医生柯雷正是通过这份杂志1814年的一篇《桡骨远端骨折》的文章,才让"Colles骨折"这一损伤载入史册的。同一时期,美国医生巴顿(John Rhea Barton,1794—1871,图3-18)也是通过医学杂志,首次介绍了儿童前臂屈曲型骨折的,现在这种损伤被称为"Barton骨折"。这两件事充分说明了19世纪的医学杂志是如何扮演了传道、授业、解惑的角色的。在此之前的几百年里,医学新发现的首秀舞台,一般都是在作者出版的书籍上;从19世纪开始,因为有了期刊,医生们的新观点、新创举有了更加快捷而经济的发布途径,同时也慢慢形成了人们从期刊上学习知识的新传统——很多情况下,这可能比从书本上学习更加重要。那个时代的专业刊物,还催生了各种医学团体和学术组织,医生之间自由辩论的学术氛围和言行规范也逐渐成型起来。

19世纪中叶还出现了三部非常重要的关于骨折、脱位的专著。第一部是出版于1847年的《骨折与脱位的治疗》(*Traité des fractures et des luxations*),由法国的约瑟夫·弗兰索瓦·马盖涅(Joseph François Malgaigne,1806—1865,图3-19)编写。这本书通过巴黎l'Hôtel Dieu医院的2 328例骨折,回顾了帕雷、迪索、杜普伊纳等历代大师的理念,也吸纳了波特等人的肌肉松弛位固定的主张。马盖涅通过一系列的动物试验和尸体标本模拟,发现在将股四头肌和腘绳肌同时切断后,膝关节自然呈现出略屈的状态,证实了膝关节在屈曲位才是彻底放松的,而不是伸直位。

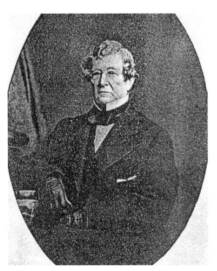

图3-18 "Barton骨折"的发现者、美国医生巴顿
(John Rhea Barton,1794—1871)

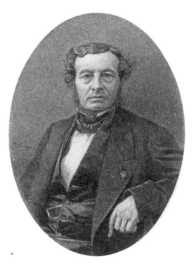

图3-19 法国矫形外科大师、医学史学家
马盖涅(Joseph François Malgaigne,1806—1865)

马盖涅医生是贫苦农家出身，费尽千辛万苦才完成了医学学业，他对古希腊语和拉丁语非常精通，曾担任巴黎的学术刊物编辑，他的编辑部大胆鼓励那些观点尖锐、有争议的文章自由发表，也为学者们的自由批评提供平台，为此甚至惹来了官司（详见脊柱畸形的有关故事）。他还是一位医学历史学家，曾对6～16世纪的医学历史进行整理。马盖涅在医学上的格局与高度，在整个19世纪都是少有的，他很早就描述了因包扎过紧而导致的前臂缺血性挛缩，比德国医生沃克曼（Richard Volkmann）甚至还早了34年（尽管这种挛缩最后以Volkmann的名字命名）。他还收集过气性坏疽患者伤口所产生的气体，发现它们是可燃的，能产生蓝色的火焰，因此证明这是一种碳氢化合物气体。他还报道过骨盆垂直旋转不稳的纵向骨折，后来这种骨折以他的名字来命名。

第二部影响19世纪历史的书，是《骨折与脱位实用治疗学》（*A Practical Treatise on Fractures and Dislocations*），这也是英语世界的第一部关于骨折和脱位的教科书，由美国医生汉密尔顿（Frank Hastings Hamilton，1813—1886，图3-20）于1860年编写（图3-21）。这部书充分展示了美国人充满理性、实证第一的精神，书中罗列的各种临床案例以及各种治疗手段下的结果，让读者获得了一个可以辨别正误的参照。这是一件意义深远的事，因为在那个年代，社会上已经开始出现各种针对医生的恶意医疗诉讼，很多对手术结果

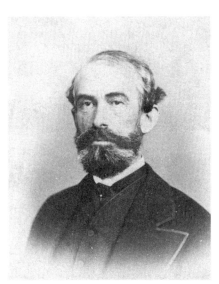

图3-20 美国医生汉密尔顿（Frank Hastings Hamilton，1813—1886），在1860年写出了第一部英语的骨折脱位专题教材

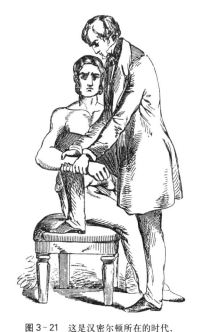

图3-21 这是汉密尔顿所在的时代，给患者做上肢骨折脱位的手法整复

（图片来源：Hamilton FH. Practical Treatise on Fractures and Dislocations. 1860.）

不满的患者，动辄将医生告上法庭，而医生们又拿不出为医疗行为辩护的有力证据，因此频频败诉，以至于在当时的美国，告医生成了一个发家致富的有效手段。1879年1月9日的《波士顿医学与外科学杂志》曾经这样无奈地评论当时的美国医患矛盾："病人们把自己的不幸一概归咎于医生，而不问医生们在他们的疾病上曾付出多少艰辛的劳动，曾背负多大的风险。漫无边际的诉讼既掏空了医生们的荷包，也彻底摧毁了他们的声誉，患者原告拖着他们的伤肢而来，带着医生的最后一个子儿而归；而医生被告则背着受损的名誉而来，什么也没有得到。"此时，一部严肃探讨各种疗法的统计学结果的专著的问世，毫无疑问为医生、为法官、为全社会提供了一个讲道理、论事实的准绳。

汉密尔顿医生是美洲大陆最早开展乙醚麻醉术的医生之一，外科经验十分丰富，1854年他还实施了第一例带血管蒂的交腿皮瓣移植术，后来他在美国社会享有崇高的声望，第20任美国总统加菲尔德遇刺后，白宫第一个想到要请的医学专家就是他。

第三部骨折脱位的名著是德国人格尔特（Ernst Julius Gurlt，1825—1899）的《骨折教学手册》（*Handbuch der Lehre von den Knochenbruchen*），出版于1862年，这部德语骨损伤手册的参考文献极其丰富，为读者展示了一幅宏大而细致的画卷，可惜他的文字晦涩难懂，没有前两部著作的

影响力大。

19世纪的英国正处于"日不落帝国"的鼎盛时期，其骨科技术也大放异彩，人才辈出。1834年，利物浦的一个民间整骨师家中诞生了一位男孩，后来成为外科医生，对世界骨折的治疗做出了划时代的贡献，这个人叫休斯·欧文·托马斯（Hugh Owen Thomas，1834—1891，图3-22）。托马斯就读于爱丁堡医科学校，当时他的外科教员是西姆教授（Syme截肢术的开创者），班主任则是伟大的李斯特医生。托马斯在这里毕业后，专攻骨与关节结核、运动系统畸形和创伤的治疗，他最早设计出了坐骨负重型的下肢支架——"Thomas架"，这种装置原本是为膝关节结核患者而设计的，后来则被人们用于股骨干骨折。他倡导并力行"休息、彻底的、不受干扰的、

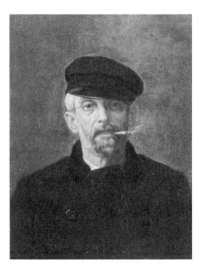

图3-22 英国矫形外科的传奇人物托马斯（Hugh Owen Thomas，1834—1891）。一生创造成就无数，但从来没有什么教授头衔，没有执掌过什么大医院，也没有出版过大部头的著作，始终与底层民众和穷苦患者亲密无间

长时间的休息"的原则，被应用于关节结核与下肢骨折的病人。托马斯医生有个内侄名叫罗伯特·琼斯（Robert Jones），也是骨科史上的显赫巨头，我们将在后面讲述他的故事。

然而托马斯关于骨折的彻底制动的理念，受到了法国教授尚皮奈（Just Lucas-Championnière，1843—1913）的反对，他主张对骨折，尤其是累及关节面的骨折，应当给予必要的活动和按摩。他认为适度的运动对骨折的愈合是有益的，这种运动锻炼，是让患者在可忍受的疼痛限度内，做持续、主动或者他人辅助下的关节运动。与此同时尚皮奈还提倡对骨折区进行按摩，用的手法应该"轻柔地……就好像撸猫一样"，按摩的速度和节奏要足够缓慢，并向着一个方向——"比小心翼翼更加温柔"。他主张按摩、功能锻炼方法应该每天重复多次，整个骨折治疗耗时比较长。他这一学派的代表作是 *Le massage et la mobilisation*，在出版的当时并没有激起很大的反响，但在此后的岁月里，早期适度活动这一观念悄悄、渐进地被人们所接受，在被动运动与解剖复位、坚强固定之间，开始达成某种微妙的调和。

直到整个 19 世纪快要结束的时候，人们关于骨折的知识体系，依然还是由传世史料以及晚近的一些尸体解剖观察掺杂而成的一种混合物。此刻，来自德国的柯克医生（Theodor Kocher，1841—1917，图 3-23）和英国医生颇兰（John Poland，

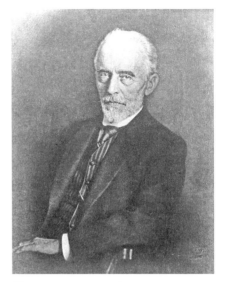

图 3-23　德国医生柯克（Theodor Kocher，1841—1917），人们以他的名字命名了肱骨小头骨折

1855—1937）不约而同地将骨折临床表现与病理状态紧密联系起来，以此全新的研究方式，为新世纪的到来吹响了号角。

柯克是历史上第一位获得诺贝尔医学奖的外科医生，是他最早提出了"旋转—抬升"的肩关节前脱位整复手法。1896 年他出版的 *Beiträge zur Kenntniss einiger Praktisch wichtiger Fracturformen* 详细阐述了肱骨和髋关节周围的各种骨折，后来人们以他的名字命名了肱骨小头骨折。颇兰医生则供职于当时的伦敦皇家骨科医院，1898 年出版了划时代的《创伤性骨骺分离》（*Traumatic Separation of the Epiphysis*），这部书对于骨骺损伤的分类，已经完美地接近今天的标准（图 3-24）。

新旧世纪之交，欧洲创伤骨科界的第一把交椅，落到了奥地利医生洛伦茨·玻

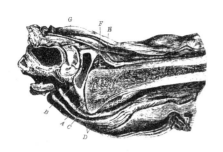

图 3-24 英国医生颇兰曾经解剖过的一个 12 岁孩子，因高处坠落而死亡，颇兰发现她的外伤性桡骨远端 Ⅱ 型骨骺分离

（图片来源：J. Poland. Traumatic Separation of the Epiphysis. 1898.）

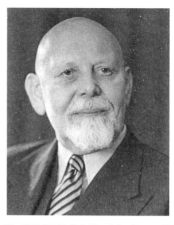

图 3-25 奥地利医生洛伦茨·玻尔（Lorenz Böhler，1885—1973），他的思想直接催生了 AO 等学派的诞生

尔（Lorenz Böhler，1885—1973，图 3-25）身下。他曾在第一次世界大战期间接诊大量创伤病员，不仅身怀精湛的临床技艺，同时也是一个少有的卫生管理高手。战争期间他曾经组建过一家专门的骨科创伤诊所，以事实证明了专科化的创伤骨科救治体系的效率远远高于大外科混杂收治的做法。第一次世界大战行将结束之际，玻尔就敏锐地意识到工业化社会下的创伤骨科形势将会日益严峻，他开始将关注点投向社会上的产业工人群体，希望能为他们做些什么。然而战后的初期，欧洲百业凋敝，他的想法没有实施的机会。1925 年他被任命为 Unfallkrankenhaus 医院的外科主任，这是维也纳的一家专门从事外伤救治的医院，为领取职业保险的人员服务。正是在这里，玻尔开始大展宏图，展开了后来波澜壮阔的 30 年学术旅程。

玻尔的著作 *Technik der Knochenbruch-behandlung* 于 1929 年出版，曾经再版七次，被翻译成八种语言，是整个 20 世纪关于骨折、脱位治疗的最重要著作之一。书中系统地介绍了各种骨折脱位的知识，并通过长期的随访观察证据来阐述长骨骨折的各种治疗技术。这些技术为后来 AO 思想的问世，打下了坚实的基础。玻尔还是一名杰出的医学教育家，他的很多学生，日后都成为知名大医院的骨科掌门人。他的诊所，每年也都有来自全世界各地的医生前来学习求教。

第二次世界大战结束后，维也纳一片残垣断壁，玻尔曾经工作过的 Unfallkrankenhaus 医院也变成了废墟，但他的私人小诊所在战火中顽强地生存了下来，持续不断收治病员，从未停歇。后来人们重建了 Unfallkrankenhaus 医院，为了向这位骨科先驱表达敬意，特意将玻尔的名字加了上去，今天，维也纳的 Unfallkrankenhaus Lorenz Böhler 医院已经成为欧洲最重要的骨科治疗中心。玻尔的儿子 Jorg Böhler 后来也成为著名的骨科学家。

骨科的家族传统在英国也有佳话。托马斯、琼斯这一家还出了一个孩子,名叫沃森-琼斯(Reginald Watson-Jones,1902—1972,图3-26),曾在英国骨科的学术重镇——利物浦皇家医院工作,1940年写出了《骨折与关节损伤》(*Fractures and Other Bone and Joint Injuries*)这部在英语世界里流传极广的著作,再版多次,深深地影响了英美骨科界近半个世纪之久。他将这部书奉献给了自己的养父罗伯特·琼斯以及舅公托马斯。

但是英国医学界普遍认为,真正赓续了托马斯和罗伯特·琼斯创伤骨科思想精髓的,倒不是第三代小琼斯,而是后来因人工关节而名垂青史的John Charnley爵士(1911—1982,图3-27),Charnley曾写过一本篇幅不大的书《骨折的保守疗法》(*The Closed Treatment of Common Frac-*

tures),将二位大师的保守治疗思想演绎得淋漓尽致。如果不是Charnley后来又作出了那么多的杰出贡献的话,仅凭这本著作,不足以奠定他在骨科史上的地位了。

1900年,新世纪的元年,美国出版了20世纪的第一部骨科专著《骨折的治疗》(*The Treatment of Fractures*)。这本书一开篇,就对20世纪创伤骨科可能迎来的改变,发出了如下感慨:

"我们是如此幸运,身处于这样一个时代,不仅有X线作为诊断的利器,还能在手术中直接观察伤病的原貌,这样的研究条件,是我们之前无数代先辈所无法想象的,先人们为我们积累了智慧,而今天的我们则拥有了无与伦比的条件,去理解这些智慧。"

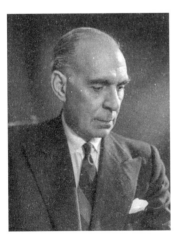

图3-26 休斯·欧文·托马斯矫形外科家族的第三代传人、英国骨科大师沃森-琼斯(Reginald Watson-Jones,1902—1972)

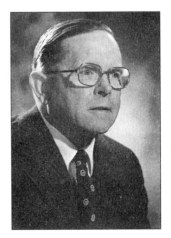

图3-27 20世纪的骨科巨人John Charnley爵士(1911—1982),他也是一位骨折治疗的大师,是英国传统的"保守休息"治疗学派的领军人物,也曾与创立之初的AO学派交流甚密

阅尽五千年的沧桑，此刻，创伤骨科即将走进一片新的曙光。

保守治疗与石膏

在第一次工业革命的高歌猛进中，人类步入了19世纪。在欧洲，工业化带来了城市人口激增，波及全欧的拿破仑战争也在各国制造了大量伤患，而社会上医护人员的数量又相对缺乏……这一系列的时代矛盾，都给骨折的治疗带来了巨大的压力。面对突如其来的伤病员潮，人们希望能找到一种简单、廉价、不需复杂设施、能有效制动的、且最好在治疗期间无需频繁调整的治疗手段。因为自17世纪以来，无论是上下肢何种类型的骨折，经典的治疗就是让患者一直待在床上，直到骨折愈合为止；然后就是从希波克拉底时代就一直沿用的绷带包扎法——医生需要定期（更准确地说是频繁地）给骨折的部位或伤口更换绷带。这意味着每隔几天就得把患肢的绷带或夹板、衬垫都拆掉，用手法接合整复骨折断端，然后再缠上绷带，如此周而复始。

之所以这样做，是因为当时的绷带（或油膏绷带）固定强度很差，只能实现很弱的制动。骨折移位几乎是不可避免的，因此需要频繁整复并更换绷带。这个治疗过程非常费时费力，对于患者和医生来说都是巨大的煎熬，且整个骨折的病程中需要消耗大量的医疗用品，此外还需要医务人员的持续照护，因此在19世纪以前，治疗骨折是一件非常奢侈的事，穷人连想都不敢想。

为寻找更便捷、更低成本的可硬化绷带，18、19世纪之交的人尝试了很多办法，骨折的保守治疗理念也在这个过程中得以完善。这其中，有4位欧洲军医居功至伟，他们是：法国的莱瑞（Dominique Larrey）、比利时的苏廷（Louis Jean Seutin）、荷兰的马基森（Antonius Mathijsen）以及俄罗斯的皮罗戈夫（Nikolai Ivanovitch Pirogov）。

故事的第一位主人公多米尼克·让·莱瑞医生（Dominique Jean Larrey，1766—1842，图3-28）出生于法国南部的一个小镇上，曾在巴黎的迪索教授门下学习。法国大革命爆发后，他投身行伍，随着部队走遍欧洲和中东，积累了丰富的野战救护经验。后来他在自己的《外科军医回忆录》（*Mémoires de Chirurgie Militaire*）中介绍了自己的治疗体会，其中就提到了一种所谓的"长期敷料"：那是拿破仑侵俄的博罗季诺战役之后的某一天，他在巴黎接收了一名从前线转运回国的上肢骨折并即将接

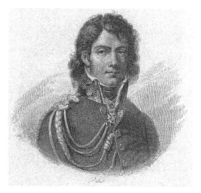

图3-28 提出"长期敷料"理念的莱瑞医生
（Dominique Jean Larrey，1768—1842）

受截肢的军官。这个伤员上一次接受绷带包扎还是在俄罗斯前线，然后他辗转经过波兰、德意志，花了3个多月才回到法国，途中一直没有更换过敷料。按照当时的概念，如此严重且缺乏照护的骨折，只有截肢一条路可走了。但当莱瑞医生拆去他的敷料的时候，却发现骨折已经完全愈合了。

于是莱瑞在后来的骨折治疗中，开始有意识地避免频繁更换敷料。即便是对于开放性骨折，他也依然坚持把充分的、持续的制动作为首要原则。他将绷带用樟脑醇、醋酸铅、蛋清的混合溶液浸泡后，再给骨折病人包扎，可惜这种绷带硬化后的强度并没有达到他的期待，无法实现绷带持续不更换的目标。

而在莱瑞医生的敌对阵营——反法同盟军里，当时比利时军队的总军医苏廷大夫（Louis Joseph Seutin，1793—1862，图3-29）在战后找到了一种让绷带变得更硬的办法。他发明了一种浆洗绷带，配合硬纸夹板来固定骨折，这种绷带用淀粉上浆，干了以后强度明显增加，但缺点是需要2~3天的时间才能完全干透，要是遇上冷天或潮湿气候，干起来会更慢。后来法国的肩关节大师Velpeau改用糊精作为上浆剂，将绷带的硬化时间缩短到了6个小时。但6个小时对骨折来说还是太久了，再加上这种浆洗绷带使用的时候需要临时上浆，制备过程也很耗时间。因为敷料厚、薄不同部位的干燥速度不同，还会造成绷带变形、收缩。敷料干燥以后医生如果想在

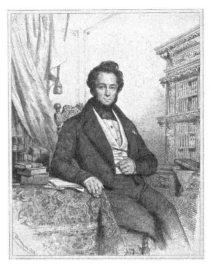

图3-29 开创了浆洗式樱花绷带的比利时军医苏廷（Louis Joseph Seutin，1793—1862）

上面开窗引流，也非常困难，因此这类绷带在临床上只存在了短短的二三十年而已。

不管怎样，莱瑞和苏廷的"硬化型绷带"的出现，毕竟大大缩短了骨折患者卧床和住院的时间，骨折治疗终于能够开始惠及更多的社会群体了。其实一直到今天，人们还在这方面寻找及改良着各种材料，试图开发出更满意的硬化绷带来。

19世纪初硬化绷带的设想，也启发了石膏绷带的诞生。石膏的化学成分是硫酸钙，但欧洲的骨科医生通常都把它叫作"Plaster of Paris"（巴黎灰泥），这又是怎么回事呢？事情要从人类的文明之初说起。石膏作为一种矿物质走进人类文明，是在4 000多年以前。当时的古埃及人已经学会从石膏矿（方解石）中挖取石料，并烧炼出石膏粉，和成稀泥，用以涂抹建筑表面（图3-30）。大约在公元前500年前后，古

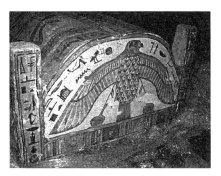

图 3-30 早在古埃及时期就已经使用在法老陵墓、建筑物上的石膏材料

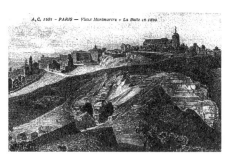

图 3-31 16~19 世纪的巴黎蒙马特尔附近的石膏矿

希腊人也学会了这项技术，并将它广泛应用在建筑、雕塑等领域，正是在这段时间里，"plaster"这个词诞生了。在希腊语中，plaster 是"在……表面涂抹"的意思，用来形容建筑工用油灰修补缝隙的动作。古代希腊人非常钟意这种雪白色的建筑材料，它的质地致密，表面光滑，不仅能起到装饰效果，与芦苇、砂石混合后覆盖屋顶或砖缝，还能有效地阻止害虫的侵入，于是"plaster"就这样走进了人类生活的方方面面。

那么这个"plaster"又是怎么跟巴黎连上的呢？自从古希腊广泛应用石膏以来，后来的古罗马、中世纪西欧也沿用如此，几百年间，人们还将石膏当成一种重要的建筑防火材料。13 世纪的时候，伦敦发生过多起肆虐全城的大火，人们发现：那些用石膏覆盖的建筑部件都在火中经受住了考验。1666 年伦敦不幸又遭大火，全城几乎80%被毁，英吉利海峡对岸的法国国王闻听此事后，立即下旨全巴黎的所有房屋，只要是木头墙面的都必须涂抹石膏，凡是不

遵照执行的房子，都将被强制推倒。这道旨意大大推动了 17 世纪的石膏技术乃至石膏产业的发展。当时巴黎城的周围，处处都在开挖石膏矿，巴黎也一下子成了全欧洲（或许是全世界）最热闹的石膏制造中心，于是从那以后，石膏获得了"Plaster of Paris"的别名，广为流传（图 3-31）。

目前所知，最早关于用石膏来治疗骨伤的记载，是在 970 年，由波斯医生阿布·曼苏尔·穆瓦法克（Abu Mansur Muwaffak）留下的。当时的阿拉伯人，已经发现无水硫酸钙与水结合后，会生成坚硬的硫酸钙晶体这一奇妙现象，聪明的阿拉伯医生立刻将这一材料搬到骨折治疗中来。只不过他们的做法，直到 1798 年才为世人所知。那一年，英国驻巴士拉的领事官威廉·伊顿（William Eton），在游历当时的奥斯曼帝国东部的时候，记录了那一带的阿拉伯大夫是如何用一种白色的"泥浆"来治疗骨折的（图 3-32）。他写道：

"为了治疗一名从炮车上跌落的骨折

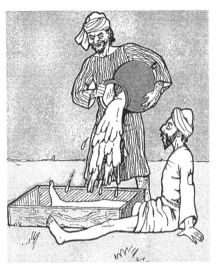

图 3-32 由英国外交官描述的、在中东阿拉伯地区
早已盛行了几个世纪之久的石膏骨折的技术

患者，阿拉伯医生将断肢放在盒状的模具内，然后灌入液态的石膏浆，石膏很快凝固了，紧贴肢体的外形，他们用这个方法为断肢制作上下两片石膏，然后绑住患肢……有的时候，他们还会在石膏上面开窗，以便露出带有伤口和碎骨块的地方。石膏这种东西既坚固，又可以很方便地用小刀切开……"

伊顿把这些发现写在了给几个欧洲医学杂志的信中，提醒欧洲医生注意这种"新颖"的疗法。只是他不知道，这一石膏固定法已在伊斯兰世界流传了800多年之久。

信息传到欧洲后，并没有立即引起医学界的重视，一直拖到1814年，才有一位德国哥廷根大学的教授 Pieter Hendriks 开始用石膏来治疗骨折，两年后关于这一新疗法的文章正式发表。欧洲各国医生迅速跟随，将石膏广泛应用于腿部骨折和上

肢部位。当时欧洲人上石膏的方法是这样的：先在伤肢的皮肤表面涂上油膏，将纸板围在伤肢的周围，首尾两端用毛巾堵住，然后往纸板内注入石膏浆（分前后两半注入），这样就获得了前后两片石膏板，修整边缘后将其对合，伤肢固定就完成了。这种方法从拿破仑战争时代之后，就一直沿用于各国。其间还发生过一些小插曲，以矫形外科大师迪芬巴赫为代表的普鲁士的医生用廉价砂石浆代替了石膏（形同混凝土浇灌），并坚信这将在不久的未来取代石膏材料。但是砂浆便宜归便宜，硬化以后重的像块大石头，反而把患者更加死死地限制在床上了。

总的来说，19世纪上半叶的欧洲，在骨科石膏的使用上并没有跳出阿拉伯世界800多年来的模式，石膏浇注是他们唯一可用的方式。这时，我们的第三、第四位军医登场了，石膏技术即将在他们的手中大放异彩，真正走入寻常百姓之中。

1851年，一位荷兰军医安东尼奥斯·马基森（Antonius Mathijsen，1805—1878，图3-33）想到石膏粉本身是多孔、易吸附的，于是他找来一些网眼较大的亚麻绷带，将石膏粉平铺在上面，用手抚摩均匀平整，使用的时候，将这种绷带缠绕到肢体上，然后用蘸水的海绵加以湿润，再拉展布片，使之贴服在肢体的表面，最后等待其干结即可。这种绷带可以根据需要进行开窗或延展加长，为此他还发明了专用的石膏剪。第二年他公布了自己的发明，并提出了骨

折绷带固定的六大优势：①方便易行；②快速硬化；③便于伤口显露；④可以塑型；⑤防水耐腐蚀；⑥轻便廉价。他认为石膏绷带这种东西操作简便，无需助手，干燥硬结速度块，能够高效地维持骨折复位，是符合上述六原则的一种理想材料。马基森一共设计过四种不同式样的石膏绷带——绷带卷、多头绷带、石膏绷带＋蚌壳形夹板以及石膏模（图 3 - 34）。

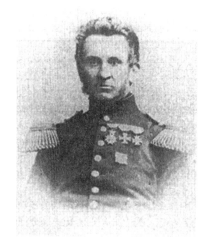

图 3 - 33 发明石膏的绷带的荷兰军医马基森
(Antonius Mathijsen，1805—1878)

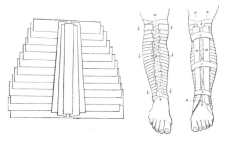

图 3 - 34 马基森的石膏绷带技术

（图片来源：Bremer，Plaster of Paris Bandage）

马基森的创举得到了各国同行的一致赞誉。不久后，石膏绷带这一新生事物，就在克里米亚战争前线获得了战火的检验，俄国军医尼古拉·伊万诺维奇·皮罗戈夫（Nikolai Ivanovitch Pirogov，1810—1881，图 3 - 35）则为此作出了巨大贡献。皮罗戈夫被公认为沙皇俄国最伟大的外科专家，他 30 岁就成为圣彼得堡军事医学院（今天的基洛夫军事医学院）的外科学教授，是现代麻醉术在俄罗斯实施的第一人，也在人体断层解剖学领域贡献卓著。1854年，克里米亚战争打得如火如荼之时，俄军强攻塞瓦斯托波尔要塞，造成了大量伤亡。这年冬天，皮罗戈夫来到前线，展开战地外科治疗，并着手制定了多项野战外科处置规范（有些被沿用至今）。值得一提的是，他在俄国女大公海伦·巴甫洛夫娜的帮助下，首次在战地医院里使用了女性护理人

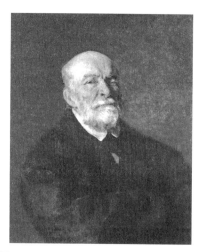

图 3 - 35 19 世纪沙皇俄国的外科领袖、与马基森几乎同一时期发明石膏绷带的皮罗戈夫医生
(Nikolai Ivanovitch Pirogov，1810—1881)

员。与此同时,在战场对垒的另一方,南丁格尔率领的女性救护队也在夜以继日地救死扶伤——现代护理,就这样走进了医学的历史。

早在1816年的时候,比利时的苏廷医生就到俄罗斯做过一次访问,给俄国同行展示了他的硬化绷带技术。从1837年起,俄罗斯陆海军开始采用硬化绷带来治疗骨折。皮罗戈夫当时在国外游学,亲眼看到了欧洲医生用浸湿石膏浆的绷带来固定骨折,并听说了荷兰有个叫马基森的医生研究出了一种石膏绷带。于是回到俄国后,他开始自己动手制备石膏绷带。

皮罗戈夫所处的19世纪的俄国,仍然沐浴在彼得大帝开创的全盘学习西方科学、艺术、文化的狂潮之中,当时俄罗斯的许多艺术院校如饥似渴地收集、仿制西欧的古典美术作品,拿破仑战争一结束,就有人用湿石膏绷带包裹的方式,来复制西方雕塑作品。身处上流社会的皮罗戈夫医生,也曾在艺术工作室里观摩过美术家们

用这种方式来修补雕刻作品。石膏绷带的快速硬化过程让他深受启发,他立即开始尝试用大小不等的布片,浸泡湿石膏后迅速敷裹到肢体上,外面再用棉垫或袜套包裹。对于较大面积的石膏布片,他则用木棍进行加固。后来他进一步结合克里米亚战争中获得的经验,主张战地伤员的肢体必须给予充分的固定后,再从前沿急救站送往后方,他认为石膏绷带就是前线固定的最适宜手段。皮罗戈夫的医学思想被翻译成德文,广泛传播于欧洲各国,这其中就包括了他的石膏固定技术(图3-36)。"石膏绷带"这个概念,也是由皮罗戈夫医生正式提出的,他并没有把石膏绷带当作一种单纯的器材来对待,在他的概念里,外固定支具、石膏材料、石膏雕工这三个要素被纳入为一个整体,石膏治疗上升为一种技术体系(图3-37)。

1874年,美国纽约的赛耶(Lewis Sayer)医生开始用石膏绷带制作石膏背心,来治疗脊柱结核的患者(这段故事我们

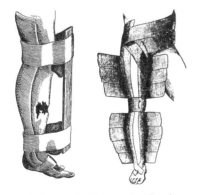

图3-36 皮罗戈夫的石膏绷带技术

(图片来源:N. Senn. *Practical Surgery for the General Practitioner*. 1901.)

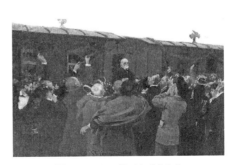

图3-37 俄罗斯画家列宾名作
《皮罗戈夫医生归来》

在后面还会专门提到），在德国，沃克曼医生率先将石膏绷带用在了普通民众的骨折治疗之中。随着各国的应用经验不断积累，马基森的方法逐渐取代了皮罗戈夫方法，用生石膏粉预涂的绷带，开始成为主流。在 1876 年的美国费城世博会上，石膏绷带技术成为一道亮丽的风景线。

可是唯独英国医学界对这种新技术反应冷淡，为首的就是英国骨科大师托马斯。一开始他也说过石膏绷带几句好话："石膏绷带方便易行，虽然用的时候需要花一些工夫，但是固定完成后就能节省大量的精力。"但他始终认为石膏绷带会约束受伤的部位，让伤部缺乏血液循环，甚至会伤害骨折区域。他的内侄、大医学家罗伯特·琼斯也对石膏绷带不屑一顾，在他 1913 年关于骨折治疗的专著里，连一个字都没有提到石膏绷带，依然主张使用木制、金属的夹板。终其一生，这爷俩始终都不接受石膏绷带技术。

在皮罗戈夫、马基森这两位医学巨匠之后，将石膏技术带入化境的是法国骨科大师让-弗朗索瓦·卡洛特（Jean-François Calot，1861—1944，图 3-38）。他的名字在脊柱外科领域更加出名，以矫治 Pott 病的技术发明者身份而名垂青史。卡洛特医生在 19 世纪末的日常工作里，时常使用石膏绷带，但他总觉得当时的绷带片有些繁琐。有一天他试着将一卷长绷带浸入石膏浆里，迅速展开绷带卷，使之充分浸涂石膏，然后再迅速卷拢，并用这种湿石膏卷来

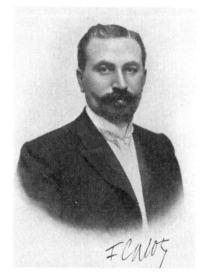

图 3-38　发明快速石膏绷带的法国医生卡洛特（Jean-François Calot，1861—1944），他也是脊柱结核的矫形大师

包裹肢体。这种绷带卷的石膏密度要显著高于旧式绷带片，固定强度更好，但是使用起来还不够方便。1890 年，卡洛特终于琢磨出一种新方法：他首先制作好一卷 10 米长的绷带，然后先摊开 1～2 米，手抓一把生石膏粉，均匀涂抹在绷带表面，多余的石膏粉任其溢出，如此卷起的绷带上，每个纤维孔中都已附着了足够的石膏颗粒。使用的时候，将石膏卷浸没于水中 1～2 分钟，然后抄起两端捞起，向中心挤出多余水分，就可以使用了。1900 年卡洛特医生发表文献，详细介绍了他的石膏卷制备法以及使用要领（图 3-39～图 3-41）。Calot 石膏卷，已经基本具备现代石膏的特征。他的手工制备技术，直到现在还有人在应用。我国改革开放前以及改革初期，许多医院都是用这种手工方法来自制石膏绷带的。

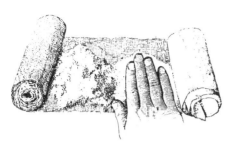

图 3-39　制备石膏绷带的方法：用手将生石膏粉
均匀地抹在绷带卷上

（图片来源：M. W. Ware. Plaster of
Paris and How to Use It. 1911.）

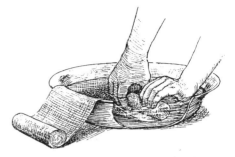

图 3-40　卡洛特在皮罗戈夫的技术基础上
提出的石膏绷带使用方法：将绷带卷泡在
石膏与水的混悬液里

（图片来源：M. W. Ware. Plaster of
Paris and How to Use It. 1911.）

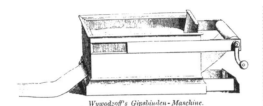

Wywodzoff's Gipsbinden-Maschine.

图 3-41　19 世纪后期出现的替代手工制备的
石膏绷带制作设备

（图片来源：F. Esmarch. Handbuch der
Kriegschirurgischen Technik. 1977.）

Calot 石膏绷带在 20 世纪的历次战争以及民间救治中得到广泛普及，石膏卷的制作也逐渐从手工发展到机器生产乃至大规模工业化制造。第二次世界大战期间，美军建立了庞大的石膏绷带工厂，向战地供应大量密封包装的石膏绷带卷制品。战后石膏绷带的生产效率进一步提升，进入 21 世纪，作为"世界工厂"的中国成为全球石膏绷带产品主要生产中心，大量乡镇企业用现代化的高速生产设备，向世界提供数以亿万计的石膏绷带产品。然而，它们的技术原则，依然立足于一百多年 Calot 石膏的基础之上。

19 世纪的人们还用过一些其他的骨折固定材料，例如杜仲胶。这是马来亚雨林植物上分泌的一种物质，物理性状有点像橡胶，但又具备树脂的某些特性。它干燥了以后会变得很硬、没有弹性，但是对它加热后，又会变得柔软易塑形。1851 年有文献报道用这种材料做成的夹板以治疗骨折。这种杜仲胶夹板其实是现代很多塑性材料夹板的前身。

在探索性能优异、成本经济的外固定材料的同时，19 世纪的医生们也开始认识到，骨折病人长期卧床不仅要产生高昂的治疗成本，更会带来很多并发症。于是，医学界开始寻求各种能够让骨折病人早期下地、扶拐行走的手段。任何能够实现部分或完全负重的治疗方法，已成为迫切需求。

1851 年出现了一种可以让患者下地行走的骨折支具，这种支具是用金属铸造的，内衬皮质的里子，价格比较昂贵。到了 1875 年，上文所说的托马斯医生为膝关节结核设计了一种有效且低廉的步行支具，依靠坐骨进行负重（图3-42）。没过多久，就有医生把这种支具用到了股骨干骨折病人身上，动作比托马斯本人还要快（图3-43）。这种"Thomas步行支具"很快就风靡德国、美国、俄罗斯等国，甚至远至后来的第二次世界大战北非战场，这种支具还在被英军广泛用于伤员的运送。

当时临床上的步行支具远远不止Thomas支具一种，比较出名的还有Harbordt支具、Liebermann支具、Heusner支具等。为下肢骨折设计步行支具，也成了当时各国医生的一个时髦爱好（图3-44）。

于是自然有人想到用石膏来实现步行支具的功能。德国的克劳斯医生（Fedor Krause，1857—1937）在沃克曼教授的协助下设计了一种步行石膏，用于胫腓骨骨折的治疗，这个人后来成为神经外科的一个先驱。两年以后，德国人Korsch用无衬

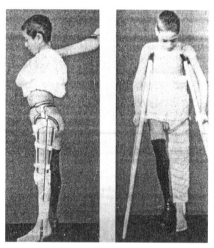

图3-43 托马斯步行支具后来被人们用到了股骨干骨折上面，注意增加了坐骨负重环

（图片来源：E. H. Bradford. Ambulatory treatment of fractures in children. *Ann Surg*. 1896.）

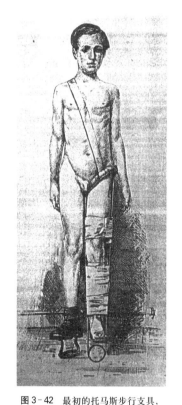

图3-42 最初的托马斯步行支具，一开始是为关节结核设计的

（图片来源：Hugh Owen Thomas. *Disease of the Hip*, *Knee and Ankle Joints*. 1875.）

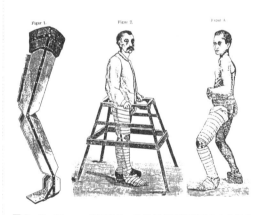

图3-44 Heusner步行支具，这是19世纪出现的众多支具的一种，是那个时代医生们踊跃设计步行支具的鲜明例证

（图片来源：Heusner. Ueber behandlung der oberschenkelbruche im umhergehen. *Dtsch med Wschr*. 1890.）

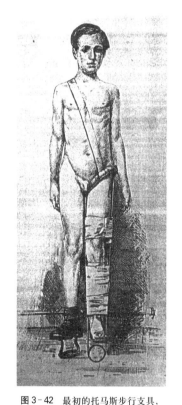

垫石膏来制作下肢步行支具,治疗结果在1894年的德国骨折学术会上发表。由于石膏独特的塑形、成本优势,步行石膏迅速取代支具成为时尚。但在3年后,巴黎外科年会上展示了一则病例,显示一名胫骨骨折的患者使用步行石膏以后,发生了胫骨近端斜坡的劈裂,不少人认为是步行石膏造成了应力集中所致。

第一次世界大战结束后,欧洲大力推动"闭合复位+步行石膏"的人是维也纳的洛伦茨·玻尔(Lorenz Böhler),在这个时期他还发展出了一套系统的骨折治疗理念,被当时全世界的众多医生接受。他的理念基于四个原则:①移位的骨折块必须给予适当的复位;②在必要的时候使用骨牵引;③复位实现后必须持续维持;④复位后的骨折应该使用无衬垫石膏加以固定。

玻尔的骨折治疗理念后来进一步发展,奠定了复位、固定和主动功能锻炼这三大基石,且被应用于全身各处长骨骨折。当时在他的课堂上,悬挂着这样一幅治疗箴言:

是什么让骨折愈合?
是人体**自然**的力量。
人体自然的愈合需要什么?
需要时间。
在这段时间里医生需要做些什么?
他应该让骨折在复位后不受干扰地
休息;

与此同时获得充足的**血运**;
让病人抬高患肢主动**锻炼**全身
同时有保护地、**无痛**地、活动患肢。

玻尔理念的成功,毫无疑问是建立在石膏绷带技术日臻成熟的基础上的,虽然在很多医院,也曾发生过不少石膏绷带固定后的不良后果,但事实证明,这些并发症几乎都是因错误或糟糕的石膏技术造成的。

到了1930年代后期,全世界主要国家如德、法、美等国的医学界都已经普遍接受了步行石膏,唯有顽固的英国仍坚持骨折后至少10周才能下地负重,为首者就是托马斯家族的第三代掌门人沃森-琼斯(Watson-Jones)和鼎鼎大名的Charnley。

第二次世界大战结束以后,"复位+石膏+早期负重"的做法,又被欧内斯特·丹纳医生(Ernst Dehne,1905—1983)重新强调,而且他特别主张用于开放性骨折。1950年6月起,他开始在慕尼黑的美军第98总医院用这套方法来治疗胫骨开放性骨折,获得巨大成功。这件事再一次印证了石膏治疗的初衷:"骨折治疗手段应该是简便易行、适用于所有骨折、有助于早期愈合和功能恢复的。"10年以后,他和同事们回顾了207例开放性骨折的结果,令人振奋,再加上1960年代末来自其他医院的长期随访结果,都证实了长腿石膏的优秀疗效(图3-45)。

因为长腿无衬垫石膏管型需要将膝关

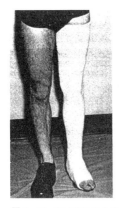
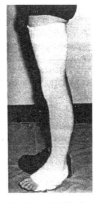

图 3-45 第二次世界大战结束后复兴起来的"石膏+早期负重"的做法，以 Dehne 的长腿石膏为代表

（图片来源：P. W. Brown. Early weight-bearing treatment of open fractures of the tibia. *JBJS*. 1969.）

节固定在伸直位，于是在 1960 年代后期出现了一股声音，希望能回到短腿石膏/支具的状态来。这时，美国迈阿密的萨曼托医生（Augusto Sarmiento, 1924—?，图3-46）为膝下截肢病人设计了一种特殊的短腿支具，恰好赶上了这股思潮。他还尝试用短腿石膏管型来控制胫骨骨折的旋转

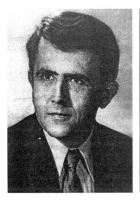
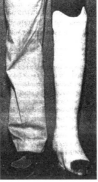

图 3-46 在第二次世界大战后的骨折治疗领域享有重要一席之地的 Sarmiento 学派及其短腿石膏、支具

（图片来源：Sarmiento. A functional below the knee cast for tibial fractures. *JBJS*. 1967.）

移位，并让患者早期负重，觉得是可行的，于是就继续完善自己的短腿支具设计。此时飞速发展的材料科学，也为短管支具大大助力，后来萨曼托支具技术以及相应的一系列治疗理念，成为世界现代骨折治疗的一个重要学派。

各种创造性的石膏技术也开始出现。1870 年有人把骨科手术中常用的 Malgaigne 复位钳（以马盖涅医生命名）与石膏结合了在一起，设计了一种叫作"Nouvaeu Appareil"的改良型石膏（图 3-47）。受此启发，意大利医生戈蒂维拉（Alessandro Codivilla, 1861—1912，图 3-48）把骨针和石膏联合使用，开创了牵引石膏的新天地。他的这个创意源自 1903 年，当时他发明了一种跟骨牵引，用来给股骨干骨折做强力复位，当复位实现后，他突然想起用全下肢石膏（含髋关节）来给患者做一个无需持续牵引的外固定。就这样，他把骨针打在了石膏里面，实现了骨折复位后的持久维持。这一方法很快就在米兰等地传开了，也迅

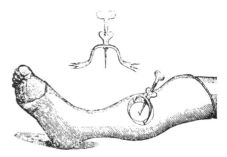

图 3-47 Ollier 等医生将马盖涅复位钳与石膏相结合

（图片来源：Louis Ollier. Du Traitement des Fractures Diaphysaires des os Longs Par les Points Métalliques. 1870.）

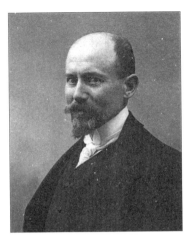

图 3-48 意大利医生戈蒂维拉 (Alessandro Codivilla, 1861—1912) 把骨针和石膏联合使用, 开创了牵引石膏的新天地

速传到了奥地利, 让伟大的玻尔医生也赞叹不已。后来, 玻尔在给胫骨骨折做牵引以及打无衬垫石膏的时候, 常常也会用到戈蒂维拉的这种带针石膏方法。

"石膏＋骨针"的方法, 对开放性损伤, 尤其是那些伤口需要每日处理的开放性骨折是特别有价值的。后来, 人们开始用自行车的辐条钢丝来代替粗大的骨针, 再后来, 改用细克氏针来进行固定, 直到第二次世界大战以后外固定支架的出现。

19 世纪的法国大文豪左拉在小说《崩溃》(La Débâcle) 中, 形象地描述了当时落后的骨折救治手段带给人们的苦难。而石膏绷带、步行支具和各种衍生技术的诞生, 为 19 世纪以来的骨折救治带来了革命性改观, 骨折治疗从此走入寻常巷陌、百姓人家, 不再是达官富户的专享。石膏、支具等保守治疗技术, 伴随着 19～20 世纪的"自由、平等、博爱"主旋律, 带给每

一个人新的希望。

探索骨折愈合的奥秘

骨骼和软组织一样, 受伤以后能够自我修复与愈合, 这个现象人类在很早时候就已经发现了。然而骨折究竟是怎么愈合的？这要等到人类摆脱了温饱的烦恼之后, 才有空闲时间去琢磨 (图 3-49)。19 世纪的著名医学史家, 也是伟大的骨科医生马盖涅翻遍了各类古希腊和古罗马的文献, 读到希波克拉底的这样一句话:"骨痂是由骨髓来源的物质生成的。"后来又看到盖伦所说:"骨折愈合的奥秘来自于血管。"

在后来的漫长岁月里, 因为没人敢对他俩的说法提出任何质疑, 于是这两个观点并行存在了一千多年之久。到了 1676 年, 荷兰的布匹商人列文虎克 (Antony van Leeuwenhoek, 1632—1723, 图 3-50) 发明出了显微镜, 这种新发明, 也为骨愈合机制

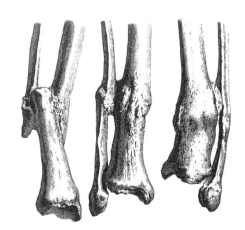

图 3-49 威廉·切斯顿《骨解剖学》
(Osteographia, or the Anatomy of the Bones)
中观察到的各种骨折愈合景象 (1733 年)

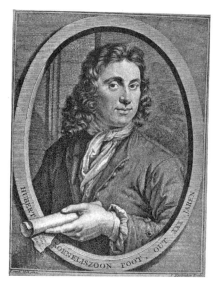

图 3-50 显微镜的发明者列文虎克（Antony van Leeuwenhoek，1632—1723）

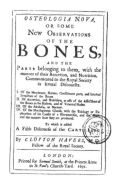

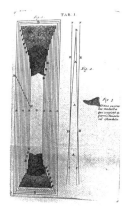

图 3-51 英国医学家哈弗在其 1691 年的著作里第一次提到了这种后来被人们冠名为"哈弗氏管"的结构

的探索推开了一道通往新世界的门。八年后，另一位荷兰人海德医生（Antonius de Heyde）开始从微观视角对骨折愈合进行观测，他选取的研究对象是青蛙。海德仔细观察了蛙骨痂形成的全过程，推断骨痂是从骨折后的血肿、血凝块演变而来的。

对骨折愈合机制的探索，之所以会在这个时候（17～18 世纪之交）取得突破，还得益于另外两个方面的进步。一是当时的人们已经认识到骨骼是一种有活力的器官：1741 年，法国医生安德烈（Nicolas Andry）就在他的 *Orthopaedia* 一书中，阐述了骨骼是一种富有活性、敏于再生的机体组织的思想；半个世纪后的 1691 年，英国医学家哈弗（Clopton Havers，1657—1702）在他的《骨骼新知》（*Osteologia Nova*；

or Some New Observations of the Bones and the Parts Belonging to Them）一书中，描述了骨的微观结构、骨组织里所存在的腔道及其血管分布，后来，人们称这种腔道为"哈弗氏管"（图 3-51）。

引发突破的另一个动力是生物染色剂的发现。当时人们经常用一种叫染色茜草（*Rubia tinctorum*）的植物来给衣物染上红色，这种做法早在《圣经》出现的年代就有了。1564 年荷兰曾有一篇文献提到茜草具有组织染色的作用，但这篇文献的作者已经无从考据，文献本身也没有引起大家的关注，这一下子就过去了两百年。1735 年的一天，英国医生贝尔谢（John Belchier，1706—1785）去染坊转悠，不慎将一根猪骨头掉进了煮茜草染料的大锅里（这件事本身就很离奇），捞上来后发现骨骼被牢牢地染成了红色，但是软骨和软组织部分却没有着色。于是贝尔谢就在皇家学会刊物 *Philosophical Transactions* 上发表了一篇题为《关于动物骨骼被染成红色的个案报道》(*An account of the bones of animal being changed to a red colour by aliment only*)的文章，介绍了自己的意外发现。这个发现迅速引起了学术界的重视，很快，生物染料就走进了骨的组织学研究中来。

然而，一开始在这方面鼓捣得最起劲的，却不是什么医学工作者，而是一个法国博物爱好者杜阿梅尔（Henri Louis DuHamel du Monceau，1700—1782，图3-52）。此人靠经营房地产赚了一大笔钱，平时酷爱研究植物和农学，同时对一切"自然界的现象"都有着浓厚的探索欲望（这也是18~19世纪那一代欧洲人的共同特点）。因此当他一听到英国人贝尔谢的发现之后，立刻就发了疯似的对家里的鸡、

鸽子、山羊、绵羊等进行试验，折腾死了不少动物。这些动物的遭殃，终于成就了杜阿梅尔对骨骼染色技术的熟练掌握。他的观察结果后来荣登法兰西学院的期刊。

有一天，他脑子里冒出了一些念头，于是提笔给自己的朋友写信，阐述了如下想法：

－树木的结构不同于树皮，骨的结构也迥异于骨膜。

－树木的增粗，是因为木质和树皮之间的新生薄层不断累积所致；骨的增粗可能也是骨质与骨膜之间的新生薄层不断累积形成的（但是我还没有找到确凿的证据）。

－树皮与树木之间的新生层，是由树皮分泌的胶状物质构成的，后来，这种胶状物逐渐变得层次分明，越来越硬，最后成为木质。

－这样看来，树皮就是形成新木质的器官，我在观察骨折的过程中，发现了骨膜与树皮的某些相似之处。

－把树皮剥掉后，就无法修复它原本覆盖的那部分木质了；同理，健康的骨质也应该是靠骨膜分泌来维持的。

－假如将树枝摘下，断端很快会出现类似于树皮分泌的胶状物，然后这里就会慢慢变硬，生成新木头一样的物质；我们在人或动物的长骨骨折部位也会看到相似的骨痂，我还曾经在健康骨头上钻孔，后来这些孔就被新生物质填满，我猜想这一定是骨膜分泌的。

......

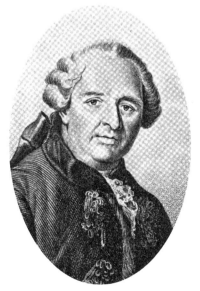

图3-52　法国博物爱好者杜阿梅尔（Henri Louis DuHamel du Monceau，1700—1781），提出了骨愈合的骨膜起源学说

杜阿梅尔认为骨膜可能是骨折愈合的关键因素,但是瑞士著名的外科医生哈勒(Albrecht von Haller,1708—1777)对此持反对意见。同样也是通过染色观察,他得出的结论是:对骨折愈合起至关重要作用的是血管,确切地说,是血管输送来的物质,让软骨和骨膜下的新生骨质得以堆积增长。

此后,美国医生亨特(John Hunter,1728—1793)通过观察得出结论:骨折发生后,断端首先被破损血管里溢出的血液所填充,血液凝固以后,就会发生软组织结痂修复同样的过程——形成骨痂组织。亨特认为,在骨骼的生长过程中,不单单有新骨生成,同时还伴有骨质的吸收,这就解释了为什么骨骼能够对形态进行自我塑造了。他还证明新骨的生成是从骨骺这一部位发起的。

1799 年,意大利的斯卡帕医生发现骨折愈合区的微观结构,与成熟骨长得不一样,但却与生长发育过程中的骨是相同的。此时,法国的杜普伊纳医生也在不知疲倦地开展骨折愈合机制的研究,他对死亡后的骨折病人进行观察,掌握了大量骨折不同愈合阶段的病理样本,在此基础上,他推断在骨折愈合过程中,出现了两种不同形态的骨痂——临时骨痂和永久骨痂,分别承担不同的功能;杜普伊纳将骨折愈合划分为五个阶段,他对每一个阶段所发生的变化都进行了详细的描述。由于杜普伊纳自己就是一名外科医生,因此他提出的这套骨折愈合演进推论,是从临床一线需求出发的。凭借这些推论,医生们就可以决定什么时候对骨折施以手法矫治,什么时候可以拆除外固定。

杜普伊纳还弄到一些新鲜尸体,在上面模拟制造出各种常见类型的骨折,随即观察局部的病理变化。他的这些工作,也为他后来在踝部骨折领域杰出的贡献打下了基础,他的学生 Maisonneuve 延续了他的事业,毕生开展骨折病理学研究。他们师徒二人的名字,后来还都出现在踝部骨折的教科书上。

在髋关节影像领域作出杰出贡献的内拉通(Auguste Nélaton,1807—1873,图 3 - 53)也曾在新鲜尸体上研究桡骨远端骨折,他通常是将前臂从尸体上截下,将手固定在

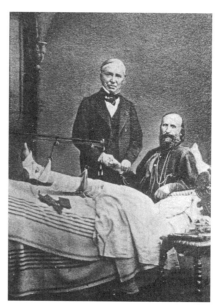

图 3 - 53　创伤骨科和骨关节影像领域的大师内拉通医生(Auguste Nélaton, 1807—1873)

(图片来源:美国国家医学图书馆,允许公开使用)

试验台上，前臂垂直竖起，然后在上部用锤子重击，制造出一个桡骨远端骨折模型来。他用这种方法研究了很多例标本，逐渐将桡骨远端骨折的分型与外力的种类一一挂上了钩。

同样喜欢进行尸体骨折模拟的，还有法国里昂的博奈医生（Amédée B. Bonnet，1809—1858），他用暴力处理膝关节标本，本来想制造出一个半月板损伤出来，可是试来试去，他在老年尸体的标本上弄出来的总是胫骨近端骨折；在青年人的标本上，都是膝关节韧带撕裂；而在儿童尸体标本上，却是骨骺损伤——顺便说一句，今天我们对于儿童骨骺损伤的一切知识，其实都是来自于无数儿童的尸体标本研究。

为什么这么多的医生都能在尸体模拟上做大量的文章？这是因为当年的情况与今天完全不同：在19～20世纪的那一百多年里，欧美的医学中心有着数量非常充足的新鲜尸体，供学者们进行各种各样的研究。今天的我们，虽然也有不少机会用尸体或是截肢所获的标本来进行研究，但这些标本大多经过了防腐处理，染色效果大为削弱；而且当今医院所能获得的大多数尸体标本，都是以捐献为主，基本上都是高龄老人。

当时杜阿梅尔提出的骨膜成骨理论，也终于在百年后得到了验证。爱丁堡的西姆医生（James Syme，1799—1870，图3-54）在狗身上进行了不下百次研究，终于证实了骨膜的成骨能力。而此时的研究

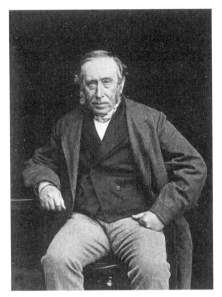

图3-54 英国矫形外科大师西姆（James Syme，1799—1870），他是李斯特医生的岳父

（图片来源：美国国家医学图书馆，允许公开使用）

者还拥有了更加先进的茜素染料，进而观察到：在骨外膜部位新骨堆积生长的同时，骨髓腔这一侧的骨也在发生着吸收。这个现象，究竟是什么在背后起作用呢？

1845年爱丁堡学者John G. Goodsir（1814—1867）最先提出新骨形成是某种特定细胞在发挥功能，他将这种细胞命名为"成骨细胞"（osteoblast）。但是他自己并没有找到这种细胞的存在证据，因此备受同行的质疑，直到1864年，Carl Gegenbaur在骨外膜和骨内膜中同时找到了成骨细胞的存在，才终结了这场争议。

凭借着19世纪成熟起来的组胚学技术，1853年人们第一次在显微镜下看到了骨再生和重塑的整个过程。同年，德国的魏尔啸医生（Rudolph Virchow，1821—

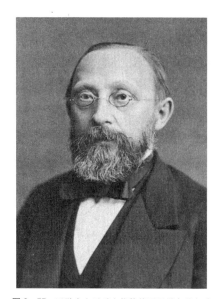

图 3-55 医学史上近乎全能的德国医学家魏尔啸
(Rudolph Virchow, 1821—1902)

（图片来源：美国国家医学图书馆，允许公开使用）

1902，图 3-55）首次发现了脱钙骨基质的存在，到了 1873 年，骨质吸收的谜底也揭晓了，负责这一过程的"破骨细胞"（osteoclast）被 Rudolph A. Kolliker（1817—1905）发现并命名。

这样一来，骨膜在骨再生过程中所起的作用已经很明确了，骨膜成骨也被正式写进了教科书里。后来人们通过一些恶性案例，进一步认识了骨膜的意义，例如坏血病患者的骨膜增生、骨髓炎患者的骨膜反应以及骨肉瘤患者的 Codman 三角。

X 线血管造影技术的出现，给骨折愈合的研究提供了新的便利。1906 年 Gustav Delkskamp 用水银作为显影剂，对狗骨折模型中的微循环变化进行了观察。而 Robert Dax 则研究了骨折状态下的血

供模式，揭示了供血分枝的重要性。布鲁塞尔的医生做实验将骨的供血动脉结扎，结果引起了骨髓腔的钙化。而 Anatole Kolodny 的研究则进一步证明骨折的主要供血来自骨外膜。

意大利都灵的医生 Stefano Teneff 发现在骨折以后数天，血肿里面就出现了微血管的快速增生。这些微血管同时来自骨内膜和骨外膜。接下来，对这种新生微血管研究最深的，是德鲁埃塔（José Trueta）和 F. C. Rhinelander 两位，可是他俩得出了截然相反的结论：德鲁埃塔认为骨外膜血供最重要；Rhinelander 则断言骨内膜更重要。

好了，说到这里，想必读者也觉得有点烦乱了，关于骨折愈合的探索，两百年来这么多学者虽然做了这么多的工作，但看上去总是有点碎片化。这就好比瞎子摸象，每个人触到的，都只是问题的一小部分。然而，如何将这么多的发现和观点串在一起，形成一套完整而系统的理论，看来已成必然。

这个工作，最终由法国医生 Leriche 和 Policard 完成。

Leriche（1879—1955）原本专攻交感神经性营养不良这个领域，今天的血管外科医生习惯于用他的名字来称呼动脉闭塞后的跛行、股动脉搏动减弱、勃起障碍三联征。Policard 是他的老同事，他俩合作十年，出版了名著 *La Chirurgie à l'ordre de la vie*，将前人的发现集一大成，甚至将这

部书献给了他们未曾谋面的前人。

骨折愈合的理论之塔，终于在几代人层层叠叠、添砖加瓦下，建构搭成。

骨不连

众所周知，骨折的愈合并不总是一帆风顺的，即便是在 21 世纪的今天，延迟愈合和骨不连的发生率依然不低，这个问题在几百年前自然更不容乐观。

15 世纪之后，梅毒开始在欧洲各地肆虐流行，医生们注意到患有重度梅毒的病人，骨折愈合明显放缓。现代医生可能不太有机会获得这种体验了，因为今天的三期梅毒已经非常罕见了。但在那些梅毒性脊髓痨的病人身上，人们还是可以看到在他们的关节周围哪怕是极轻微的、无移位的骨折，也会迅速出现神经性关节病和骨不连。

导致骨折不愈合的原因既有全身性的，也有局部性的。对于那些导致骨不连的系统性病因，人们很早就有了认识，不仅是梅毒，诸如坏血病、怀孕哺乳、营养不良、高龄、截瘫等因素也都会导致骨折愈合障碍。18～19 世纪的医生还观察到了骨的原发或转移性肿瘤会明显妨碍骨折愈合。

此外，人们认识到那些局部性的原因也会导致愈合障碍。希波克拉底早就发现大段的骨质缺失会迟滞骨折修复的速度。他在 *Aphorism* 的第 19 章里说："如果下颌骨的中间细长段，或是周围神经、软骨、骨膜被切除的话，那么这部分就不能愈

合。"在没有抗生素等手段的时代，因开放性骨折所并发的感染，局部缺血造成的骨供血支灌流不足，也是造成骨不连的重要原因；骨折的患肢活动过度，或是过早开始功能锻炼，也会导致愈合失败。

1575 年安布洛斯·帕雷第一个报道了股骨颈骨折后的不愈合现象（图 3-56）。现在我们知道，股骨颈囊内型骨折是最容易出现这种并发症的，帕雷也感觉到这是缺乏血运造成的，他说："这个骨折的部位靠近关节，这是非常值得重视的，因为这个部位本身是缺血的，因此治疗起来非常棘手，愈合也很困难。"250 年以后，英国外科学家库珀（Astley Cooper, 1768—1841，图 3-57）在论述股骨骨折的时候，也发表了相似的观点，他说："经过观察，我发现完全位于髋关节囊内的股骨颈横行骨折，几乎没有一例是正常愈合的。"Cooper 将此归咎于三个原因：①骨折断端不能获得并维持良好的复位；②骨折端没有获得纵向的加压；③由于股骨头的血液供应是

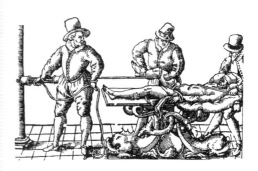

图 3-56 安布洛斯·帕雷时代的下肢骨折和脱位的复位技术

（图片来源：帕雷著作 1678 年英译本）

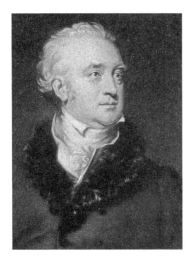

图3-57　英国外科医生库珀
(Astley Cooper, 1768—1841)

靠着韧带里面的细小血管输送的,因此股骨头与股骨颈分离后,就丧失了骨折愈合的滋养。

库珀发现,关节囊外型骨折的结局就完全不同了,基本上都能实现骨性愈合。库珀为此还开展了动物实验,分别制造了关节囊内和囊外型骨折,清清楚楚地显示前者很难愈合,而后者全部愈合。

法国医生杜普伊纳对股骨颈囊内型骨折的预后,倒是没有库珀那么悲观,他在临床工作中发现有些囊内型骨折的病人也能实现愈合。他觉得,既然股骨颈囊内型骨折最常发生于老年女性,这些人往往都有骨质减少的问题,因此她们自然需要久一些的时间来获得骨折的坚固愈合——换句话说,杜普伊纳认为骨折不愈合是因为骨量不足造成的。

1847年,爱尔兰医生史密斯收集了不少的股骨颈囊内骨折顺利愈合的案例,试图证明囊内型骨折也不是毫无希望的,不过在这个时候,临床上已经普遍建立起了一个共识:股骨颈骨折的囊内和囊外分型是非常重要的分水岭,它们的预后是完全不同的。

可是从外观上,囊内或囊外型骨折看上去是差不多的,因此,要想加以精准鉴别,其实是非常难的。于是,就有很多医生试图通过体表测量,来判断股骨颈骨折的类型。内拉通和托马斯·布朗建立了一套基于身体解剖标志的测量分型标准,但在投入临床应用以后,发现并没有什么太大的实用价值,不过这已经算是好的了,因为还有很多医生发明的方法,那叫要多复杂有多复杂——毫不奇怪,想凭着人体表面的测量,来确定股骨颈骨折是囊内型还是囊外型,这实在是很不靠谱。最后是等到X线出现之后,这个问题才算得到根本的解决。

有了X线摄片,股骨颈骨折的鉴别、分型虽然变得方便了,但在治疗上,人们依旧是束手无策。于是晚至1935年,股骨颈囊内型骨折还被教科书定义为"无解决方案的骨折"。

其他关节的囊内型骨折,情况也好不到哪里去,有的无法愈合,但更多的则是经常以纤维愈合而告终。例如移位的髌骨骨折、尺骨鹰嘴骨折,医生们发现闭合复位、保守治疗的效果都不是很好。1822年库珀在动物模型上观察髌骨骨折,注意到关节滑液渗进了骨折断端,他认为这显然是

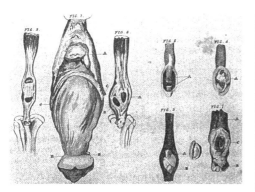

图3-58　库珀在髌骨上做的实验，观察各种因素对骨折愈合的影响

（图片来源：Cooper. A Treatise on Dislocations and on Fractures of the Joints. 1822.）

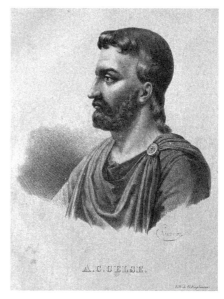

图3-59　公元2世纪的古罗马百科学者塞尔苏斯，在医学方面造诣尤其精深

影响骨折愈合的一个重要因素。但他同时还发现：髌骨纵行骨折的移位相对不显著，愈合率较高。而横行骨折由于受到股四头肌的牵拉，不愈合概率就很高（图3-58）。两相比较后，他宣称：骨折的移位，是比关节滑液更容易造成骨不连的原因！

医学界众人释然，既然找到原因了，那么问题就好解决了。如果说闭合复位的维持效果不可靠，那么就用开放复位、内固定来解决。于是各种骨不连（尤其是骨中段的）就被人们用各种各样的手术方法来治疗，但遗憾的是，只有其中一小部分的结果令人满意。

18～19世纪，还盛行过一种治疗骨不连的理论，据说是从古罗马学者塞尔苏斯（Celsus，图3-59）那里流传下来的，这种理念认为：要想治好陈旧性骨折，就要想办法把骨折的所在区域"还原"到急性骨折那个时候的状态。为此，医生们用手法将陈旧性骨折再次折断，然后敲打、按压、按摩局部软组织、刺激局部皮肤，甚至是用电流……办法非常多，总之是要制造出一个模拟新鲜骨折的充血、肿胀的状态出来。还有的医生甚至给骨折部位注射各种各样的药剂，来"激活"陈旧性骨折的断端。最劳师动众的手段是做手术切开，用手术刀刮、用滚烫的金属烧灼、用锯子截除骨折端……最后，有的医生选择施加内固定，有的则完全不作固定。

1873年费城的一位医生George W. Norris罗列了他治疗骨不连的各种方法：

● 休息，用支具和绷带固定肢体，越稳固越好，外固定一松就要调整。

● 假如外制动不够的话，用针刺、火灸、涂碘剂在骨折的部位。

- 如果还不能形成骨痂连接的话，给予按摩。

- 如果还是无效，或患者已经不愈8～10 个月以上，给予埋线疗法。

- 埋线也无效的话，将骨折端切开，用腐蚀性的氢氧化钾刺激骨折断端。

- 再不行就切除骨折断端的一截。

- 最后不行就截肢。

这里面提到的埋线疗法，最早出现在19 世纪以前，它是用粗针将缝线、马鬃、肠系带等各种奇奇怪怪的外来物埋植到骨折区的软组织下，来制造局部的炎症反应和瘀血肿胀。1802 年美国的"外科学之父"Physick 将这个方法用到了骨不连的治疗上。第一个接受治疗的是一位名叫伊萨克·帕特森（Issac Patterson）的病人，当时 28 岁，是一名水手，此前在一场风浪中肱骨骨折，20 个月没有愈合。骨折位于肘关节上方 2.5 英寸的位置，断端完全处于活动状态。Physick 在这个区域埋了一段丝线，成功地诱发了炎症反应，然后骨折部位就开始出现肉芽组织，进而逐渐硬化，变成骨痂了。

这件事在当时的公众媒体、专业杂志上被广为报道，很快就有大批医生开始使用这种方法。在德国，矫形大师迪芬巴赫在骨折端的邻近骨质上钻孔，塞入象牙栓子，也成功地诱发了异物炎症反应；另一位德国骨科巨匠沃克曼受此启发，干脆直接用象牙栓子来连接骨不连的断端，既诱发

炎症反应，又起到了内固定作用。

这一套"还原"疗法直到 19 世纪末期还在欧美各国大行其道，英国骨科大师托马斯一直喜欢用敲击的方法来"治疗"骨不连，他所用的工具是各种形状不一的叩诊锤。他说："通过敲击，能够造成骨膜的钝挫伤，从而制造充血。敲击过后，再给患者的骨折远、近端都绑上加压绷带，就能让骨折部位的骨膜充血维持不退。"托马斯曾报道了 39 例用这种方法治疗的骨不连，声称"治疗总体上是成功的"，但这个所谓的敲击法并不是什么温柔的治疗，有时候他甚至需要在治疗前先给病人上麻醉……

19 世纪是支具的时代，1855 年美国医生 Henry H. Smith 报道了用支具来帮助骨不连致残患者恢复功能的经验。他的论文 *On the treatment of ununited fracture by means of artificial limbs which combine the principle of pressure and motion at the seat of fracture, and lead to the formation of ensheathing callus* 介绍了支具外固定治疗骨不连的基本原则，其中有些方法直到今天还在使用，例如步行石膏等（图 3-60）。

用电流来治疗骨不连，也有不少奇闻，1919 年纽约的 Alexander Stevens 写道：

"1912 年 1 月的某一天，有一个胫骨下 1/3 段骨折后 13 个月不愈合的病人来到医院……我们给他进行骨折区域的电流治疗……2 个星期后，骨折断端的异动变

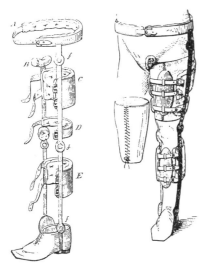

图 3-60 美国医生 Henry H. Smith 治疗骨
不连的下肢支具

（图片来源：Smith. On the treatment of ununited fracture by
means of artificial limbs with combine the principle of pressure
and motion at the seat of fracture, and lead to the formation
of ensheathing callus. *Am J Med Sci*, 1855. ）

得不那么明显了，继续电疗 6 周后，病人已经能下地走路了。"

当时很多国家的医生都发表文章，盛赞电刺激方法的奇效。可是也有医生（如 Valentine Mott 等）站出来坦言，说自己用电刺激治疗骨不连就没有看到什么效果。

现在看来，电刺激的治疗效应显然有被夸大的成分，但也并非是什么伪科学。100 年后日本医生安田岩（Iwao Yasuda，1909—1983，图 3-61）发现了骨骼的压电现象（piezoelectricity），并证实电流能够促进骨痂的形成。在此理论基础上，历经 Andrew Bassett、Robert Becker、Carl Brighton 等人的努力，终于诞生了今天应用于临床的骨折电刺激仪。

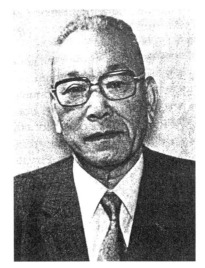

图 3-61 发现骨骼压电现象的日本医生
安田岩（Iwao Yasuda，1909—1983）

越来越激进的治疗手段也出现了，英国曼彻斯特的怀特（Charles White）在 1770 年报道了一例 36 周的胫骨骨不连，通过一种令人不寒而栗的方式加以治疗——怀特切开骨折区域和骨膜，然后保持伤口敞开，用锑剂敷料包扎数周，锑剂是一种刺激性药物，能诱发局部充血和炎症反应，这例病人最终实现了骨折愈合。采用这种手术方法的还有大名鼎鼎的美国医生巴顿（John Rhea Barton），他也用手术切开的方式，将一些腐蚀性、刺激性的药物敷在骨不连区域，来实现愈合。这种方式的效果究竟有多好，我们很难评判，但是患者在涂敷刺激性药剂之后的痛苦，我们应该是可以想象的。

但是骨不连的假关节在各种外科处理（如刮、烧、切等）之后，往往会出现骨缺损，这样一来,骨折断端反而无法靠近了。在这种情况下,即便术后给予各种外固定,也无法保持骨折的良好对位。纽约的罗杰斯(J. Kearny Rodgers,1793—1851)为了解决这个问题,就用银丝将骨折的两个断端绑扎在一起,再将银丝的末端穿过软组织引至体外,等骨折长好以后,可以在体外将银丝抽除。但是他用这种方法治疗的骨不连(让骨折断端强制靠拢),虽然最后获得了愈合,却普遍遗留了肢体的短缩。1827 年他发表了自己的成果,导致后面 30 多年里,不断地有医生用他的方法来治疗骨不连。

19 世纪晚期无菌技术的出现,彻底奠定了骨不连以手术干预为主的治疗局面。早期的内固定物有象牙、鹿角以及动物骨等,既提供内固定,又可诱发炎症反应。医生们做着这类手术的同时,就想到了骨移植对于骨缺损应该也是可行的。于是不久以后,有关植骨治疗术的报道就多到了爆棚,以至于各种互相矛盾、令人迷惑甚至是误导性的信息开始弥漫于医学界。

这时,以 Marshall R. Urist、Robert Mazet、Franklin C. McLean 等人为代表的一批学者,对骨不连的病程、病理机制进行了非常难得的研究,在 20 世纪上半段的时候,他们这样的少数学者把目光注视到这个领域,是非常难能可贵的。

Svante Orell 是第一个对异种骨移植技术进行研究的学者,他将动物骨经沸水处理,去除里面的"骨骼活性物质",然后再植入病人的体内,这种移植物很快就诱发了炎症反应,并在局部形成了很多新生微血管。他把这种移植物称作"os novum"(生骨剂)。

到了第二次世界大战以后,异种骨移植很快就产品化,并广泛用于临床。战后这个领域的研究权威是纽约的 Bassett 教授和德国基尔的 Richard Maatz 教授,后者是髓内钉大师孔谢(Gerhard Küntscher)的助手。

与此同时,处理异种骨移植物的方法也得到了发展,受此启发,人们开始用相同的方法来处理同种异体骨,第二次世界大战结束后,在美国等国家开始出现骨库,并迅速展现出巨大的临床价值。其中最成功的,要数 George W. Hyatt 在美国贝赛斯塔海军总医院所主持的骨库项目。

在 20 世纪的中后期,几乎所有的骨科医生都坚信:新鲜的、自体来源的骨,是治疗骨不连的最佳移植物。同种异体骨和异种骨只是在自体骨供应不足或是获取困难的情况的次等选择,就在这个时候,植骨概念在骨科界完成了牢固的扎根(图 3-62)。

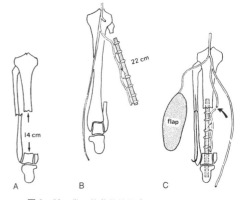

图 3-62 带血管蒂的植骨术治疗骨不连及缺损

(图片来源:Taylor GI. The free vascularized bone graft. *Plast Reconstr Surg*. 1975.)

对骨不连进行纵向加压，这个理念也终于被广大医生接受。瑞士医生们在这个方面功不可没，他们通过科学观察，界定了两种类型的骨干部骨不连：①增生型，即"象足状"骨不连，这种类型只要通过坚强内固定就可以治愈；②萎缩、吸收型骨不连，在内固定的基础上需要额外植骨。而随后到来的内固定理念革命和技术大爆发，为骨折端加压提供了强有力的保证。

今天的人们，已经有条不紊地从干细胞、成骨因子、骨填充修复材料这三个路径开展探索，以"骨组织工程学"为立足点的研究方向，也已经逐渐清晰。外科性的修整、固定等方法终究会让位于生物性的修复技术，这一天已经不再遥远。

开放性骨折

"有伤口的骨折不会有好结果。"

这句话是2500年前的希波克拉底说的。毋庸置疑，在没有抗生素和灭菌技术的古代，开放性骨折之后发生的局部和全身感染，是可能要死人的。即便侥幸保住性命，也可能会因伤口问题而导致骨折不愈合，遗留永久残疾（图3-63）。故而古人们对开放性骨折始终是谈虎色变。

古埃及时代就已经清楚地认识到闭合骨折和开放性骨折的预后结局，本书第一章所述的埃德文·史密斯纸草书，第37篇病例是这样记录的：

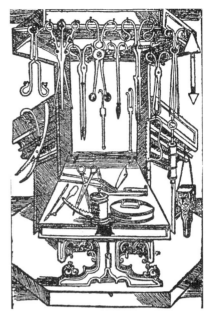

图3-63　中世纪后期的各种令人毛骨悚然的手术工具

（图片来源：Hieronymus Brunschwig. *Chirurgia*. 1497.）

《一例伴有表层软组织破裂的肱骨骨折》
——关于上臂骨折伴有表明伤口的处置指南

初检：

假如你触碰一个上臂骨折并带有伤口的患者，隔着皮肉你能用手指感觉到骨折的断端的碎裂摩擦。

初诊断：

你可以写下"上臂骨折伴有表面伤口"——**可治**

初治疗：

用亚麻绷带给他进行包扎，绷带上涂抹油脂、蜂蜜，每天更换绷带，直到你觉得可以进行后续处理为止。

二次检查：

假如你发现伤口始终有血流出，有尖

的骨头从里面向外刺出……

二次诊断：

你就应该写下"上臂骨折伴有伤口和骨头刺出"——**不可治**

希波克拉底最怕遇见长骨的大段性开放骨折，因为这类骨折多半会迅速死于破伤风、坏疽或者脓毒血症，而他那个时代的医者，对这些并发症是完全无可奈何的。

对那些自内而外刺破皮肤的开放性骨折，且伤口并不是很大的话，希波克拉底会先全力以赴处理伤口：他将伤口缝合，给予患肢加压包扎，并用葡萄酒浸湿敷料。有的时候，他还会在葡萄酒里面加上温热的蜡膏或者乳香树脂——今天我们可以在《圣经》里看到这种疗法的记载。而在南美秘鲁的某些地方，现在都还在使用同样的方法。

用这种方法，通常会使伤口在 7～10 天以后稳定好转，接下来，希波克拉底才开始着手进行骨折的复位。希波克拉底是使用器械复位的高手，金属撬棒是他常用的工具，这种技术直到 1930 年代还在欧洲的医院里使用（图 3-64）。有的时候，他会把向外刺破皮肤的骨折断端，做一些必要的修剪切除，以方便复位。

也就是说，希翁时代的医者已经懂得对开放性骨折采取阶段性处置的策略。

之后两千多年的西方医者，基本上都是按照希波克拉底的方法来处理开放性骨折的。例如在 15 世纪中叶的时候，著名的安布洛斯·帕雷曾经用患者的口吻写下过一段非常细致的文字，详细描述了一个小腿中下段开放性骨折的巴黎近郊病人，是如何在长达数月的时间里被一点点地用绷带包扎，被用玫瑰精油涂抹伤口，被用支具固定，被矿泉水冲洗伤口……然后发生了感染、全身发烧，后来慢慢地挺了过来的故事（图 3-65）。

从帕雷那个时代留下的文字记录里，我们可以看到开放性骨折的治疗方式与之前的两千年没有太大的变样，而在帕雷所处的 15 世纪，由于武器技术的革新，出现

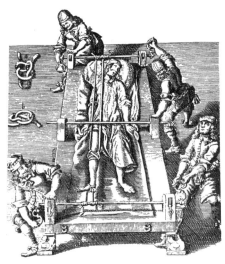

图 3-64　希波克拉底时代以来，人们就已经开始使用各种器械和工具进行骨折的复位，希波克拉底甚至大力呼吁医生们创造各种器械复位的手段

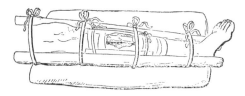

图 3-65　帕雷时代所使用的开放性骨折固定支具

（图片来源：Malgaigne. *Oeuvres Complètes d'Ambroise Paré*. 1840.）

了前所未有的火器伤，于是开放性骨折骤然增多。火器伤是所有外伤里最糟糕的一等，通常伤口软组织的损害都比较重，很容易伴有血管、神经损伤，骨折也多呈粉碎性。而且火器伤口100％都是污染的，里面不仅有枪弹碎片，还有尘土、污物、织物等，于是伤后几乎毫无例外地会发生感染，致死率极高。

正是从这个时候开始，医生们开始清醒地意识到：开放性骨折必须采用与常规骨折完全不同的治疗方式。那些秉承传统希波克拉底理念的医生们，坚持的依旧是"先伤口、后骨折"的阶段性处置方法；但也出现了不少新的思路，如英国国王查理二世的宫廷医生理查德·怀斯曼（Richard Wiseman）在1676年建议先对开放式骨折进行复位、关闭伤口，然后再包扎制动。

于是，从15世纪开始的两百多年里，开放性骨折的治疗套路几乎是五花八门。直到18世纪，对于各种不同类型的开放性骨折，依然没有规范而清晰的处理指南。医生们对于何时该关闭伤口、何时该整复骨折、什么情况下应该截肢等问题，基本就是一笔糊涂账，甚至就连帕西瓦尔·波特（Percivall Pott）这样的骨科大师，也不免在这个问题上语焉不详。

这几个世纪里，唯一发展得有条不紊的却是截肢术。与耶稣大致同时代的古罗马医学家塞尔苏斯（Aulus Cornelius Celsus，前25—50）曾经写下过他对于感染坏疽肢体的手术记载："⋯⋯在病变与健康的机体之间，用刀一直切到骨，最好将坏死周围的健康组织也切除一段，以确保病变的部分不致残留⋯⋯"塞尔苏斯还详细地描述了如何用手锯截断骨骼、处理残端的皮肤，以及如何止血（图3-66）。此后的两个多世纪里，古罗马的医学家们如Archigenes、Heliodorus不仅用截肢来治疗终末期的肢体坏疽，据说还施行了肢体溃疡、肿瘤、创伤乃至畸形的截肢手术，手术方法基本沿用塞尔苏斯的做法。几百年间，古罗马医生已经熟练掌握了截肢过程

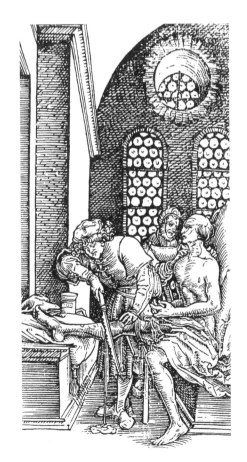

图3-66 1世纪时候的古罗马政治家西塞罗正在接受截肢手术

中的血管结扎等止血技术。但在进入中世纪之后，由于战乱、文明和典籍的毁灭，古罗马的很多截肢技术失传了，尤其是血管结扎术，在5世纪之后的欧洲已经无人知晓。漫长的一千年的中世纪里，截肢手术仍在各处进行，使用的是火烙、浇热油等残忍的止血手段。加上那个时代没有抗生素、没有麻醉，截肢手术的死亡率是非常高的。进入14世纪，火器开始登上人类的战争舞台，肢体毁损的病例骤然增加，截肢手术一下子就多了起来。

安布洛斯·帕雷这一代的欧洲医生，有时候会对比较重的开放性骨折直接作截肢处理，牺牲肢体以挽救生命。1529年，他重新发明了血管结扎术，取代火烙、热油

等止血手段，并将其引入截肢手术之中（图3-67）。1674年，西班牙人Morel发明了止血带，1718年巴黎医生Petit则将止血带进一步改良，压迫止血效果更强，针对部位更加精准。与此同时，Petit还对沿用千年的横断式截肢切口提出了改革，主张皮肤切开以后，肌肉筋膜的断面应该比皮肤断面更高一点。在他的思想启发之下，1803年英国医生Hey提出了"三切口"（Triple Incision）的截肢理念，即皮肤断离后，深部肌肉的切口应该比皮肤切口更靠近段一些，而骨骼的离断则应在更高的平面——这几乎已经是现代截肢手术的基本思想了，截肢手术也变得越来越安全（图3-68～图3-71）。

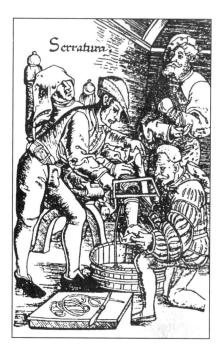

图3-67 16世纪的截肢手术

（图片来源：Gersdorff. 1517.）

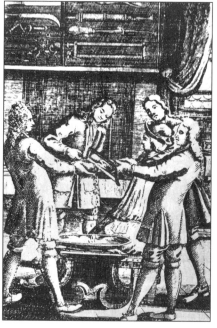

图3-68 1724年的截肢手术场景

（图片来源：*JBJS*. 1949.）

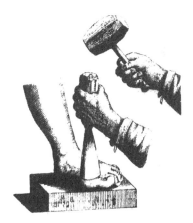

图 3-69 17 世纪的足趾截除手术

（图片来源：Scultetus. 1672.）

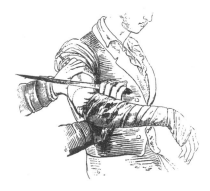

图 3-70 1852 年由 William Fergusson 医生实施的截肢
手术场景。19 世纪的医生为了减少出血和加快手术速度、
降低感染概率，发明了各种"刀法"的截肢技术，
例如这种截肢法，可以在很短时间里
造成一个环绕切口

（图片来源：Fergusson. A System of Practical Surgery. 1852.）

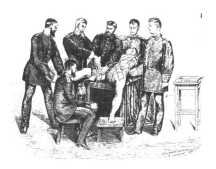

图 3-71 这是 19 世纪晚期麻醉术已经出现了以后的截肢
手术，可以看到图中的病人已经用上了止血带，但是医生们
还是穿得像是去参加晚宴或是检阅，说明这个手术还没有
用上无菌技术

（图片来源：Esmarch. 1884.）

然而，截肢毕竟意味着医者对伤病的缴械投降，对开放性骨折的治疗进步，尤其是伤口感染的控制丝毫没有帮助。

杜普伊纳医生的老师，巴黎 l'Hôtel Dieu 医院的首席外科医生迪索（Pierre-Joseph Desault，1738—1795，图 3-72）最先针对开放性骨折的伤口清洁和软组织张力解除这两个问题，想了一些办法，并取得重要的突破。他和自己的学生多米尼克·让·莱瑞（Dominique Jean Larrey，1766—1842）在欧洲各处战场上试验自己的新方法。这种技术，他们用法语写作"debridement"（清创术）。

迪索出生在法国的一个小镇上，后来去了巴黎学医，42 岁那年他成为法国顶级

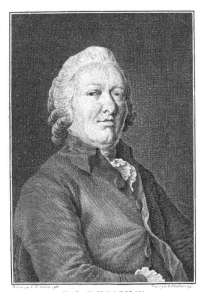

P.J. DESAULT.

图 3-72 清创术的发明者、法国医生迪索
（Pierre-Joseph Desault，1738—1795）

（图片来源：美国国家医学图书馆，允许公开使用）

的 l'Hôtel Dieu 医院的首席医生，当时这家医院的外科展开床位多达 400 余张，手术量在欧洲位列第一，而这些手术大多数都是由迪索亲自完成的。他也是将床旁教学正式带入现代医学教育体制的第一人，迪索医生制定了每天例行的大查房制度，同时还进行大班教学，经常在容纳 300 人的演示厅里展示教学手术——这种做法，在后来的 200 多年的医学院里变得相当普遍，这也是"手术室"又被称为"operation theatre"的原因（图 3-73）。后来法国大革命爆发，社会上一片混乱，但迪索依然坚持日常医疗和教学工作不动摇。有一天，他被闯入医院的士兵逮捕入狱，审判他的是一个叫作"外科学生公民法庭"的委员会，指控他"未能够向所有渴望学习的学生们提供教学"，迪索写了一封极为精彩的自辩书，阐述了自己对于教学医院制度、对于医疗教学模式的见解。这份自辩书也是近现代医学教育发展史上极为重要的一份文献。

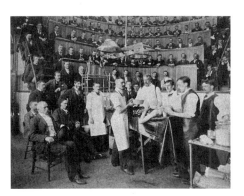

图 3-73 19 世纪的医学院里或教学医院里常见的
公开演示手术的场景，这也是
"operation theatre" 一词的由来

（图片来源：Wellcome 基金会，允许公开使用）

迪索的学生莱瑞则是硬化型绷带和持续性外固定理念的先驱，我们在关于骨折保守治疗的故事里曾经介绍过他。他初次了解"清创术"这样一个新概念，是在 1789 年的巴黎，那年欧洲各国联合干涉法国，从边境前线运下来的火器伤员，源源不断地来到巴黎 l'Hôtel Dieu 医院。迪索教授在临床教学中告诉学生们，从帕雷时代就一直沿用的"火器伤早期包扎"的做法是错误的，但是帕雷所采用的矿泉水灌洗伤口的技术倒是非常有效。迪索说，当时已经有医生提出来将开放伤的伤口进行延长切开，直到看见新鲜出血，这种做法是想把一个污染的复杂伤口变为一个相对干净的简单伤口。迪索认为这样做的初衷是好的，但是切口延得太长可能会导致肌疝。此外，只看到新鲜出血是不够的，还应该用手术刀将伤口边缘的一层污染、失活的组织切除，用缝线对骨折端做必要的捆绑制动……

迪索的外科学思想，在他去世六年以后的 1801 年，才由他的另一位学生塔维尔·比才（Xavier Bichat）整理出版。他所创造的"debridement"（清创）这个词，在法语里有两个词源：一是"desbriser"，意为"分开、打成碎片"；二是"débrider"，意思是"放纵、不加拘束"，迪索用"debridement"这个词来描述开放性骨折的伤口处理，为的是表达"将异物碎片从伤口里清除出去"以及"通过切开等手段，让伤口解除压迫或减轻张力"的意思。他所开创的外科清创术，核心精神就是通过一系列外科手术操作，来实现清理伤口、清除坏死组织、清除异物和解除软组织压迫的目的。

和老师迪索一起验证"debridement"这个新技术的莱瑞医生，后来随着部队走南闯北，他将自己在埃及战场上曾经救治过的两例严重枪弹伤、伴有广泛的伤口污染、神经血管损伤、大端骨折的病例进行了报道，在接受了新式"清创术"（伤口灌洗、异物移除、伤缘切除、血管结扎、断端固定）后，病人获得了很顺利的愈合。这在以往，是不可想象的。

客观地说，迪索师生的"清创术"中的一些概念，并不是凭空出现的，而是有着一定的历史渊源。古希腊的希波克拉底就曾经提出要将开放伤口内的碎骨头都取掉。1560年意大利医生博塔洛（Leonardo Botallo）在自己的书里，也强调指出应将开放性骨折伤口中的全部异物、失活骨块、部分撕裂失活的软组织以及凝血块加以清除。虽然博塔洛在医学上非常著名，他的名字曾被用来命名动脉导管等多个解剖结构，但他在开放伤处理上的这个观点，几乎无人重视。直到迪索的时代，这些做法才被真正用在病人身上。

迪索去世后，"清创术"在欧洲的战场上被进一步重视和完善。拿破仑军队的首席医官波西（Pierre-François Percy，1754—1825）提倡对开放性伤口应尽力将其改变为"外科切口"，他要求军医们对伤道做扩大，以彻底取出弹片和异物。而在对垒的另一方，惠灵顿公爵的军医总管古斯利（George James Guthrie，1785—1856）也极力主张对伤口进行彻底的清理，但他认为应该在伤后数天以后再进行伤口探查，而不是受伤后即刻进行。

1840年代的美墨战争期间，美国军医波特（John B. Porter，1810—1869）对清创术提出了一些新主张，他认为医生的手术刀应该深入到异物所在的区域，直至出血的血管以及紧绷的筋膜深度，不管枪弹、异物的位置钻得有多深，都要想尽办法将它们挖掘清理出去。

英国格拉斯哥大学的首席大教授马克利奥德（George H. B. Macleod，1828—1892）对克里米亚战争期间英军的战伤救护经验作了总结。他自己在战场服务期间，是积极实施异物取出术的，对火器伤还进行伤口扩大切开。他还认为清创术只是相对有效的，对于那些非常糟糕的火器伤，如果一味固执地追求保全肢体，最终可能会造成生命的丧失。但是这个说法存在争议，因为在当时杂志报道的两组观察里，有一组是174名枪弹伤造成的股骨干骨折，96人被截肢，最后总体生存率是63%；而另一组是144名胫骨枪弹伤，91人被截肢，整体生存率却只有19%。

这是在战场上的情况，那么民间的开放性骨折又当如何呢？马盖涅统计过法国医院里的创伤后截肢的平均生存率，这些病人的开放性骨折性质要比战伤简单多了，但总体生存率也只有63%，好不到哪里去。而且这都已经是19世纪中叶欧美各国的最佳水平了。马克利奥德教授认为当时社会上对于开放性骨折的处理观念还处在比较落后的阶段，很多战地救治的先进技术还没有被普及到民间。早在19世纪20年代开始，就有很多医生努力投身于民间外伤性骨折的清创和后续治疗规范化，用了几十年的时间，欧美各国的医院开始不再武断地滥用截肢手术，而将清创、制动等一系列治疗作为常规。

接下来就是感染的问题了。19世纪的时候，医务界几乎人人都已经知道"空气进入伤口"会造成局部或全身感染，在矫形外科领域，风靡一时的肌腱切断术几乎都是在小切口下潜行实施的，为的就是尽可能防止空气"溜进"伤口里。对于开放性骨折也是如此，早在1769年，观察到骨的新生—吸收动态变化的美国医生亨特（John Hunter，1728—1793）用病人血液浸透的亚麻敷料来"封闭"伤口，他说这样就能够阻挡空气进入体内，预防感染的发生。事实上，这种做法的确加速了痂下的新生上皮细胞形成，感染发生率也真的降低了。拿破仑战争时期，法国的莱瑞就也摸索出自己的一套"封闭式"敷料技术，战后他还将这套技术用到了民间的开放性骨折治疗上——他将骨折的伤口经清洗、清创处理后，对骨折进行复位，用胶布将伤口的皮缘拉近，伤口内填塞葡萄酒或樟脑醋浸泡的敷料，最后将伤肢牢牢地固定在夹板上数周勿加干扰。

但是，为什么将伤口"封堵"起来，就会

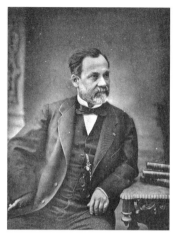

图 3-74　微生物学家路易·巴斯德
（Louis Pasteur，1822—1895）

对预防感染有帮助呢？这个问题在法国科学家路易·巴斯德（Louis Pasteur，1822—1895，图3-74）手上得到了答案。巴斯德在研究酒类发酵时，在酵母和空气中培养出了细菌菌落，进而建立起了微生物致病学说，从此开启了细菌学的新时代。不过出于专业的局限，巴斯德本人并没有把微生物这套理论搬到外科学上来。完善了致病微生物学说，并将其实际应用到了空气源性伤口感染的防控上的，是英国的李斯特医生（Joseph Lister，1827—1912，图3-75）。

李斯特毕业于伦敦大学医学院，在职业生涯的早期，他曾对虹膜的收缩机制、平滑肌的结构进行过研究，还在动物体身上做过凝血和炎症反应的观察。他的外科训练是跟着爱丁堡大学的西姆教授（James Syme，1799—1870）完成的，他在西姆门下8年，学会了手术，还娶了西姆医生的女儿。1860年，年仅33岁的李斯特被任命

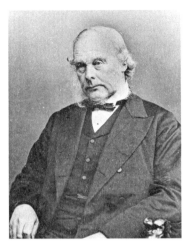

图 3 - 75　外科无菌技术的开创者李斯特医生
(Joseph Lister, 1827—1912)

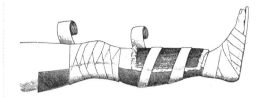

图 3 - 76　李斯特治疗开放性骨折的石膏支具，
伤口用含有石炭酸的敷料填塞，
伤肢后方用金属支托加强

（图片来源：Stimson. A Treatise on Fractures. 1883.）

为格拉斯哥大学的外科学教授，从这个时候开始，李斯特开始探索外科感染的奥秘（图 3 - 76）。

1864 年，法国巴斯德的研究让他兴奋不已，他先是对巴斯德的试验进行了重复，在此过程中，有一些想法开始在李斯特脑中逐渐成形，巴斯德的致病微生物学说使他相信：应该在外科手术前、手术中阻挡致病微生物对伤口的接触和侵入，如果病原体已经进入伤口，就应该采取措施，在其增殖、扩散前就予以杀灭。

李斯特用巴斯德的方法做了无数次的病原体培养试验，直到他对细菌繁殖的过程了然于胸，接下来他开始在病人身上验证自己的想法。但当时细菌学上所有能够"灭菌"的方法都是加热，在外科手术上行不通。于是他开始转向化学领域寻求解决方案，幸运的是，他在伦敦大学就读期间，曾经受过著名化学家托马斯·格雷姆

(Thomas Graham，1805—1869)的言传身教，这使他具备比较扎实的化学功底，在寻求与细菌对抗的方法上，这种跨学科的功底发挥了作用。

李斯特找到了一种叫作石炭酸（苯酚）的化合物。1865 年 3 月，他第一次在开放性骨折患者身上尝试这种化学灭菌法。他将石炭酸溶液稀释后，喷雾在伤口的周围，以消毒空气，手术医生的双手和手术器械也都用这种溶液浸泡消毒。1867 年李斯特发表了一篇论文 On a new method of treating compound fractures, abscess, etc., with observations on the condition of supration，报道了 11 例开放性骨折的上述处理结果。其中 5 人的伤口获得了一期愈合，只有 1 人因后期出血而死亡。

李斯特的无菌技术实现了两个目的：①通过将伤口周围的空气消毒，阻断了细菌进入伤口的机会，这种情况下将伤口关闭，则进一步关闭了病原微生物侵入伤口的通道；②已经侵袭伤口的细菌，被消毒溶液杀灭，与此同时，手术清除那些失活的组织，再加上伤口内灌洗、引流，则进一步将

细菌驱逐出去(图3-77)。

1865年,李斯特展示了在无菌手术理念下,开放性骨折的伤口是怎样获得完美愈合的。但是这个时候,人们还是不敢将闭合性的骨折切开,变成一个开放性的伤口,再同时处理里面的骨折,这是数百年来人们对于开放性骨折的恐惧,一时还难以消除的缘故。因此,李斯特的无菌技术一开始在外科界推动得并不算迅速,但最终还是被人们无条件接受,并传遍世界各地。1884年美国医生Dennis发表了一篇关于在开放性骨折治疗中使用新式无菌技术的报道,文章题目是《复合性骨折的治疗:144例无一感染致死和100例无任何类型致死的两组报告》(*The treatment of compound fractures,including a report of one hundred and forty-four cases without a death from septic infection,and one hundred cases without a death from any cause*),这个标题已经说明了一切。

有了新的灭菌武器还不够,新兴的微生物学开始帮助人们回答"伤口污染后多久才会发展成为感染?"这一类至关重要的问题,因为临床医生需要决定在何种情况下可以一期闭合开放伤的伤口,什么情况下则不允许缝合伤口。微生物学家罗伯特·科赫的同学,德国莱比锡的弗雷德里希(Paul Leopold Friedrich,1864—1916)通过动物试验,试图搞清楚细菌侵入机体后的致病进程。他用豚鼠作为研究对象,制造伤口并沾染尘土、排泄物,或在伤口滴加葡萄球菌、链球菌的培养液,然后观察感染发生的时间规律及不同外科处理方式对感染时间的影响。弗雷德里希说沾染伤口的细菌感染一般会在6个小时(或更久)以后发生,快慢取决于细菌繁殖所需的时间。在这个时间窗口内,通过正规的清创处理,能够有效地遏制感染的发生,如果错过了这个机会,那么就应该让伤口保持敞开,灭菌消毒法只对够得着的部位才有效,一旦深部或全身感染出现了,清创术也就无效了。

因此,在开放性骨折发生后,应尽快对伤口进行消毒、清创,力求早期关闭伤口,并给予充分的固定,争取伤口的一期愈合,这是避免感染、骨不连的最关键因素。但是有很多病人来就诊的时候,就已经在院外耽搁了较长时间,伤口污染广泛,软组织及骨损伤严重,像这样的病人,就别指望能

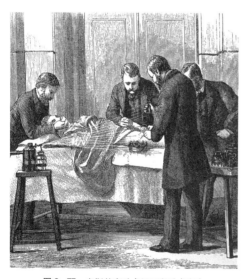

图3-77 李斯特在手术切口和手术室内
喷洒石炭酸的方式预防感染

获得一期愈合了，它们需要不同的对策。对待这类病患，应该让伤口保持敞开，让缓慢生长的肉芽组织来逐渐填满伤口，再由新生的上皮组织来覆盖创面。当时医生们或是用前文所说的"封闭式"敷料来填塞伤口，以阻止细菌侵入深部，这种敷料需要勤加更换；或是直接用消毒溶液来灌洗伤口，以驱逐细菌；有的时候两种方法同时上。

1872 年法国里昂的奥利尔医生（Louis Ollier，1830—1900）写了一篇文章《填塞和外固定作为开放伤的处理常规》（*Occlusion and immobility as a general method of wound treatment in a surgical hospital*），介绍了用棉垫和硅酸盐材料外固定的经验。德国医生也广泛使用伤口填塞和石膏外固定，都取得了不错的收获，美国医生也是如此。以奥利尔为代表的"伤口填塞＋外固定"做法，其实是一次解决了开放骨折的两个根本性问题：伤口的处理以及骨折的处理。因此，这个理念被当作经典确立下来，在后来的第一次世界大战期间，更是被广泛应用。

第一次世界大战的后期，美国参战。随着大军来到欧洲大陆的，有一位美国当时的著名矫形外科专家欧尔（H. Winnet Orr，1877—1956，图 3-78），1905 年他创办了美国第一所公立的儿童矫形医院，1917 年，他被选为第一批美国随军医学专家团成员抵达法国前线。在这里他收治了数千伤员，这些伤员通常是在欧尔的野战医院接受处置后，再由船只送回美国。正

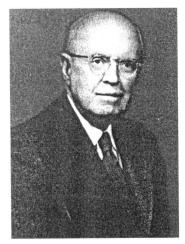

图 3-78 将开放性骨折的处理规范化、并开创了经皮克氏针复位技术的美国医生欧尔（H. Winnet Orr，1877—1956）

（图片来源：JBJS. 1959.）

是由于有了这段时期的诊治经验，让欧尔提出了开放性骨折的"休息"原则。他所说的"休息"有两层意思：一是让伤口休息——不要频繁地更换敷料；二是让骨折休息——不要去扰动骨折区的稳定。与此同时，欧尔还总结出了一套针对血源性感染的策略，包括清除脓液和脓肿、临时引流、伤口药物敷料填塞、石膏固定患肢等。他坚持隔上较长的时间再更换敷料。对于开放性骨折，他在上述处理的基础上再额外加了以下几条：及时清创、骨折复位、用"石膏＋骨针"的方法维持稳定。到了 1941 年，欧尔出版了自己的专著，将上述治疗理念加以阐述，他的开放伤救治思想，深刻影响了后来数十年的美军野战救治工作。

1929 年西班牙医生何塞·德鲁埃塔（José Trueta，1897—1977，图 3-79）用欧尔的方法治疗了 40 例外伤后骨髓炎，取得

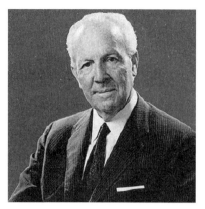

图3-79 西班牙创伤骨科名家何塞·德鲁埃塔
(José Trueta, 1897—1977)
（图片来源：巴塞罗那城市官网）

了不凡的效果，他发现采用这套方法后，患者二次感染的发生率大大降低，患者治疗过程中的痛苦也明显减轻，这是前所未有的。于是他就推论：既然石膏固定能够使得已经发生的感染缓慢进展，那么，在感染出现以前就用石膏固定，岂不是更好吗？接下来他就对开放性骨折患者进行清创，坏死组织切除，对伤口进行填塞后立刻就用石膏管型固定。以往人们填塞伤口都是用凡士林纱布，而德鲁埃塔根据自己的经验，改用网眼纱布。

德鲁埃塔出生于巴塞罗那，1935年，年仅38岁的他就成为巴塞罗那大学的外科学教授以及de Sant Paua医院的外科主任。次年西班牙内战爆发，德鲁埃塔在大量伤病员的救治实践中，深入完善了开放伤救治的技术，1938年他出版了西班牙语骨科学经典《战伤骨折的救治》(*Tratamiento de las Fracturas de Guerra*)，系统地介绍了自己的理念。

由于德鲁埃塔医生忠于共和国政府，当佛朗哥军队占领巴塞罗那以后，他被迫流亡英国，牛津大学立刻聘他为骨科学首席教授，在那里他继续对骨科基础和临床作出了巨大贡献。1966年他正式退休，回到了阔别多年的巴塞罗那，10年后在那里去世。

欧尔和德鲁埃塔的工作，彻底终结了几千年来人们对于开放性骨折的心理畏惧，表明开放性骨折也能够用简单的方法获得理想的结果。不需要什么高深的技术，也不需要什么特殊的设施，人们只要认真地贯彻好充分清创、坏死组织切除、填塞伤口、避免交叉感染、妥善复位、临时引流、可靠外固定……这一条条简单的原则，哪怕是非医学专业的人员，也能在快速受训后开展开放伤的处置工作。在第二次世界大战期间，交战各方的伤员都是按照这些原则进行处理，开放伤已经不再是一个非死即残的"恐怖杀手"。

苏联医生谢尔盖·谢尔盖耶维奇·尤丁(Sergi Sergeievich Yudin, 1891—1954)更是创造了一种可在极端艰苦环境下开展的开放性骨折处理法，包括以下技术：①清创及伤口切开；②不埋植引流条；③扩大伤口后做开放式的引流；④切除伤口皮缘直到深筋膜；⑤大量肥皂水冲洗伤口；⑥磺胺药粉洒在伤口表面；⑦对骨折进行复位；⑧无衬垫石膏固定。他用这套方法处理了500例枪弹伤造成的股骨干骨折，死亡率仅为5.9%。

卫国战争期间,尤丁医生专门设计了一种流水线式的作业方式,伤员在流水线的第一站接受腰麻,然后被推到下一站做牵引和伤口简易清洗,接下来再被分流到手术清创站或石膏直接固定站。有了这套流水线模式,只需一名外科医师及助手,就可以完成数百例开放性骨折的快速处置。尤丁把这种设立在前方的清创处理流水线,称为"大腿旅"(thigh brigade,图3-80)。他是继皮罗戈夫之后的最伟大的苏俄外科大师。

服务于清创等技术的外科器材,也相继问世。就在微生物致病理论被提出来后不久,1859年法国医生卡塞尼亚克(Eduard Pierre Marie Chassaignac,1804—1879)发明了橡胶引流管,大大方便了伤口的细菌排出。紧接着,美国纽约的医生Thomas Masters Markoe开始用带侧孔的橡胶管来引流伤口深部,并开创了用丝线来固定引流管。有了这种橡胶引流管,患者的肢体就可以被置于石膏管型之中,一边用石炭酸溶液灌洗,一边引流,每天可以重复数次(图3-81,图3-82)。

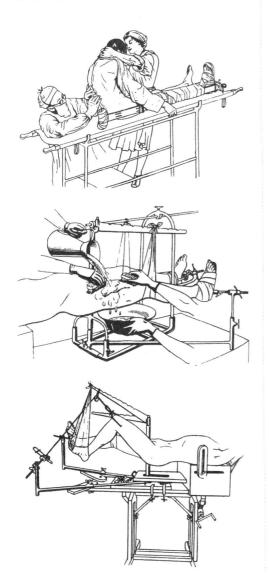

图3-80 苏联医生尤丁的流水线式清创处理作业法。
上图:麻醉;中图:牵引和伤口冲洗;下图:等待石膏固定
（图片来源:Yudin. The treatment
of war fractures. SGO. 1944.）

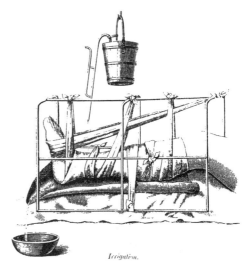

Irrigation.

图3-81 19世纪末的间歇性伤口灌洗疗法
（图片来源:F. Esmarch. Handbuch der
kriegschirurgischen technik. 1877.）

第三篇 动静两难之间·创伤骨科的历史

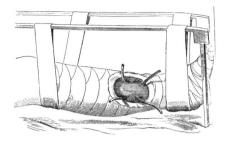

图3-82 19世纪末的另一种伤口灌洗技术，由 Markoe 提出

（图片来源：Markoe. Thorough drainage in the treatment of open wounds. *Am J Med Sci*. 1880.）

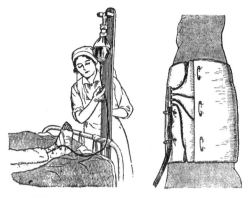

图3-83 划时代的 Carrel-Darkin 灌洗技术与相关的灌洗制剂

（图片来源：Carrel & Dehelly. *Infected Wounds*. 1917.）

伤口灌洗在第一次世界大战期间达到了一个高潮，标志性事件是 Carrel-Darkin 技术的出现（图3-83）。法国医生卡雷尔（Alexis Carrel，1873—1944）因血管缝合和组织培养领域的工作，而获得1912年的诺贝尔医学奖。他对开放性骨折处理方法进行了优化，他在清创和伤口切开以后，埋入带孔的冲洗管，每两个小时向伤口深部灌洗一次，每日监测伤口变化。他还创造了一整套伤口内细菌培养的方法，定期对伤口内菌落的数量进行估算。等到细菌培养已经阴性了以后，就进行伤口延期闭合。第一次世界大战期间，他向美国的洛克菲勒基金会提出了要求，希望能派一位化学专业人员加入他的团队，为自己的新式灌洗技术寻找到更好的媒介。1916年，美国化学家达金（Henry Darkin，1880—1952）来到他的医院，在对200多种抗菌物质进行筛选后，他找到了次氯酸钠这种优异的消毒液。

Carrel-Darkin 技术的问世，飞跃性地提升了伤口灌洗的效能。但是有了抗菌灌洗法以后，就需要每天更换伤口的敷料，医务人员在伤口上花掉的时间，反而远远超过了骨折本身。渐渐地，医生们开始觉得厌烦；医院和病人也不喜欢伤口灌流法，这需要消耗大量的敷料，还要配备细菌检测技术力量，病人对每天频繁的伤口处理也不堪其扰。

于是人们开始谋求伤口的早日关闭。按理说，污染严重的开放伤是不允许一期闭合伤口的，但早在第一次世界大战期间，就已经出现过战伤一期缝合的成功案例，现在回顾起来这应该是一种偶然，不过这还是让人们忍不住考虑伤口一期关闭的可行性。1919年，美国医生普尔（Eugene Hillhouse Pool，1874—1949）在一篇文章中认真探讨了伤口一期缝合、延期缝合、二期缝合的指征；比利时医生德帕奇（Antoine Depage，1862—1925）报道了一组43名患者的股骨干开放式骨折治疗经验，其中就有四人在一期关闭伤口也获得了良好的愈合，剩下的39例则是延期缝合，其中30人痊愈;1940 年,William Darrah 提出了用植皮法早期覆盖肉芽创面。

第二次世界大战期间,美英盟军对开放性骨折的伤口处理原则,随着救治经验的丰富,也变得越来越积极:一开始是对开放伤用石膏管型固定,再做伤口二期缝合;到了后来开始尝试延期的一期缝合。他们在尽可能的条件下都做植皮。战后统计了 2 393 例延期缝合的开放性骨折,93%都获得了愈合。

1935 年多马克合成了百浪多息(磺胺类)后,1939 年詹森(N. K. Jensen)就把这种药物用在了开放性骨折的病人身上。当时常见的做法,是在清创结束后将磺胺药粉洒在伤口内。他们报道了 39 例患者,无一例出现感染。于是在第二次世界大战期间,磺胺药粉成为士兵急救包里的常备急救用品。位于美国孟菲斯的坎贝尔医院用"局部+口服磺胺"治疗开放性骨折患者,感染率被降到了 19%,这一记录随后就被青霉素所打破。

英国医生埃利斯(Valentine Herbert Ellis,1901—1953)是第一个用青霉素治疗开放性骨折的骨科医生,在他的医院,超过 1 500 名开放伤者接受了青霉素治疗,他对伤口污染和感染进行仔细的鉴别,倾向于全身应用抗生素,而不是在局部涂洒药粉。

抗生素的出现,彻底改变了开放性骨折的治疗局面。然而,数百年积淀发展下来的矫形外科基本技术,依然还是开放伤处理,尤其是早期处理的制胜法宝,在可见的未来,我们依然还将凭借着先人们摸索出来的这些外科技术法宝,去面对新的、更加复杂的开放伤与复合伤。

骨折的复位与牵引

从最早的时候开始,人们就知道骨折以后的肢体会呈现各种短缩、成角、旋转畸形,而治疗的首要工作之一,就是消除这些畸形,把断掉的骨头再对回去。况且骨骼复位以后,疼痛也能大大减轻。骨折复位是很费力气的一件事,很多情况下仅靠医生及其助手的臂力,是做不到的。于是懂得使用工具的先人,很早就琢磨出了各种辅助器械,来放大整复者的力量,或者是把患者自己的体重也利用起来。希波克拉底用悬吊法整复受伤的脊柱,用撬棍来整复断掉的腿骨,都明确见诸历史文献(图 3-84)。

但是很多情况下,骨折复位后仅仅依靠绷带、夹板、支具这些手段,是无法做到满意的长久维持的,特别是对于那些周围肌肉非常强大的下肢骨折。如何依靠器械来实现这些部位骨折的连续而稳固的复位,欧洲中世纪的人们实实在在是动了一些脑筋。14 世纪的时候,法国著名医生考利亚克(Guy de Chauliac,1300—1368)曾经提出过用一种牵引疗法来治疗骨折,这种牵引需要在床尾放置一个滑轮,用重物牵拉着绳索来实现骨折牵引。这是一个听上去很不错的想法,可是在 14 世纪的技术

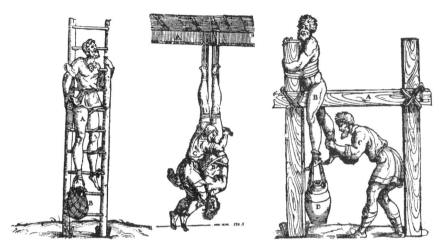

图 3-84 从希波克拉底、盖伦时代以来,人们借助器械,使用各种外部力量乃至患者的自身体重,来实现骨折的复位

(图片来源:Guido Guidi, 1544;Opera of Galen, 1625.)

条件下,这种想法真的要实施起来非常困难。问题主要出在牵引连接肢体的方法上,当时人们用的只有脚套或是手帕布条绑扎这些手段,重物持续牵引过程中,它们动不动就发生松脱和移动(图 3-85)。

不管怎样,牵引这种技术的出现,总算是为骨折治疗提供了一个大的选择。因此

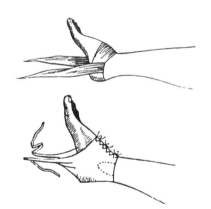

图 3-85 早年用来连接肢体和牵引物的手段主要是布条、手帕这类东西

(图片来源:F. W. Sargent. On bandaging and other operations of minor surgery. 1848.)

从那之后整整五百年,牵引就一直存在了下来,并且方法基本上没有什么变化。进入 19 世纪以后,牵引在下肢骨折中的应用变得非常广泛。好在这个时候的物质选项已经大大丰富了,为了改善牵引过程中的连接问题,人们想了两种办法:一是给下肢先打上一个石膏管型或者支具,然后将牵引挂在上面;二是设法把牵引力直接引向下肢的骨骼。

第一种思路的代表,要数德国人 Johann Nepomuk Sauter 的平衡悬挂支具,但将牵引挂在支具上,就等于是把成败的赌注押在了支具对骨折的制动、稳定性上了——如果支具没有打好,或是支具不能对骨折起到有效的力线维持和防止移位,那么整个治疗也就失败了。更何况,真要是已经有了一个合适又稳定的支具,那么还要不要牵引,也就无所谓了(图 3-86)。

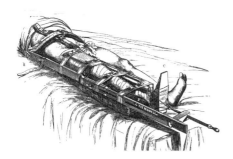

图3-86 将牵引直接挂在支具上，也是18～19世纪
骨折牵引的常见思路

（图片来源：Hamilton FH. Practical treatise
on fractures and dislocations. 1860.）

而第二种做法，即把牵引力直接连到骨骼上面，算得上是一个革命性的思维飞跃。这种概念是美国新英格兰地区的内森·史密斯医师（Nathan Smith，1762—1829）提出的，他是英国人波特（Percivall Pott）的信徒。前面我们说到，波特最先指出骨折移位是因为附着肌肉的牵拉所导致的，为此他提倡在屈髋、屈膝的肌肉松弛体位下固定骨折，而这种思维，对延续几千年的希波克拉底的髋膝伸直位固定经典提出了挑战。内森·史密斯和波特一样，对当时临床上的那些"经典"治疗方法也很不满。他是怎么做的呢？史密斯用夹板将下肢固定于略抬高位（相对于床面），如果骨折有短缩，就施以持续牵引，牵引重物通过滑轮、牵引绳，拉在夹板上，牵引的方向与股骨的轴线一致。在这里，他提出了"反牵引"的概念，他说"要让身体作为牵引的对抗力，如果有必要的话，可以稍稍把床脚抬高一点"。这种"双斜面"式的牵引技术，既完美地实现了波特当年提出的屈髋、屈膝

位制动的想法，也给股骨骨折创造了强大而直接的牵引力，牵引力的方向、大小可调，非常精确（图3-87）。

内森·史密斯的儿子 Nathan Rryno Smith（1797—1877）在他父亲的牵引方法上做了一些小小的改动，把牵引与股骨夹板的连接点移到了腹侧，这样一来，就让牵引绳起到了将患肢"吊起来"的作用（图3-88）。这种方法特别适合开放性骨折，尤其是那些伤口需要频繁处理的病人，悬吊牵引避免了每次换药时折腾夹板、支具带来的麻烦，也非常方便引流。而这种悬吊式牵引法，又被美国人 John T. Hodgen 优化，变得更加适合那些火器伤病患的治疗。在整个美国南北战争期间，Hodgen 的这一技术因其简便实用，而被大力推广并

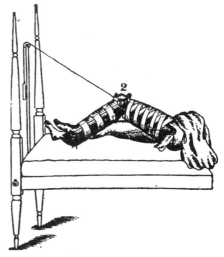

图3-87 美国医生内森·史密斯（Nathan Smith，1762—1829）采纳波特的"屈髋屈膝"位制动理念，并提出了"反牵引"的做法

（图片来源：Smith. Observations on fractures of the femur, with an account of a new splint; medical and surgical memoirs. 1831.）

传到了欧洲,直到半个世纪后的第一次世界大战期间,这种牵引支具依然大放异彩(图3-89)。

19世纪还是石膏传遍天下的时代,于是自然有人将牵引疗法和石膏结合了起来。1828年英国医生詹姆斯(J. H. James)和美国医生斯威夫特(Joseph K. Swift)等使用无衬垫石膏制动下肢,再挂上牵引物(图3-90)。事实证明,石膏对肢体的贴服性要远远优于夹板和支具。

皮肤牵引也在这个年代出现了。最开始的时候,皮肤牵引是用来处理髋关节结核这类疾病的,不需要很大的牵引力,只需获得一个患肢的基本制动即可。后来美国外科学先驱巴克(Gurdon Buck,1807—1877)将它用到了股骨骨折上面。在整个美国内战期间,交战双方都采用皮牵引来治疗骨折,乃至于在美国,皮牵引也被称为"Buck牵引"(图3-91)。南北战争结束后,这种牵引法也传到了欧洲,被欧洲医生称作"美式牵引法",得到大力提倡。欧洲骨科名家如法国的内拉通、德国的沃克曼都对皮牵引赞赏有加,当时皮牵引不仅被用于下肢骨折,也用到了上肢部位。

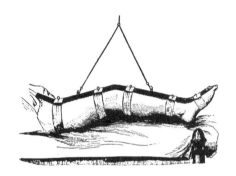

图3-88 内森·史密斯的儿子 Nathan Rryno Smith (1797—1877)把牵引与股骨夹板的连接点移到腹侧,让牵引绳将患肢"吊了起来"

(图片来源:Smith. Treatment of fractures of the lower extremity by use of the anterior suspensory apparatus. 1867.)

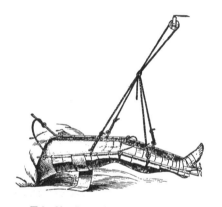

图3-89 美国医生 Hodgen 的牵引支架

(图片来源:Hamilton FH. A treatise on military surgery and hygiene. 1865.)

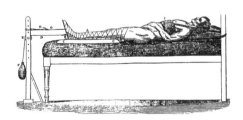

图3-90 英国医生 James 将无衬垫石膏和牵引结合起来

(图片来源:James. The retrospective address in surgery from July 1836 to July 1839. 1839.)

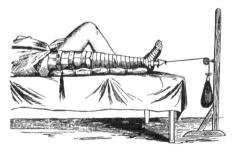

图3-91 美国医生巴克将皮牵引从结核病治疗搬到了股骨骨折上

(图片来源:The medical and surgical history of the war of rebellion. 1883.)

此时已经是 19 世纪的后期，人们突然发现，千百年来大家对皮牵引都不太重视，事实上也没什么好的治疗办法的小儿股骨干骨折，具有特别的临床价值。英国医生托马斯·布朗（Thomas Bryant，1828—1914）对当时医学界在小儿下肢骨折上的消极态度和各种混乱无章的疗法非常看不惯——因为孩子的治疗依从性较差，当时有的医生就仅对患肢做支具患肢，有的则双下肢都牵引。而布朗率先把皮牵引用在儿童骨折中，并认为这种技术能将髋膝关节可靠地维持在一定体位，且便于孩子护理，同时还可以让孩子的体重充当完美的反牵引。于是慢慢地，这种技术开始被临床接受，他的这种儿童皮牵引术也被命名为"布朗氏牵引"（Bryant traction），在德国，则被称为"Max Schede 牵引"（图3-92）。

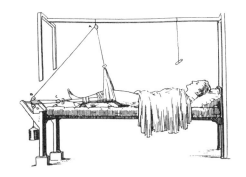

图 3-93　澳大利亚医生汉密尔顿·罗素设计的悬吊式牵引——"Russell 牵引"

（图片来源：Russell. Fractures of the femur: a clinical study. Brit J Surg. 1924.）

1921 年一名澳大利亚医生汉密尔顿·罗素（R. Hamilton Russel，1860—1933）从李斯特医生的医院进修回国后，设计了一种悬吊式的皮肤牵引技术，可以在牵引患肢的同时，让髋关节、膝关节保持屈曲位。这种以他命名的"Russell 牵引"，后来被广泛用于股骨干骨折和股骨颈的囊外型骨折（图3-93）。

然而从内森·史密斯到汉密尔顿·罗素的各种牵引，施力的方式还是体表、间接的，并没有直接作用于骨骼本身。而且这些通过石膏、支具、夹板施加的牵引力，经常会造成局部皮肤的压迫坏死。那么，直接对骨折实施牵引是否可行呢？其实早就有人想到过这个问题，马盖涅在他的书中，就曾经提出胫骨骨折的病人，给骨折断端施加直接的牵引力，将是有帮助的，为此他主张直接切开骨折区域，实施上述操作。毫无疑问，这在无菌术尚未到来的年代，是一个无法付诸实施的想法。

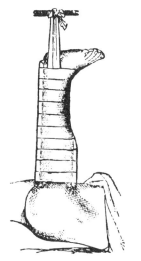

图 3-92　英国医生布朗的儿童股骨骨折皮牵引技术

（图片来源：Bryant. The practice of surgery: a manual. 1872.）

后来就真的有人这么干了：意大利医生凡盖蒂（Guiliano Vanghetti，1861—1940）有一次用钢丝和骨针刺穿肌肉和肌腱后穿入骨内，对骨骼进行牵引，效果不得而知，但可惜的是，他的工作甚至都没有引起人们的注意。1903年，意大利 Rizzoli 研究所（关于这个伟大的研究所，我们后面还会详细介绍）的戈蒂维拉（Alessandro Codivilla）用骨针穿过患者的跟骨，施以一定的牵引力，并用石膏加以固定，他用这种直接而强大的骨牵引来进行畸形矫正。

事情发展越来越快，1907年，在德国工作的瑞士医生史泰曼（Fritz Steinmann，1872—1932）开创了股骨髁上骨牵引的先例。为此他设计了一种构造非常简单的、直径3～5 mm、头部削尖而锋利的金属粗钉，能用手摇钻或敲击进入致密的下肢骨皮质。由于这种骨钉非常坚韧，能够在上面挂很重的牵引物，以矫正股骨骨折的移位（图3-94，图3-95）。为了预防骨钉牵引所带来的感染，史泰曼还设计了非常精巧的穿钉规则。今天，这种牵引在世界各地的骨科病房里几乎随处可见，他所发明的牵引骨钉，也被用史泰曼的名字命名，这

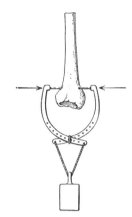

图3-95　史泰曼后来自己改良的牵引弓
（图片来源：Steinmann. Die nagelextension. *Eygeb Chir Orthop.* 1916.）

就是我们今天无比熟悉的"斯氏钉"（Steinmann pin）。

戈蒂维拉和史泰曼的直接骨牵引一经问世，就在学界引发了很大争论，许多医生纷纷撰文谴责这种"野蛮粗暴"的做法，但是这两人对此倒是毫不在意，依然坚定实施骨牵引，直到全世界最终接受了他们的理念。戈蒂维拉后来在骨不连等领域作出了杰出贡献，史泰曼则始终专注于新鲜骨折的救治。

直接骨牵引的出现，还迅速带动了一系列相关器具的诞生，它们是牵引针、螺钉、螺栓以及带钩子的牵引弓等。1900年德国有个叫海内克（Walter Hermann Heineche）的医生发明了一种钳状器械，用来牵引跟骨，并与石膏管型相结合，来实现胫骨骨折的复位。后来美国医生兰索霍夫（Joseph Ransohoff，1915—2001）还把这种钳形牵引弓用来给股骨干骨折做股骨髁牵引（图3-96）。

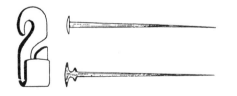

图3-94　史泰曼的第一代"斯氏钉"及牵引钩
（图片来源：Steinmann. Eine neue extensionsmethode in der frakturenbehandlung. *Zentralbl Chir.* 1907.）

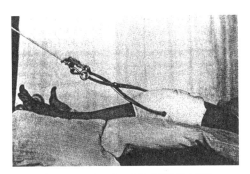

图 3 - 96 兰索霍夫医生将冰钳状的牵引弓
用于股骨干骨折的牵引上

（图片来源：Ransohoff. Ice tongs extension for simple fractures of the femur. *Trans Am Surg Assoc*. 1912.）

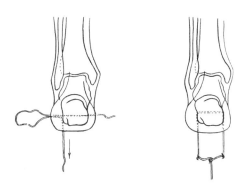

图 3 - 97 德国的克拉普医生率先将
细金属丝用在了骨牵引上

（图片来源：Ottolenghi. Tracción Esqueletica. 1946.）

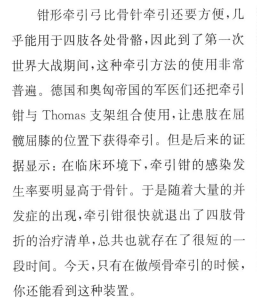

钳形牵引弓比骨针牵引还要方便，几乎能用于四肢各处骨骼，因此到了第一次世界大战期间，这种牵引方法的使用非常普遍。德国和奥匈帝国的军医们还把牵引钳与 Thomas 支架组合使用，让患肢在屈髋屈膝的位置下获得牵引。但是后来的证据显示：在临床环境下，牵引钳的感染发生率要明显高于骨针。于是随着大量的并发症的出现，牵引钳很快就退出了四肢骨折的治疗清单，总共也就存在了很短的一段时间。今天，只有在做颅骨牵引的时候，你还能看到这种装置。

骨性牵引虽然简便高效，但是粗大的斯氏钉，有时在锤入骨头的过程中，会造成骨质劈裂，且牵引钉本身也缺乏柔韧性。1912 年德国的克拉普医生（Rudolf Klapp，1873—1949）在巴尔干战争的前方军医院里发明了一种使用铜铝合金丝来进行骨牵引的技术。他将金属丝穿过跟骨体，把金属丝的两头都从足跟底部穿出，然后连接牵引装置。1914 年他在柏林向同行展示

了这一技术，按他的说法，这种细金属丝牵引的效果比以往的粗骨针要好，感染率也更低（图 3 - 97）。其他医生试用之后也表示赞赏，并出现了钢丝穿针法和相应的辅助工具。1917 年，阿根廷的费诺基多医生（Enrique Finochietto，1881—1948）设计了一种看上去更简单的牵引方法，他将牵引针穿过跟骨与跟腱之间的软组织，然后用一个像马镫子的牵引弓来牵引。次年，德国的赫尔兹伯格（Erich Herzberg）在他们的基础上推出了一种"钢丝＋可调式外支架"的牵引装置，特点是可以将牵引钢丝收紧，向骨骼施加张力。

此时，欧洲的骨科界开始出现两个观点分明的派别，一派坚持使用粗大的斯氏钉，认为粗钉稳定性强，且钉子进入软组织的地方能够紧绷皮肤，将入口自然"封闭"以避免感染。但是细金属丝这一派认为自己的软组织损害更小，且同样有入口"封闭"的效果。德国医生马丁·克什纳（Martin Kirschner，1879—1942，图 3 - 98）

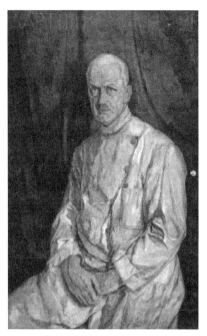

图 3-98 "克氏针"的发明者：德国医生马丁·克什纳 (Martin Kirschner，1879—1942)

想把两派的技术特点加以糅合，希望能找到一种头部锋利、能够快速刺入骨骼，但是口径要够细却又具备足够的机械强度的骨针。一番辛苦之下，他终于将目光锁定在了一种钢琴里面用的 0.7～1.5 mm 口径的铬质钢丝上，并设计了一种导向手柄来配合这种新式骨针。这种骨针后来在克什纳的手里被改造得越来越锋利，这便是今天临床上天天都在使用的克氏针。

克什纳一生留下过足迹的地方，加起来就是一部悲催的德国变迁史。1879 年他出生于德国古城布雷斯劳，今天这个地方被划入了波兰境内，改名为弗罗茨瓦夫；长大后他曾在斯特拉斯堡学医，今天这里属于法国；毕业后他又去了哥尼斯堡向名

师学习外科技术，并在这里长期居住，这里曾是康德的故乡，今天已经被并入俄罗斯，改名为加里宁格勒……

1924 年，克什纳在哥尼斯堡成功实施了世界上首例肺栓塞摘除术，10 年后他被选为德国外科学会的主席。克什纳是个外科天才，精通普外科、神经外科、矫形外科、泌尿外科、麻醉科、甚至是整形外科的手术，一生曾发表过 249 篇文章，主编过 8 部专著，执掌过 5 个杂志编辑部，据说仅 1936 年这一年，他就做了 3 600 多例手术。

克什纳的"Kirschner(K)-wire"（克氏针）发明最早见于报端，是在 1931 年的慕尼黑，从那一年开始，欧洲各国的医生一下子就爱上了这种新器材。原本，克氏针是为了骨牵引而设计的，但聪明的各国医生们纷纷把它用到了经皮股骨颈骨折固定、肩锁关节脱位固定、手外科固定以及各种骨折临时固定上。后来有一名叫斯文·约翰松(Sven Johansson)的瑞典医生发明了髋部空心螺钉，克氏针简直就是为其天造地设的一个导引搭配。后来，曾提出过"Pauwel 角"这个概念的德国医生弗雷德里希·鲍威尔(Friedrich Pauwels，1885—1980)还发明了两枚克氏针加"8"字钢丝的"张力带固定"技术——可以说，小小一枚克氏针，改写了 20 世纪的骨科发展史。

除了斯氏钉、克氏针等手段以外，还有一类重要且常用的牵引，便是颈椎牵引（图 3-99）。这种技术早在 15～16 世纪就出现了，当时主要被拿来治疗脊柱侧弯、斜

颈、脊柱结核这些疾病，牵引力通过布带、下颌带等器材施加在颈椎上面。但是这种牵引带的配戴时间一久，就容易发生皮肤损伤，甚至是下颌软组织的压迫坏死，为此，17世纪的医生发明了衬有毛绒的下颌垫圈，用于长时间牵引，来改善患者的舒适度。

既然四肢骨折可以从体表间接牵引走向骨骼直接牵引，那么脊柱是否也可行呢？1936年加拿大蒙特利尔的托马斯·霍恩医生（Thomas Hoen）用细钢丝穿过头盖骨，来提拉颈椎，开创了颅骨牵引术这一新疗法。但是他的这种早期牵引方法，需要做一个创伤很大的脑外科手术，将颅骨掀开，显露硬膜。这在今天听上去很荒谬，但毕竟标志着脊柱也有了骨性牵引的可能。

美国密苏里州有个 Neubeiser 医生，他也很想做一个颅骨牵引，但是又不愿意折腾出开颅手术那么大的动静。有一天他灵机一动，用钓大鲤鱼用的粗鱼钩，在颞下颌关节的前方勾住两侧颧弓，然后挂上牵引。结果发现这种技术挺有效，特别适合在急诊急救环境下使用。后来人们对此又进行了改良，设计了外形更加合理的专用骨钩，不需要再使用鱼钩了（图3-100）。

加拿大医生盖里（William Edward Gallie，1882—1959）是颈1/2固定技术的开拓者，他对颅骨牵引的需求也很迫切。受到家用冰钳的启发，他设计出了一种全新的颅骨牵引器：只需要在患者的头上做两个很小的切口，在颅骨的外板上钻孔，然后刺入牵引器的1/8英寸钩针即可。他的这个创意，后来在20世纪30年代由美国神经外科医生克拉契菲尔德（W. Gayle

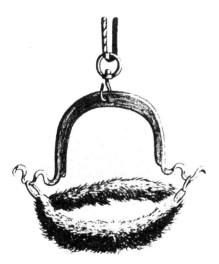

图3-99　15～16世纪以来做颈椎牵引时用的下颌垫圈

（图片来源：Nuck. Operationa et Experimenta Chirurgica. 1696.）

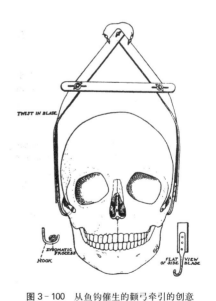

图3-100　从鱼钩催生的颧弓牵引的创意

（图片来源：Selmo. Traction on the zygomatic process for cervico-vertebral injuries. *Am J Surg.* 1939.）

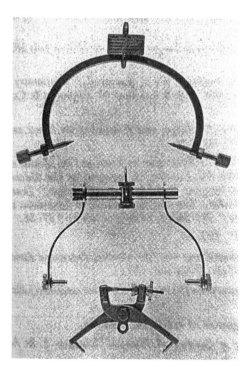

图 3-101　几个不同年代、日臻成熟的颅骨牵引弓，
自上而下：Gardner-Wells 牵引弓、Vinke 牵引弓、
Crutchfield 牵引弓

Crutchfield, 1900—1972）等人持续改良，逐步发展成了我们今天临床上常用的"Crutchfield 颅骨牵引弓"（图 3-101）。

1959 年，美国加利福尼亚州的 Rancho Los Amigos 医院为了治疗颌面部损伤，设计了一种叫"Halo"的头盆牵引支架。第一代 Halo 支架在美国加利福尼亚、得克萨斯的几家医院试用后反响良好，后经众多医生的不断改进，最后被用到了颈椎牵引上来。几十年后，简便易用，高效可靠的 Halo 支架已经风靡全世界，成为脊柱畸形、脊柱外伤治疗中的一个利器。

今天，当我们走进任何一家骨科病房，打开常备器材的抽屉，都可以看到斯氏钉、克氏针、牵引弓、螺栓、颅骨牵引弓这些物品。这其中的很多件器材，长得和它们一百年前问世时基本上没有什么不同。与百多年前一样，它们静静地躺在牵引包中，等待着下一个急诊伤病员的到来。

骨折的内固定

骨折的手术切开复位和内固定，并不是什么晚近才有的事。首先，外科手术在几千年前就已经出现了，例如古埃及人做过一些浅表手术，中国的华佗据说做过肿瘤摘除和胃肠缝合一类的手术，古代印加人甚至开展过颅脑手术……在 16～18 世纪的历史上，也曾出现过切开缝扎、金属丝捆绑、象牙栓髓内连接等骨折内固定的个案记载。但严格来说，在李斯特的现代无菌技术出现以前，骨折的手术内固定几乎等于天方夜谭，无异于在拿患者的性命赌博。

1870 年，法国医生贝亨歇（Laurent Jean Baptiste Bérenger-Féraud，1832—1900，图 3-102）在巴黎出版了《骨折碎块的直接固定技术》（*Traité de l'immobilisation derecte des fragments osseux dans les fractures*），这可能是历史上第一部专门谈到骨折内固定话题的专著。这位贝亨歇医生还在医院实习的时候，看到老师 Long 医生给两名胫骨开放性骨折病人做了切开复位，用金属丝捆扎骨折碎片，立刻就对骨折治疗着了迷，后来毕业论文选题就围绕着粉碎性骨折的治疗展开。

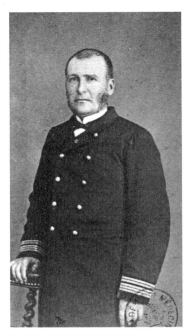

图 3-102　法国医生贝亨歇（Bérenger-Féraud，
1832—1900），第一部骨折内固定专著的作者

毕业以后的贝亨歇，长期从事的反倒是热带病研究工作。众所周知，在 18～19 世纪英法德等国家的全球殖民过程中，热带医学被尊为一门地位非常高的显学。贝亨歇当时在海军工作（后来官至法国海军总医官），研究的就是热带病中的最热课题——疟疾。他对这种疾病的茶色尿症状进行了最早的描述，并用"fièvre bilieuse mélanurique"来加以命名，后来英国人把它翻译成了"black water fever"（黑水热）。

　　贝亨歇的上述那本专著，是他在普法战争的巴黎被围困期间出版的，里面介绍了 6 种直接固定骨折的方法：①用金属丝捆绑相邻的牙齿，以固定下颌骨骨折；

②Malgaigne point 固定法；③Malgaigne 复位钳固定法；④将骨折块敲击嵌入主骨的髓腔内；⑤用丝线缝扎骨折块；⑥捆扎或环扎骨折块。他个人认为环扎捆绑是最可靠的固定方法。贝亨歇曾说过，上述的任何一种固定技术都不是他发明的，他个人只是一个知识的搬运工，在博览群书之后将别人的技术再作传播而已。今天我们回过头来看贝亨歇医生所介绍的这 6 种内固定技术，里面已经依稀有了现代骨钉、髓内钉、外固定支架、环扎钢丝的影子（图 3-103～图 3-108）。

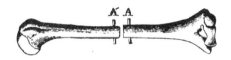

图 3-103　贝亨歇书中提到的第一种固定方法，也是希波克拉底当年用来固定下颌骨骨折的方法，用金属丝间接捆绑连接两侧骨块的物体

（图片来源：Bérenger-Féraud. Traité. 1870.）

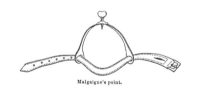

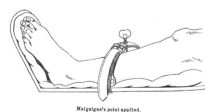

图 3-104　贝亨歇书中提到的第二种固定方法：
Malgaigne point 固定法

（图片来源：Stimson. A Treatise on Fractures. 1883.）

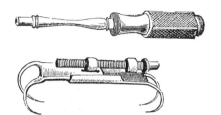

图 3 - 105　贝亨歇书中提到的第三种固定方法:
Malgaigne 钳固定法

（图片来源：Stimson. A Treatise on Fractures. 1883.）

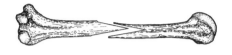

图 3 - 106　贝亨歇书中提到的第四种固定方法:
将骨折块敲击嵌入主骨的髓腔内

（图片来源：Bérenger-Féraud. Traité. 1870.）

骨科简史

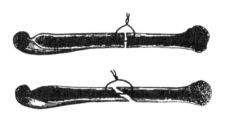

图 3 - 107　贝亨歇书中提到的第五种固定方法:
用丝线缝扎骨折块

（图片来源：Bérenger-Féraud. Traité. 1870.）

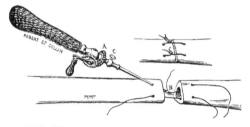

图 3 - 108　贝亨歇书中提到的第六种固定方法:
环扎或捆绑骨折块

（图片来源：Bérenger-Féraud. Traité. 1870.）

贝亨歇对那些内固定手术后的病人，通常不缝合切口，而是用葡萄酒、高锰酸钾、石炭酸、木馏油等药剂浸润的敷料填塞，以防控感染。他自己对内固定技术是这样评价的：

"对开放伤口内的骨折进行直接固定，能够减轻软组织因骨折断端活动而造成的损害，而且也能够使骨折区域较少地受那些腐败肮脏的致病物的侵害。当骨折开始自己的炎性愈合过程——骨痂出现、包膜形成、骨折断端出现软性连接，逐渐走向痊愈……"

但是贝亨歇特别强调：内固定手术只适合那些迁延不愈的骨不连病人。这是因

为当时实在是没什么好办法来抵御感染，如果对新鲜骨折的病人开刀，是非常得不偿失的。

李斯特医生发明了现代外科无菌术，他本人也是最早在无菌术下用内固定手段来治疗骨折的人之一。在此之前，他已经成功地借助无菌技术，将众人谈虎色变的开放性骨折实现了完美愈合。但是对于新鲜骨折的开放复位，虽然他对技术操作部分并不担心，但真要是去开这个刀，他还是犹豫踟蹰了很久，不敢轻易迈出这一步。1877 年 3 月，李斯特医生的好友，格拉斯哥的卡梅隆医生（Hector Cameron，1843—1929)用钢丝缝扎法治好了一例陈旧性髌骨骨折病人，这个事件给了李斯特很大的鼓舞。终于在那一年的 10 月，李斯

特在伦敦大学国王学院的病房里,为一名髌骨新鲜骨折的病人实施了手术。

这天的手术中,李斯特先是尝试手法闭合复位,但还是失败了。于是他切开显露了髌骨,进行直接复位并用粗银丝进行缝补,术后伤口没有发生感染,骨折也顺利愈合了,8个星期以后银丝内固定被取出。李斯特认为这个病例,是第一个新鲜的髌骨骨折用内固定方法治愈的案例,而无菌技术是成功的最大关键。可是他并不知道,早在1861年,美国旧金山的塞缪尔·库珀医生(Samuel Cooper)就已经用银丝捆扎法,成功治愈过髌骨新鲜骨折。而且库珀当时也使用了无菌措施,只不过用的是酒精。

不管怎样,李斯特医生对骨折治疗的丰功伟绩是毋庸置疑的。他在1883年发表了7例髌骨新鲜性骨折用内固定治疗的优异效果。短短15年以后,这种治疗在欧美医学界已经成为常规,尺骨鹰嘴等骨折也开始采用相同的方法。

19世纪的后20年,在无菌技术的保驾护航下,医生们在骨折的手术治疗上变得越来越大胆,各种奇奇怪怪的内固定材料——例如火鸡的长骨、兔子骨头以及用牛骨头做成的圆箍——都冒了出来,并被装进了病人的身体里。当时的人们有一个很本能、却在今天看来都很前卫的想法,就是尽量采用一些可被人体"吸收"、无需再次手术取出的内固定材料来手术。这些古怪的方法虽然最后都没有生存下来,但多多少少推动了"内固定"理念在人群中的传播(图3-109)。

1897年X射线正式应用于骨科以后,人们对内固定的热情就更大了,此时,骨折内固定的指证也开始被规范下来,如"长骨中段骨折移位不易被纠正的""骨折伴有脱位的""骨折累计关节面的"……这些适应证被逐条写进了教科书里。同时,专家们还告诫说不要随便对那些简单型骨折施以手术,否则危害大过收益。

螺钉就是在这个时候被引入骨折治疗的。螺钉的出现,对人类文明发展的意义

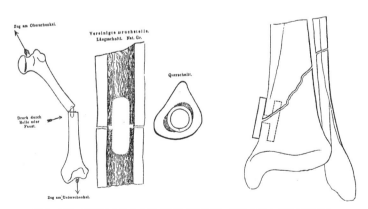

图3-109 用髓腔内象牙栓子来套接骨折断端, 这也是髓内钉的早期形态

(图片来源: H. Bircher. Eine neue methode unmittelbare rerention bei fracture der rohrenkrochen. *Arch Klin Chir*. 1893.)

之重大，简直可以与轮子的诞生相提并论。螺钉是一种将旋转动能转化为直线动能的机械装置，传说最早是由阿基米德（公元前3世纪）发明的。据记载，他设计了一种"水螺"装置，由长2～3米的木轴和双线（或三线）木螺纹组成，外面封闭以木筒，这种装置能够将低处的水运送到高处用于灌溉。但是后来的考古证据表明，这种类型的装置可能在更早的古巴比伦王国就出现了，被用于向"空中花园"输送浇水（图3-110）。

15世纪火绳枪出现后，由于连续发射会使得紧固火绳的钉子松动，于是人们就打制出金属螺钉来代替钉子。但在那个时候，加工一枚螺钉的代价实在是太昂贵了。1832年，工业用的自攻螺钉出现了，钉尖的改进使得不预钻孔的螺钉成为可能。接着又出现了更坚固的合金材料以及更加方便使用的改锥。1840年纵切车床问世，螺钉的单位成本迅速被降了下来。到19世纪中后期，欧洲人设计出了专用的螺钉制

造机，能够快速切割旋磨出标准化、大批量的螺钉，这个时候，螺钉才被广泛地应用于社会的方方面面，这也就是为什么螺钉会在19世纪末进入骨科的大背景（图3-111）。有趣的是，此时骨科手术所用的螺钉和木工螺钉事实上没有什么差异，一直到第二次世界大战后期，骨科医生们才开始呼吁为人体骨骼固定来设计一些更加专业的螺钉。

接骨板是与螺钉同一时间被用到了骨折治疗中的。第一批使用它们的医生，很想在避免未来二次切开的情况下，就能将接骨板和螺钉取掉。因此最早出现的接骨板，是一种介于内固定和外固定之间的东西，于1886年由Hansmann设计，现在大多数学者都认为这是世界上第一块用于骨折固定的接骨板（图3-112）。

常用的内固定形式还有最古老的钢丝环扎（或捆绑）。在近百年的时间里，人们

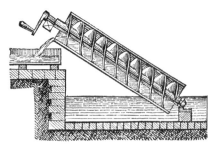

图3-110　传说中阿基米德发明的"水螺"装置，是螺钉的最早工程雏形

（图片来源：ClipArt ETC开放数据库）

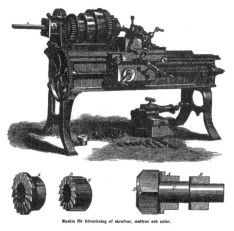

Maskin för tillverkning af skrufvar, muttrar och axlar.

图3-111　1871年的螺钉制造机

（图片来源：Runeberg工程技术开放数据库）

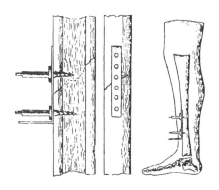

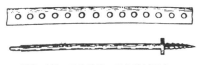

图 3 - 112　公认的第一种接骨板固定，
1886 年由 Hansmann 设计

（图片来源：Hansmann. Eine neue methode der fixierung der fragmente bei complicirten fracturen. *Dtsch Ges Chir*. 1886.）

琢磨出了各种各样的环扎、捆绑方法以及钢丝收紧的技术，例如打结、扭紧，有时甚至用电焊紧固！在此基础上，1914 年意大利医生布提（Vittorio Putti，1880—1940）发明了金属捆绑带（图 3 - 113）。一开始捆绑带的样子又窄又细，几乎和钢丝没什么差别，后来就出现了更宽、更粗壮的捆绑带，法国医生还将其形象地称为"manchon"（袖子）。

1901 年 Alberto Jacoel 首先将骑缝钉

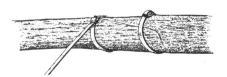

图 3 - 113　意大利医生布提发明的"捆绑带"

（图片来源：F. W. Phaham. Circular constriction in the treatment of fractures. *SGO*. 1916.）

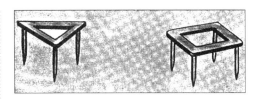

图 3 - 114　20 世纪初的骑缝钉，后来无数名家对这个小玩意进行过创造和改良，这是比利时医生朗波特的一款设计

（图片来源：W. S. Bickham. *Operative Surgery*. 1924.）

引入到骨折治疗中来，起初只是用于髌骨骨折，后来就在干骺端骨折的治疗中非常流行，有的时候骑缝钉甚至被用来治疗骨干骨折。而且在后来的一百年里，骑缝钉的各种改良、变体和用材花样无穷（图 3 - 114）。

Robert Milne 把工业上的螺栓、螺帽也搬到了骨折治疗上（图 3 - 115）。这个时候已是 20 世纪初了，骨科医生手里已经有了骨针、接骨板、螺钉、骑缝钉、捆绑带，再加上髓内栓子等器材，骨折治疗的选择已经空前地丰富了。

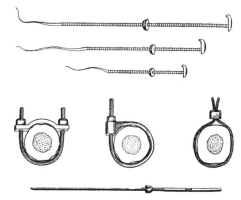

图 3 - 115　Robert Milne 用带有螺纹的金属绳来进行捆扎，相当于是金属丝捆扎的进化版

（图片来源：Milne. Remarks. *Clin J. B. Murphy*. 1913.）

20世纪初期,内固定理念的两位主要推手是英国伦敦的莱恩(William Arbuthnot Lane,1856—1943)和比利时的朗波特(Albin Lambotte,1866—1956)。莱恩出生于军医世家,年轻时代当住院医师的时候,曾经在鼎鼎大名的托马斯·布朗医生(布朗氏牵引的发明者)手下工作,毕业后留校担任解剖学教员,练就了非常过硬的解剖学功底,这为他日后成为一名胆大心细、技艺高超的普外科医师奠定了基础。他可能也是17世纪以来最后的几位"外科医师兼解剖学家"的代表了。

时值20世纪的初始,骨折治疗依然还是普外科医生的工作范围。莱恩医生深入观察了应力对骨折的影响以及骨折复位不佳所带来的创伤性关节炎等并发症,渐渐地,他对闭合复位的效果越来越不满意。1892年他开始用手术切开来治疗闭合性骨折,并使用螺钉、钢丝等器材来进行内固定,他坚守外科手术的无菌原则,秉承"不接触"的操作理念,因此他的内固定手术感染率非常低。

莱恩本人还是一个活跃的手术器械发明家,1907年设计出了"Lane钢板"。同时他也是一位高产的作者,毕生笔耕不辍,使得内固定理念广泛传播。他在1905年出版的《骨折的手术治疗》(*The Operative Treatment of Fractures*),通过一幅幅的手绘、照片和X线影像,深入浅出地阐述了螺钉、钢丝、骑缝钉治疗骨折的技术。但他的手术观遭到了同行们的抨击,指责内固定方式太过危险,绝不值得提倡。可是莱恩不为所动,依然充满深情地讴歌着内固定技术的前景(图3-116)。

此时,在欧洲大陆的安特卫普,同样出身于外科家庭的一位朗波特医生,正在Stuyvenberg医院从事着普外科工作。虽然创伤救治只是朗波特平日生活的一小部分,但他对骨折的治疗始终抱有最浓厚的兴趣,开始大胆尝试内固定、外固定等技术。朗波特这个人思维缜密,心灵手巧,平日里喜

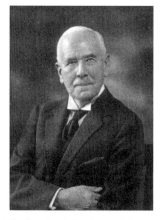
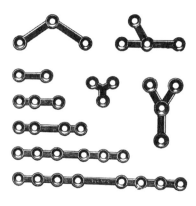

图3-116 骨折内固定的早期元勋威廉·莱恩爵士(William Arbuthnot Lane, 1856—1943)和他设计的接骨板

(图片来源:美国国家医学图书馆,允许公开使用)

欢搞搞雕刻,弹弹鲁特琴,自己创作音乐,还是个钓鱼好手。据同事们回忆,他的性格偏保守内向,可就是这样的一个人,在内固定这个全新领域作出了拓荒式的贡献。

1907年,朗波特撰文报道了自己的骨折治疗经验,文章共提到187名手术内固定病人,仅2人因术后感染而死亡。他认为开放复位、内固定对于那些移位的、粉碎性的或"钝击复合伤"的骨折以及伴有神经血管损伤的骨折是有着特别的价值的。在这篇报道中,他还特别创造了"osteosynthesis"这个词——虽然我们很难找到一个非常贴切的中文词汇来表达这个词的含义,这是一种对骨折断端完美接合、进而实现一体融合的期待,为了实现这种理想中的"osteosynthesis"状态,朗波特主张灵活善用钢丝环扎、螺钉、钢板、外固定等各种方法。例如,对于那些长骨中部的横形骨折,他首选接骨板螺钉或外固定支架;对斜形骨折采用钢丝环扎(或附加外固定支架);对干骺端骨折使用骑缝钉、接骨板螺钉。手术以后朗波特鼓励患者进行早期的主动(或辅助下的)功能锻炼(图3-117)。

再回到英国这边,莱恩医生的理念传承者是海格鲁夫(Ernest W. Hey-Groves,1872—1944,图3-118),他开展了大量的动物试验,广泛涉猎从骨折固定到膝关节交叉韧带修复的形形色色的问题。海格鲁夫设计改造过多款接骨板,创造性地将接骨板上的螺钉孔错开设计,以分散应力,取得更好的固定效果。海格鲁夫后来还发明了管型钢板,同时也成为髓内钉的先驱之一。他的一生,对于内固定精神的阐述鞭辟入里,彻底影响了后世的各种技术进步。在自己的专著《骨折的现代治疗》(*On Modern Methods of Treating Fractures*)中,海格鲁夫这样写道:

"骨折手术治疗的宗旨,是去对抗那些引起移位的应力。因此我们不仅需要将骨折块精确地复位,同时还要采取有效的措施来预防再移位的发生。而那些体内植入的无菌异物,如果不是正好位于待愈合的骨折断端之间的话,是不会对骨折愈合造

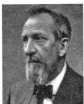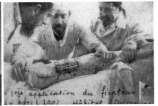

图3-117 比利时医生朗波特(Albin Lambotte, 1866—1956)和他的内固定手术

(图片来源:美国国家医学图书馆,允许公开使用)

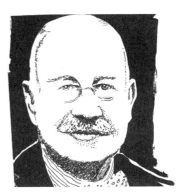

图3-118 骨折内固定治疗的先驱、英国医生海格鲁夫(Ernest W. Hey-Groves, 1872—1944)

成干扰的。后期骨折端的吸收，则会使螺钉与骨之间的摩擦咬合力削弱……切开复位后可以通过两种方式实现有效的机械固定：接骨板螺栓或是髓内栓子。这两种方式可以获得完美的解剖复位和功能恢复。越坚强的固定，最后所能获得的功能恢复就越好。"

在大西洋的另一端，威廉·谢尔曼（William O'Neill Sherman，1880—1979，图3-119）是美国当时最重要的内固定学派领袖。他对内固定的适应证是这样把握的：①那些用夹板、牵引等手段效果不佳的闭合性骨折；②开放性骨折；③手法无法复位的骨折；④骨不连。对于新鲜骨折，谢尔曼主张在伤后7～10天再施行手术，他认为此时骨折周围的局部环境最适合进行内固定。手术以后他喜欢用夹板来进行患肢制动，还鼓励患者进行被动的功能锻炼

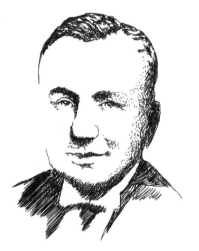

图3-119　美国骨科学家谢尔曼
(William O'Neill Sherman，1880—1979)

和患肢按摩，时间持续三个星期。

在众多内固定器材里，谢尔曼特别青睐接骨板，因为使用起来方便，还可以根据需要塑型。但是谢尔曼对当时临床上可选的各种接骨板非常不满意，也遇到过好几例术后短期内钢板断裂的案例，他认为这是市面上的大多数接骨板材料和设计不过关的缘故。恰好那时谢尔曼被美国匹兹堡的卡耐基家族的钢铁公司聘作医学顾问，因职务之便，他见识到了当时最先进的合金材料，顿时萌生了用它来制造接骨板的想法。后来他设计了一种接骨板，采用卡耐基钢铁公司的新式铁钒合金制造，并用这种合金制造了一种自攻螺钉，钉头的形态与钢板上的孔严密匹配。这种被称为"Sherman钢板"的器材，一直到今天都还在某些地方使用（图3-120）。值得一提的是，这种钢板在20世纪30年代进入中国，是近代中国土地上，第一种被用于临床手术的接骨板。

为了搞清楚内固定治疗这种新技术的真实现状，1910年英国医学会在年度学术大会上成立了一个专家委员会。专家们回顾了2900个病例，审查了骨折手术治疗与非手术治疗的"最终结果"差异，同时还遍访了欧洲各地的知名专家如莱恩、朗波特、史泰曼等，充分听取意见。两年后这个专委会正式发布结论，对内固定的意义给予高度肯定，但同时也提出了"内固定对骨折再次手术无效""伤后手术治疗越快越好"这样的鲁莽论断。无独有偶，美国外科

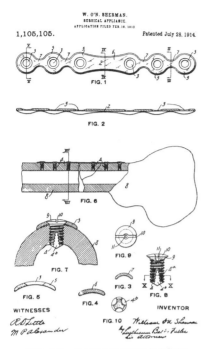

图 3 - 120　谢尔曼设计的接骨板和螺钉

（图片来源：Sherman. *Vanadium steel bone plates and screws. SGO. 1912.* ）

学会也为内固定这个课题成立了一个专委会，发布的报道结论与英国人一致，为内固定的普及而大声疾呼。

即便如此，内固定技术还是没有像人们所想的那样快速普及开来。因为它的命运不济，恰好遇上了 1910—1930 年代这样一个大萧条的时期。我们知道，要想实现内固定手术的广泛开展，就需要足够数量的、经过专业训练的医务人员，需要装备优良的手术室以及昂贵而复杂的辅助器材。而在第一次世界大战刚刚结束后的欧美各国，百业凋敝，这些条件显然是不具备的。而随后到来的全球经济危机，则更让骨折内固定治疗裹足不前。因此，虽然当时社

会上的骨折患者数量非常多，但大多数医生还是只能用古早、简单、粗糙的方法来应对。

在这样晦暗的年代里，依然还是有不少骨折内固定的创意火星迸发了出来，这些创意主要集中在四个领域：①髋部骨折的治疗；②髓内钉的发展；③骨折端加压概念的出现；④合金材料的进步。

先来讲讲髋部骨折。髋部骨折真正被妥善治疗，其实是很晚才发生的事，因为在此之前，人们光是在诊断上，都已经花去了整整两个多世纪的光阴。之前我们还曾提到：先人早就通过解剖观察到关节囊外的股骨颈骨折几乎都会愈合（哪怕是畸形愈合），而关节囊内的骨折则很难愈合。但在临床上，医生根本没办法区别两种类型的骨折。这个难题，直到 X 线出现后才得以解决——但并不是马上，而是晚至 1930 年代，才有了能够清楚显示髋关节的 X 线设备。在此之前，虽然有不少所谓的"各种内固定治疗髋部骨折或骨不连"的报道，但那些治疗基本上都是盲目的，即便成功，也纯属撞大运。

第一个静下心来研究股骨颈骨折内固定问题的，是美国威斯康星州的尼古拉斯·森医生（Nicolas Senn，1844—1908，图 3 - 121），这个人是美国军医协会的创始人，在学术界享有崇高的威望。他在猫和狗的股骨颈上钻孔，人为制造出关节囊内骨折，然后将这些动物分为三组：①不加治疗干预；②复位后用石膏固定；③复位

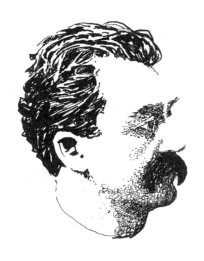

图 3-121 髋部骨折内固定治疗的早期开拓者、
美国医生尼古拉斯·森医生
(Nicolas Senn, 1844—1908)

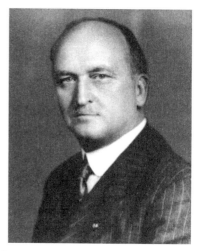

图 3-122 第一例髋部骨折的切开复位实施者、
美国医生阿尔比 (Frederick Houdlette Albee,
1876—1945)

后用钢针、象牙栓子或髓内钉固定。最后发现,只有第三组的 6 只动物实现了愈合(另外 2 只出现了感染)。尼古拉斯·森认为,移位的髋部骨折必须尽快进行复位(在麻醉下),如果用石膏固定的话,就必须在大转子外侧给予一定的压力,最好是直接手术内固定。之后,他的理念被同行们进一步完善,并渐渐摸索出髋关节外展复位以及复位成功后进行骨折间纵向锤击的各种方法,为闭合复位、小切口内固定的出现提供了可能。不过这些都是后话了。

1912 年美国医生阿尔比(Frederick Houdlette Albee,1876—1945,图 3-122)做了第一例髋部骨折的切开复位手术。当时他在髋前方和外侧各取一个切口,清清楚楚地看到骨折区的情况,然后再动手整复(图 3-123)。英国的海格鲁夫也采用和他一样的切口,用象牙栓子、牛骨和自体

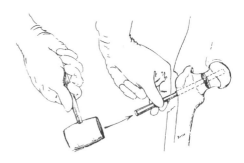

图 3-123 阿尔比医生设计的股骨颈"髓内"固定装置
(图片来源：Albee. Orthopedic and Reconstructive Surgery:
Industrial and Civilian. 1919.)

骨条来进行内固定。而另一位挪威裔的美国医生史密斯-彼得森(Marius Nygaard Smith-Peterson,1886—1953,图 3-124)为了把髋关节的前面和外侧都看清楚,专门设计了一种全新的手术入路,并用一种三刃钉来做固定。这种三刃钉对皮质骨咬合非常牢固,具有良好的防旋能力,相较于以往的金属固定物或生物骨栓子,更加轻巧可靠,不容易发生松动、脱出(图 3-125)。

但是当时做髋部骨折的开放复位手术，无论创伤还是手术风险都是很大的。好在 1930 年代以后，X 线设备进一步升级，新式手术床也出现了，术中 X 线髋部侧位片也成了可能。于是闭合复位内固定顺理成章地开始占据上风，在各个医院，用 X 线来监测内固定的放置，也迅速成为一种常规。恰当其时，瑞典人斯文·约翰松（Sven Johansson）发明了空心螺钉。空心钉的出现，是创伤骨科史上的另一件大事，许多 20 世纪的骨科巨匠如 Danis、Charnley 等，都在空心钉的设计和改良上进行过探索。有了空心钉这种微创化器械以后，美国医生兰索霍夫（Joseph Ransohoff）等提出了股骨颈骨折的"多枚小型化内固定"的理念（图 3-126）。

与此同时，医生们也接诊了大量的陈旧性骨折，他们在手术中将变形的股骨头切除，试图重建髋关节功能，在这个过程

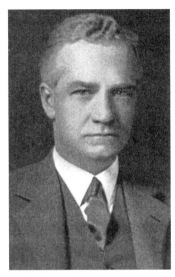

图 3-124 美国医生史密斯-彼得森设计了髋关节以他命名的手术入路，以及防旋的三刃钉

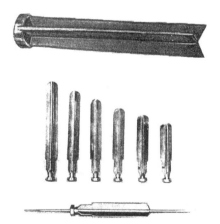

图 3-125 史密斯-彼得森的三刃钉（上）是实心的，后来经过奥地利玻尔教授的改进，成为空心的三刃钉

（图片来源：Smith-Peterson. Intracapsular fractures of the neck of the femur. *AMA Arch Surg*. 1913; Lorenz Böhler. Technik der knochenbruch-behandlung im frieden und im kriege. 1943.）

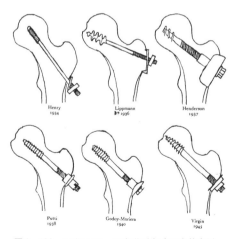

图 3-126 20 世纪 30～40 年代髋部内固定的变迁，图中可以见到 Henry、Lippman、Henderson、Putti、Godoy-Morita、Virgin 等名家的设计，其他著名的骨科大师如 Charnley、Robert Danis 等也在这方面有过革新

（图片来源：R. K. Lippman. Recent experiences with the corkscrew bolt in fractures of the hip. *Am J Surg*. 1949.）

中，髋关节假体诞生了。当然，那又是另一个故事了。

可是髋部的力学环境是险恶的，术后内固定物往往要承受数倍于体重的巨大力量。早在1914年的时候，人们就意识到仅靠螺钉、螺栓、三刃钉这样的固定物根本无法阻止囊外型骨折发生内收移位。于是各种组合式的重量级内固定纷纷冒了出来，例如 M. E. Preston 设计的"股骨颈髓内钉＋侧方钢板"装置，E. L. Jewett 的"Smith-Peterson 三刃钉＋钢板"装置以及 Alonzo Neufield 的轻量化角钢板装置（图3-127）。这些内固定应用于临床之后，取得了一定的效果，但也带来了不少问题，于是人们继续对它们进行改良，但不管怎样，"股骨颈髓内固定＋侧方钢板"这样一个设计理念，已经被正式确立下来（图3-128）。

对于那些长骨的骨干骨折，插入一根髓内的"固定杆"来连接骨折的两端，这种想法其实非常古老。16世纪的西班牙人就曾记录过中美洲印第安人有着这样的治疗方式。19世纪贝亨歇、尼古拉斯·森等名家都对髓内固定的想法进行过探讨，但是要想实现真正可靠的髓内固定，就必须解决两个问题：①找到真正适合进行髓内固定的材料；②研究出合适的插入技术。18～19世纪的人们曾经尝试过很多"短栓子"式的髓内固定法，用的是象牙、动物骨、牛角等材料。固定方式很简单，就是直接在骨折区域切开，显露骨头的两个断端后，用髓内栓子把它们套接在一起。但是当髓内栓子的长度一点点延长，这些脆而易折的材料就变得不太合适了，金属开始成为更好的选择。但在19世纪的时候，人们所能获得的只有硬而脆的生铁，显然也不能胜任，直到具有韧性的合金材料出现。与此同时，髓内固定物变长后再想从骨折端插入，也越来越不可能了。

1912年，海格鲁夫用髓内固定进行了一批动物手术，用的仍然还是象牙和骨质栓子，但是他已经有意识地将一些连接栓进行剖开，使之变得很细，能够尽可能远地

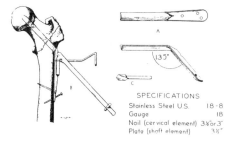

图3-127　20世纪40年代 Neufield 设计的一体式的髋部内固定（角钢板），后世锁定接骨板的"成角稳定"概念源头可追溯于此

（图片来源：G. M. Taylor. Internal fixation for intertrochanteric fractures. *JBJS*. 1944.）

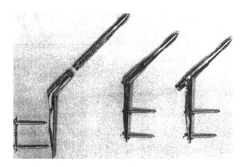

图3-128　20世纪50年代问世的滑动髋螺钉，由德国的 Ernest Pohl 设计

（图片来源：P. N. Jantzen. A new principle in the operative treatment of trochateric fractures of the femur. *JBJS*. 1955.）

深入到髓腔内部。他坚信髓内钉具有不破坏骨膜、切口微小、固定可靠等优势,在未来一定会获得大的发展。到了第一次世界大战结束的时候,他已经完全摈弃了短的连接栓,改用长而坚固的金属棒或者空心的金属管来治疗各种复杂的骨折(图3-129,图3-130)。

但是与接骨板螺钉等技术相比,髓内钉的发展是非常缓慢的,绝大多数医生还

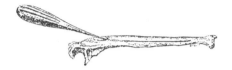

图3-129 髓内钉闭合穿钉的设想很早就有人提出来过,这是1913年德国医生Schone的尺骨闭合进钉尝试

(图片来源:Shone. Zur behandlung von vorderamfrakturen mit bolzung. *Münich Med Wschr*. 1913.)

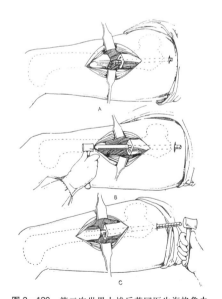

图3-130 第二次世界大战后英国医生海格鲁夫设计的"断端逆行进入-顺行插钉"的技术

(图片来源:R. Watson-Jones. Medullary nailing of fractures after 50 Years. *JBJS*. 1950.)

在用古老的连接栓这种方法。且在整个1930年代,髓内固定根本不登大雅之堂。1936年美国密西西比州有一对骨科医生兄弟——莱斯利·拉什(Leslie V. Rush)和劳瑞·拉什(H. Lowry Rush)在用钢板螺钉治疗复杂的孟氏骨折时,遭遇了置钉困难,情急之下,他们用粗的斯氏钉插入尺骨髓腔,来固定骨折,居然意外地获得了成功。这个事件促使他俩考虑:是否能设计一种具有弹性的髓内固定物,能够"顺溜"地沿着骨髓腔深入,并提供可靠的固定呢?这个想法最终催生了Rush弹性髓内钉的出现,并在临床上获得了成功。他俩愈战愈勇,进一步开发出了多针式髓内固定法,后来在股骨髁上骨折中大显神威。Rush钉的稳定性是通过钉体本身的弹性来提供的,而不是让髓内钉紧紧塞满髓腔空间来实现(图3-131)。

就在同一时期,德国的孔谢医生(Gerhard Küntscher,1900—1972,图3-132)也独立想出了髓内固定的解决方案。他在基尔大学教书的时候,潜心钻研髋部骨折的生物力学问题,并研究各种治疗方法。

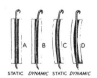

Influences of Preshaping Pin and Bone Contour

(A & C) Pin preshaped to contour of bone exerts no dynamic force.

(B) Curved pin in a straight bone exerts pressure at three points.

(D) Straight pin in a curved bone exerts pressure at three points.

图3-131 Rush钉的"弹性固定"原理

(图片来源:Rush. Atlas of Rush Pin Techniques. 1976.)

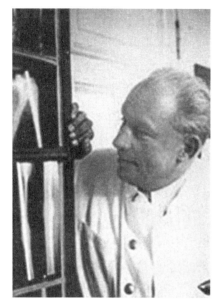

图 3-132 现代髓内钉理念的开创者、德国医生孔谢
(Gerhard Küntscher, 1900—1972)

(图片来源：Küntscher 基金会)

鉴于股骨颈囊内性骨折的髓内固定（如空心钉、三刃钉）效果还不错，只需通过一个小切口进行，术后感染率低，对骨折区的干扰也很小，那么，这种思路是不是也可以用在其他的骨折上面呢？

孔谢通过动物试验证实了自己的想法，他发现骨内膜对于骨折的愈合意义并不如外骨膜那么重要，因此术中对骨内膜的扰动，并不会阻碍骨折的愈合。他整理了一下自己的想法，提出了理想的髓内固定的三原则：

● 髓内固定不应该牺牲或干扰骨的生理功能。

● 髓内固定不应该在切开骨折区的情况下进行，而是应该从远处穿钉。

● 髓内固定必须给骨痂生长提供一个良性的生物力学环境。

1939 年 11 月，第二次世界大战进行到第三个月的时候，德军的伤员陆续后送至本土的各家医院。孔谢在基尔大学附属医院里开始尝试用一种弹性的金属棒来治疗股骨转子下骨折。这是一种横截面为 V 形的长条形 V2A 合金物，从股骨近端的健康骨质部位开口打入髓腔，贯穿骨折断之后进入远端。孔谢医生将这种技术命名为"骨髓钉"（marrow nailing），在战争早期，他用这个装置治疗了 39 例患者。次年 3 月，他在第 64 届德国外科年会上介绍了自己的经验，听者反应冷淡。有的大牌学者当堂预言，这种方法只不过是又一件昙花一现的噱头而已，大家只需静观其销声匿迹即可。可是孔谢医生并没有因此放弃，反而在更多的骨折部位尝试起"骨髓钉"固定的方法，并坚信这是骨折治疗的一条出路。

事实上髓内固定确实展现出了令人称奇的疗效，在当时德国日益深陷战争泥潭、兵员人力逐渐吃紧的情况下，很多接受了髓内固定的伤员，最快的在术后 2 周就重返战场。这一现象引起了纳粹军方和德国外科界的重视。1942 年德军正式批准了孔谢的新式髓内钉的临床应用并加以普及，髓内固定在大批伤员和盟军战俘中得到应用。

20 世纪 40 年代德语医学界里的巨匠洛伦茨·玻尔也力挺髓内固定理念，他所带领的维也纳大学治疗组在整个 1940 年代，采用髓内固定法治疗了 700 多名患者，认为 Küntscher 髓内固定是闭合性横断骨折、开放骨折和骨不连的绝佳治疗手段。玻尔医生甚至让髓内钉固定的患者术后 3 周就下地，显示出他对于髓内钉的无比信心。整个第二次世界大战期间，孔谢的髓内固定技术不仅风靡德语地区，还被传到了芬兰、匈牙利等纳粹仆从国（图 3-133）。

然而由于德军严密的保密措施，Küntscher 髓内固定法在第二次世界大战期间并不为轴心国以外的医学界所知，直到 1945 年战争结束时，大批美英战俘返回本国，其中有不少战时的伤员就曾接受孔谢医生的"骨髓钉"治疗，他们的身上还留有这种 V 形金属棒。这种神奇的器械在美国引发了整个社会的哗然。1945 年《时代周刊》发表了一篇名为 *Amazing thighbone* 的文章，将德国军医们的髓内固定描述得神乎其神。当时美国医生们将这种技术亲昵地叫作"a daring operation"，并

起劲地在 Küntscher 髓内钉的基础上进行了多种改良。而此时远在欧陆的孔谢医生及其同事，已着手将髓内钉变为三叶草型截面，这一设计此后风行全球三十多年，一度成为 20 世纪 60～80 年代 AO 髓内钉理念的核心（图 3-134）。

三叶草型的髓内钉和 V 形钉一样，也是一种纵向开槽的髓内装置，但整体强度大大提升，并且它的横截面和弹性性能，有助于髓内钉在骨髓腔的峡部与骨质的充分接触。在战后德国人提出的髓内钉理论体系中，与髓腔骨皮质的广泛紧密接触，已经成为判定一件器械是否是"髓内钉"的必要标准。按照孔谢的观点：位于髓内但不和皮质骨充分接触，这只能被称作"髓内夹

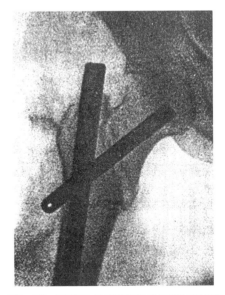

图 3-134　孔谢医生针对转子间和转子下骨折提出的"Y形"交叉髓内固定理念，成为后世大多数髋部髓内钉的基本造型

（图片来源：G. Küntscher & R. Maatz. Technik der Marknagelung. 1945. ）

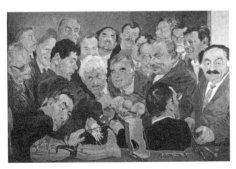

图 3-133　孔谢医生和他的德国同事们将髓内固定的基本原则传布四方

（Johannes Grützke 画作，授权公众自由使用）

板"；而髓内接触范围太短，则被称作"连接栓"，也就是16世纪印第安人直到20世纪20年代人们所干的那些事，这些，都不能被看作现代意义上的"髓内钉"。

本着这一原则，加上战后X线透视在临床上的广泛普及，德国医生菲舍尔（Fischer）首创了一种"髓腔钻"方法来扩大髓内钉与皮质骨的接触面积，例如将胫骨的三角形髓腔扩大成圆形。一开始孔谢医生等人不赞同这种做法，认为扩髓操作势必会对已复位的骨折造成影响，导致不同程度的复位丢失。但是很快地，越来越多的医生为扩髓所带来的好处所吸引，例如：将髓腔直径扩大1 mm，就可以增加38%的髓内钉接触面积；便于插入更粗壮的钉子；扩髓可以刺激骨折周围的肌肉软组织的供血增加等等。在髓腔钻被发明出来10年之后，孔谢也加入到了扩髓的行列，并发明了软性的髓腔钻。

扩髓的髓内钉随即就被学术界质疑可导致髓腔内表面的微循环破坏、骨质的热烧伤坏死以及刻意追求插入粗大髓内钉所带来的 ARDS（急性呼吸窘迫综合征）风险。但令人欣喜的是，这些问题并没有造成髓内钉技术的止步不前，而是进一步促进人们在下列诸领域作出了创新和突破，从而更大地丰富了内固定的技术世界：

- 推出了更加锋利的髓腔钻头。
- 设计出了更加优化的软钻和钻头（例如更纤细的钻杆、更深的钻头割槽、锥形的钻头外形）。
- 摸索出轻柔稳妥扩髓的手法和技巧。
- 探索出更加科学的钻速。
- 形成了扩髓过程中放松止血带的经验。
- 引入和扩髓过程中灌注、引流的技术。

......

1960年代由于新型接骨板和螺钉技术的发展，髓内钉遭遇了一段时间的低潮，很多医生逐渐疏远了髓内钉，转而追逐加压钢板。即使是这样，髓内钉也没有完全消沉下去，1968年，孔谢医生再一次提出了一种叫作"Detensor髓内钉"的概念，简单地说就是用和髓内钉成一定角度的螺钉，来分散骨折断端的应力，加强髓内钉的稳定性。其实，这个概念最早诞生于1953年，由两位名不见经传的医生 Modny 和 Bambara 提出：是否可以用几枚螺钉，呈90度角与髓内钉向"交锁"，来提高整个内固定系统的稳定性？这一想法最后由孔谢医生在战后付诸实践，并将这种设计理念的器械命名为"Detensor髓内钉"。1972年，孔谢等一批德国医生一致决定用"交锁髓内钉"（interlocking nailing）来取代"Detensor"，作为这一种崭新髓内钉的名称。这个名称，被沿用到了今天。

同一时期还出现过的"实心钉还是空心钉""动态交锁还是静态交锁"等理念之争，也为现代髓内钉理论与技术的日臻完善增添了色彩。1972 年，当孔谢医生逝世的时候，世界各国对于他的历史性贡献和划时代思想才刚刚开始有了足够的认识，但一旦认识和理解之后，就在全世界范围内迅速出现了各种新型髓内钉的井喷现象。尤其是在 1970 年代中后期，人们从钢板螺钉那里尝到了大量的苦涩教训，于是又开始回过头来重新审视髓内固定这一闪光的理念，更加理性地看待髓内、髓外固定在医学中的应用。之后，人们耳熟能详的 Russel-Taylor 髓内钉、Gamma 钉、PFN/PFNA……一个接一个地登上历史舞台，就连近关节、极远端等部位的骨折手术中也开始出现了髓内钉的身影。

让我们的故事再回转到 20 世纪 30 年代。这个时候医学界还孕育出了"骨折间加压"的理念，该想法最早源自于膝关节结核的治疗，当时人们为了加速关节融合，就发明了一种断面加压技术：先将关节滑膜切除，清理病灶后用锯子截断股骨远端和胫骨近端，在断面之间填上自体松质骨，然后用两枚骨针交叉贯穿股骨和胫骨，最后在内、外两侧分别对骨针末端进行纵向收紧，以对截面施加压力（图 3-135）。

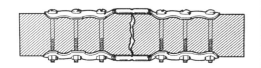

图 3-135　由 Boreau 和 Hermann 等医生设计的"加压接骨板"，反映了那个年代"骨折间加压"概念的觉醒

（图片来源：Boreau & Hermann. Plaque d'ostéosynthese permettant l'impaction des fragments. *Presse Méd.* 1952.）

随即基础研究发现，压应力能够促进成骨细胞的发生和活跃增殖。于是在 1943 年，Townsend 和 Gilfillian 设计了一种全新的接骨板：这是一种 20 cm 长的标准钢板，能够一块叠放在另一块之上，并连接成更长的接骨板。这种接骨板上面有一个颇为独特的设计，就是钉孔是卵圆形的，而不是传统的正圆形。这种设计的目的是：当接骨板跨越骨折线的时候，最靠近骨折线的两侧的卵圆孔内的螺钉先不拧紧，等到其他螺钉全部打完拧紧后，术者用力将骨折两端对合压紧，由助手迅速将这两枚螺钉拧紧。

20 世纪 50 年代美国人艾格思（George W. N. Eggers）设计了一种"内接触钢板"。这是一种开有滑槽的钢板，螺钉全部打在滑槽内。内固定术后骨折断端可在肌肉收缩、应力负荷下做滑移靠拢。令人惋惜的是，这种钢板除了佐证骨折间压应力有助于愈合这条道理外，其本身并不能提供足够的稳定性（图 3-136）。

前面我们还说过，人体专用骨螺钉直到 20 世纪 40 年代才和木工螺钉分了家。这个要归功于比利时医生罗伯特·丹尼斯（Robert Danis，1880—1962，图 3-137），是他正式定下了骨螺钉的三个规则：

● 螺钉外径与内柱口径的比例为 3：2，而非工业、民用螺钉的 4：3。

● 骨螺钉的螺纹表面积降至工业螺钉

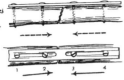

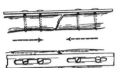

FOUR SCREWS ARE SUFFICIENT TO HOLD THE FRACTURE SECURELY
Four screws through both cortices screws 1 and 4 placed against end of slots, 2 and 3 placed ¼" distant from end of slots. Longitudinal migration of fractured ends to contact only. No distraction.
1
2
3
4
Four screws through both cortices. None touch ends of slots. Motion of fractured fragments longitudinally. Satisfactory method.
Four screws through both cortices. The splint is bent to conform to bony surface, curved portion secure, longitudinal motion of proximal fragment.
Direction of motion permitted by the splint
Direction of motion permitted by longitudinal muscular pull

图 3-136　第二次世界大战前后，出现了“骨折间加压”的理念，在战后不久，就有为此目的的接骨板设计文史，这是 Egger 医生所设计的一种可做骨折断端间滑动加压的“内夹板”(internal contact splint)

（图片来源：*JBJS*. 1948.）

的 1/6，因为骨的机械特性大约是金属的 1/6。

- 螺纹截面改为承重性能更强的梯形(*buttress*)，而非工业螺钉的 V 形。

这样一来，虽然专用的骨螺钉出现了，但当时的螺钉，钉头形态很少有和接骨板严密匹配的，设计不合理之处甚多，螺纹的切割能力也很糟糕。20 世纪 30～40 年代，临床上所用的各家钻头，用的都是奇奇怪怪的金属原料制造的，非常脆弱易折，而且什么口径都有。到了 20 世纪 50 年代后期，社会上的接骨板的类型也是眼花缭乱，所用材质千奇百怪，制造标准各家迥异，但共同的特点就是质量普遍低下。

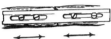

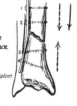

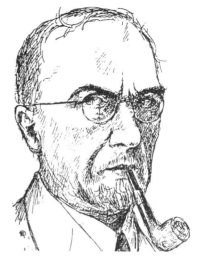

图 3-137　奠定今日骨折内固定器械基本格局的比利时医生罗伯特·丹尼斯。此君一生只留下过一张照片

这位比利时医生丹尼斯，和自己的同胞朗波特一样，也是一个兴趣广泛、活力四射的学者。一开始他是搞血管外科的，后来才聚焦于骨折的治疗。丹尼斯看待骨折问题，是从力学和生物学两个角度同时出发的，他证明了骨折的愈合可以不通过外骨痂的形成来实现，并在 1947 年将其提炼成为“骨折一期愈合”的理论，即通过手术内固定而实现骨折端的加压、缝隙消失，以利于骨细胞快速桥接骨折断端，实现早期愈合。这个理论对后世影响深远。

为了追求骨折所谓的“一期愈合”，丹尼斯主张通过无菌手术、生物相容的合金材料以及骨折端轴向加压技术来实现。为此，他设计了一种名叫“Coapteurs”的钢板，这是世界上第一款专为骨干骨折设计的接骨板，同时具备加压和坚强固定的能

力(图 3-138)。此外,他还设计了专用的皮质骨螺钉和松质骨螺钉(图 3-139)。

丹尼斯的"Coapteurs 加压钢板"在其他医生的不断改进下,外形进一步优化,与此同时,围绕着骨折端加压的各种相关研究也开展起来,例如人们测出合适的骨折间加压力应该是 12~18 磅,加压力超过30 磅会导致骨坏死;再例如人们还发现,骨折端加压对愈合的促进,其实是通过稳

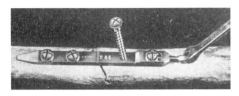

图 3-138 丹尼斯医生的"Coapteurs"加压接骨板
(图片来源:Danis. Théorie et Pratique. 1949.)

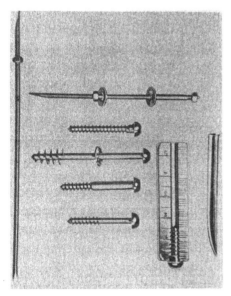

图 3-139 丹尼斯医生制定的"皮质骨螺钉"
"松质骨螺钉"等专用骨骼内固定器材
标准,让螺钉从此与木工分了家
(图片来源:Danis. Théorie et Pratique. 1949.)

固的内固定来实现的,并不单单在于骨折端加压本身……

1950 年代,美国医生 Peterson 主张使用钻头导向器来规范钻孔的精确性,钻孔的过程用动力工具来实现;接骨板、钻头和螺钉也都应该用标准化的同一合金制造,钉头的外形应该与接骨板精确匹配。他还主张用丝攻来进行置钉前的准备,并用测量器来准确判断螺钉的长度。这些概念,无不为后来的成熟内固定如 AO 学派的理念形成,注入了汩汩清流。

1956 年美国梅奥医院的 George W. Bagby 设计了一种钢板,钉孔是卵圆形的,与螺钉的钉头精准匹配。值得注意的是:这种钉孔的入钉点并不位于卵圆孔的中央,而是偏于一侧,当螺钉拧入的过程中,钉头会在孔道内发生轻度的"侧移",由此带动钉下的骨折块向对侧发生靠拢或加压,Bagby 不仅发明了这种"动力加压"式的接骨板,而且还规范化了与之相关的一整套置钉流程。这种接骨板最终在 1969年转变成一种名叫"动力加压接骨板"(DCP)的成熟器械,至今活跃在全世界的手术室舞台上,历经半个多世纪依然生命力顽强。

1950 年代后期的瑞士,在阿尔卑斯山脚下的一次医疗军训中,有两位瑞士医生缪勒(Maurice Edmond Müller, 1918—2009)和施耐德(Robert Schneider, 1912—1990)偶然相遇,聊起了比利时医生丹尼斯所倡导的骨折内固定理念以及 1930 年代

以来的各种治疗与康复学说。缪勒认为，鉴于当时临床上各种内固定及其学说、概念满天飞且治疗结果良莠不一的现状，很有必要对骨折的治疗做出一套全面的、规范化的指导思想梳理，并通过一系列的器械和内固定创新，来显著提升骨折的治疗结局，减少因骨折或治疗不当带来的永久伤残或功能丧失。施耐德医生深以为然，并热心地为缪勒的这一理想寻找合作者。

施耐德医生将自己的挚友班迪医生（Walter Bandi，1912—1997）、维内格医生（Hans Willenegger，1910—1998）介绍给了缪勒，通过维内格，缪勒又认识了阿古沃医生（Martin Allgöwer，1917—2007）。1958年11月6日，这五位医生以及志同道合的9名工程技术人员，在瑞士伯尔尼成立了一个名为"骨折内固定研究小组"的团体，其德文名"Arbeitsgemeinschaft für Osteosynthesefragen"的缩写为"AO"（英文缩写为"ASIF"）。这14名成员希望这个名为AO的研究小组，在骨折治疗、器械研制、数据积累方面形成共识，通过各自的临床实践去验证这些共识，并进而通过教学让这些共识去影响更多的医生。多年以后，早期创始者的这几项初衷，正式成为AO组织的四大支柱和立身精神，推动AO组织从一个14人的微末小团体，成为世界首屈一指的学术平台，执骨科治疗理念和技术之牛耳（图3-140）。

在这些人当中，缪勒教授是AO当仁不让的灵魂人物。AO由他的理想和激情

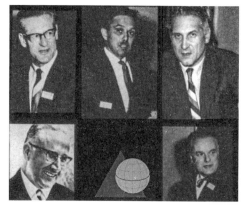

图3-140　1958年，"骨折内固定小组"
（Arbeitsgemeinschaft für Osteosynthesefragen）
成立于伯尔尼，创始人员：Maurice Müller 医生（中）、
Martin Allgöwer 医生（左上）、Robert Schneider 医生（右下）、
Hans Willenegger 医生（右上）、Walter Bandi 医生（左下）
（图片来源：AO基金会）

而催生，而他本人则是一个天才的外科医生、创新者和理论家。早在AO这一小团体建立之前，缪勒医生就已经开始亲手设计一系列器械和工具，来实践他的内固定设想。为此，他不知疲倦地为患者施行手术，术后还花上很长的时间去制作、整理病例卡片，为每一例治疗都建立起详尽的档案，以便追踪、回顾。

据他的女儿回忆道，20世纪50～60年代的缪勒医生在手术台上，经常是一手持着6～7件手术工具，而另一只手上下翻飞地进行着操作，其间不断更换器械，令人眼花缭乱。这还不算，手术之余的缪勒医生还经常为家人、同僚们演练着各种魔术把戏，手法之精妙，令人拍案叫绝。有一次，现代人工关节鼻祖，英国的Charnley爵士专程来瑞士向缪勒教授取经，特意坐在近旁观察缪勒的魔术表演，试图发现破

绽,但没能发现丝毫的手法漏洞。

缪勒教授所探索的骨折复位、软组织处理、内固定技术,催生了后世诸多革命性的器械的诞生,而他超前的临床大数据意识,为后世 AO 组织叹为观止的庞大病例数据积累奠定了基石。1987 年,古稀之年的缪勒教授提出了骨折分型的 AO/Müller 标准,成为全世界骨科医生通行的学术与临床语言,这一划时代创举,从某种意义上说,也是在缪勒教授早年的一张张病案小卡片基础上孕育出来的。

1960 年代以后,伴随着内固定器材的设计、医学教育的开展(图 3-141),人们还孜孜不倦地寻找着更加优良的内固定材料,当时有很多医生们喜欢把两种不同材质的金属内固定物搭配用在手术中,以为这样可以取长补短获得更好的效果,但随即就发现了大量的内固定失败、软组织炎症、内植物腐蚀和骨不连。这些并发症的出现频率之高,甚至动摇了很多医生继续使用金属内固定的信心,有的医生干脆回

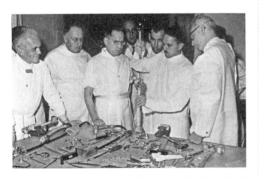

图 3-141 1960 年第一次 AO 训练班在达沃斯开课,将新的内固定理念推动传播,图中 Maurice Müller 医生和 John Charnley 医生一起操练内固定技巧

(图片来源:AO 基金会)

到了世纪之初象牙、动物骨固定的老路上去。

骨科界对金属内固定的抵制由来已久,早在朗波特大力提倡内固定的年代,就有很多权威批判他的技术会导致金属离子在患者体内的释放和积聚,对组织健康不利。权威们说,如果一定要用金属固定物的话,就最好用那些更"安全"的金属,如黄金、白银、镁或者铝。

1923~1924 年,有一批学者对 19 世纪末以来关于金属固定物的负面效应的海量文献进行了分析,发现在惰性金属制成的固定物中,没有一例不良反应报道。1932 年,巴黎癌症研究所的 Menegaux 等着手研究金属的细胞毒性问题,他们用鸡胚胎中的成纤维细胞和人的成骨细胞,接触了 12 种不同的纯金属材料、8 种铝合金材料、2 种镁合金材料以及 21 种不同标号的钢材,发现纯铜、纯镁、镁合金、铜铝合金以及某两型钢材呈现出较强的细胞毒性。而没有细胞毒性的是纯金、纯铝、纯铅以及某三种钢材(V2A Extra、镍合金、金-铂不锈钢)没有表现出细胞毒性。

接下来他们又做了一个金属组合的细胞毒性测试,发现在有任何第二种金属存在的情况下,细胞毒性要么加剧,要么被消除,与此同时,他们还在局部探测到了微弱的电偶。这个现象继而由 Venable 等开展的电化学研究揭秘。他们将不同材质的骨螺钉置入狗的胫骨内,观察到金属离子出现在局部软组织以及另一种金属的表面,

造成了金属内固定物的腐蚀以及骨组织的损害。

体外实验也发现，将不同金属材质的内固定物组合在一起，在林格氏液里会出现电荷流动。至此，人们终于找到了金属内固定不良反应的罪魁祸首——在血液体液环境下，不同材质内固定混用在一起，会出现电解化学反应，由此引发组织炎症、内固定失败和骨折愈合延迟。

上述一系列研究不仅使得金属内固定技术的沉冤被最终洗雪，还让人们发现了钴铬钼合金（Vitallium）这种惰性而力学性能优良的内固定材料。而这些学者关于内固定材质的细胞毒性、电化学方面的探索，不经意间也为后世的骨科内植物材料的评判、筛选、鉴别树立起了一个标准，本着这样的一些标准，钛合金、316L 不锈钢等材料被一个个添加到了骨科材料家族的名单上来（图 3-142）。

医生们还在想着怎样用"胶水"的方法把骨折直接粘起来。1958 年，Michael P. Mandarino 和 Joseph E. Salvatore 将聚亚安酯注射进骨髓腔内，用来治疗骨干部位骨折。聚合物在髓腔内 20～30 分钟后凝固，这两位医生觉得这可能是治疗骨干骨折的另一条路。可惜的是，这种方法最后没有在临床上被接受，但是，他们的思想，又无意间催生了 1972 年以后的另一个新治疗领域，那就是使用骨水泥辅助金属内固定，来治疗那些骨折。

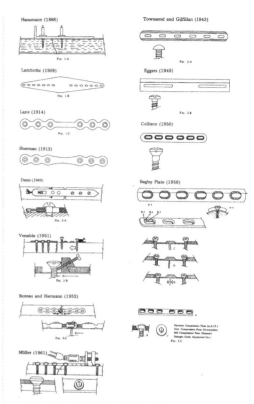

图 3-142　20 世纪前 70 年的各种接骨板的岁月变迁。在我们今天熟练使用各种加压接骨板、锁定接骨板等技术的时候，我们不应忘记这些历史舞台上的过客，以及骨折内固定治疗的沧海桑田

（图片来源：Bagby GW. Compression bone plating. *JBJS*. 1977.）

外固定支架

数千年来，伴有皮肤和软组织损害的复杂性骨折，一直是临床治疗的痛点和难点。在漫长的治疗过程中，医生既需要时时刻刻注意软组织和伤口的情况，又必须保持恒定而可靠的患肢制动，这实在是一个痛苦不堪的过程。在古希腊时代，希波克拉底是这样解决这个两难的（以胫骨开放性骨折为例）：他用两个皮环套住膝下和踝部，用撬棍连接皮环进行骨折复位，然

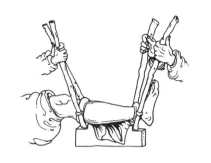

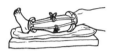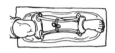

图 3 - 143　相传希波克拉底用来治疗胫
腓骨骨折的"外固定支架"

（图片来源：Francis Adams. The Genuine
Works of Hippocrates. 1939.）

后用三组不同长度的山茱萸树枝，稍作弯
曲后，顶住上下两个皮环，最后作必要的紧
固。这样，复位、固定就完成了，弯曲的木
棍还能对骨折端起到一个牵伸的作用。而
医生也就可以腾出手来处理各种皮肤和伤
口问题（图 3 - 143）。

如此精妙的设计，出自两千多年前的
古人之手，真是令人难以想象。

文艺复兴时期的瑞士炼金术师兼医学
家 Paracelsus（1493—1541）发明了一种类
似的装置来治疗开放性骨折，只不过是将
皮环改成了铁环，木棍变成了铁棍。当时
还有的医生读了希波克拉底关于治疗下颌
骨骨折的方法，看到希翁将骨折两端的牙
齿捆扎在一起，深受启发，于是就用象牙
钉、金属销子打入骨折的两端，然后在体外
将其紧密连接起来。这些，也许就是最早
的外固定支架吧！

外支架与绷带、支具这些外固定物不
同的是，它处处通透，皮肤裸露在外，非常
有利于伤口的处理。但是中古时代的这些
做法，严格地说来只能算是一种"外稳定"
装置，并不带有"主动"矫治的意味。

法国医生马盖涅（Malgaigne）被公认
为是第一个实施骨折体外固定手术的人。
1840 年，他将一个半环状的铁圈用皮带绑
在小腿上，然后收紧皮带，使得铁圈上的金
属针刺入胫骨骨折端，调节皮带的松紧度，
直到骨折达到满意的复位为止。这种方法
由于引入了经皮侵入骨折端，直接操作骨
折断端的做法，标志着外固定支架在希波
克拉底方法上的一大飞跃，从此外固定支
架告别 2 000 多年来的古代理念，进入近
代发展阶段。1843 年马盖涅医生还发明
了经皮抓髌装置，他用一种两齿的抓钩来
治疗髌骨横行骨折，抓钩刺穿皮肤、皮下
组织后，将髌骨的上、下骨折块紧紧抓合
在一起。上下两个抓钩之间，使用螺丝进
行紧固，保持抓钩的紧密咬合直到骨折愈
合为止。这个"抓髌"的理念被一直沿用
至今。

因为髌骨体积并不大，而且位于皮下
浅表，所以实施这种抓钩技术并不困难。
与髌骨相似的另一个部位是尺骨鹰嘴，于
是就在马盖涅的髌骨外固定手术发布后不
久，有人就将稍加改动的马盖涅外固定器
用在了尺骨鹰嘴骨折上。

对于小腿这种软组织条件较差、开放
性骨折频发的部位，马盖涅的对策是用粗

金属针来经皮固定胫骨骨折,然后在体外对金属针进行操持,纠正骨折的成角移位,这种方法直到 20 世纪早期还有人使用。

1897 年,美国丹佛的帕克希尔医生(Clayton Parkhill,1860—1902,图 3-144)在美国外科年会上做了一个报告,报道了 9 例外固定支架的治疗经验。这 9 个病人中,8 人是骨不连,1 人为双下肢不稳定型骨折。他所用的外固定支架,含有四枚螺钉,每一侧的骨折块分别用两颗螺钉抓持,螺钉露在体外的尾端部分用接骨板和螺母连接。为了稳妥起见,他还在肢体后侧加了一个石膏托来辅助固定。最后其中 8 人获得了完全愈合(图 3-145)。

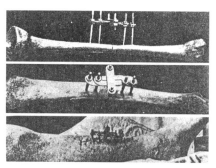

图 3-145 帕克希尔 1897 年的外固定支架

(图片来源:Parkhill. A new apparatus for the fixation of bones after resection and in fractures with a tendency to displacement. *Trans Am Surg Assoc*. 1897.)

帕克希尔的发言结束后,全场鸦雀无声。这篇报道,被后世公认为是外固定技术发展史上的里程碑事件。帕克希尔医生是美国科罗拉多大学医学院的院长兼外科学教授,后来在美西战争前线担任医官,意外地死于阑尾炎(在那个年代,阑尾炎是很凶险的疾病)。他的死,竟然一度造成美国外固定支架发展事业的中断。

此时,提出"osteosynthesis"理念的先驱——比利时的朗波特医生也在思考一种理想的外固定方法,他对帕克希尔在大洋彼岸的工作早已有所耳闻,但一直没机会读到他 1897 年的那篇经典报道。1900 年朗波特终于设计出了他的第一代外固定器"Fixateur de l'auteur",这种器械是专为骨干骨折设计的,与 Parhill 外固定方式不同的是,他将四枚骨针用两块厚重的钢板夹固,变外固定支架为一个刚性装置,以使得患者可以在伤后早期活动。这样一来,朗波特的外支架在性能上就显著优越于帕克希尔的设计,也不再需要附加其他辅助固

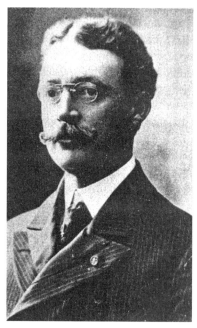

图 3-144 外固定支架技术的先驱,美国医生帕克希尔(Clayton Parkhill,1860—1902)

定措施了。朗波特"Fixateur"的问世，一举奠定了现代外固定支架"经皮置钉、体外刚性连接"的理念基础（图3-146）。

不久后，朗波特对这种"Fixateur"又做了进一步改进，扩大应用于更多类型的新鲜骨折，并迅速在短时间内积累了大量经验。据此他提出，使用外固定器来治疗骨折，患者应该早期进行主动的功能锻炼，才能获得更好的康复。美中不足的是，朗波特医生的外固定器，由于采用的是切开复位方法，伤口并发症率较高（图3-147）。

1913年海格鲁夫（Hey-Groves）用猫胫骨的横行、粉碎性骨折来做外固定试验，发现外固定在严重骨缺损的情况下也能够实现良好的稳定，达成不错的愈合效果。于是他就开始在那些开放性或严重粉碎性骨折的病人身上积极使用外固定支架。他

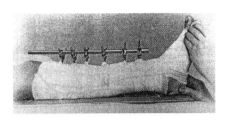

图3-147 朗波特后来进一步改进的外固定支架，注意此时他已经完全不需要用支具等辅助措施了

（图片来源：Lambotte. L'intervention opératoire dans les fractures récentes et anciennes. 1907.）

认为优秀的外支架实现的是一种"间接固定"，这种间接固定取得成功的基础是良好的复位、充分的稳定时间以及身体未受伤部分的积极活动。

第一次世界大战期间，外固定支架的发展一度停滞，这是因为当时的严重战伤病例实在太多，而训练有素的医务人员又严重缺乏，因此无论是在战地还是民间，大家都没有时间精力来学习、掌握这种看似还不太成熟的技术。但在战争期间，有人在枪弹伤骨折的病人身上使用了外固定支架，取得了很不错的效果。但总的来说，当时社会上很多初次尝试外固定支架这种新生事物的医生，都频繁遭遇了固定失败、固定物松动等问题，因此，外固定支架在医生心目中的可信度，实在是无法与"寿命"长达千年的支具相提并论。

第一次世界大战结束后，外固定支架被主要用在了肢体延长手术上面，在骨折领域则沉寂了很长一段时间。1930年代有人重新在新鲜骨折上使用外支架，疗效居然面目一新。这时，大家开始静下心来反思以往外固定支架治疗新鲜骨折的各种

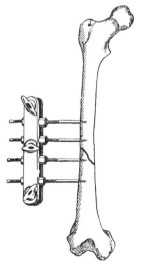

图3-146 朗波特设计的外固定支架"Fixateur"

（图片来源：Lambotte. L'intervention opératoire dans les fractures récentes et anciennes. 1907.）

失败,觉得当年的主要问题是出在骨针的设计和材质上——以往的骨固定针非常容易发生腐蚀,而此时人们改用不锈钢来制造固定针,并将针的后部缩窄,把针尖的螺纹设计得更深。这些改变,才真正推动起了外固定支架的临床应用。

接下来医生们开始鼓捣各种新的外固定改良,其中值得一提的是美国丹佛的弗里曼医生(Leonard Freeman),他接过了帕克希尔未竟的事业,并赋予外固定技术以自己的革新(图 3-148)。在纽约,霍华德·利连索尔医生(Howard Lilienthal)设计出了一种外固定方法,使用骨针固定骨折后,再在体外用石膏绷带缠扎连接固定钉(图 3-149)。几十年以后,有医生又搞出了类似的方法,只不过是把石膏换成了更加坚固的骨水泥。为颌面、小骨折设计的各种支架也相继问世。

1937 年有一位美国宾夕法尼亚的兽医斯塔德(Otto Stader,1894—1962)发明了一种兽用外固定支架,巧的是,他的"病人"有一次正好被纽约贝尔维尔医院的外科医生看到了,他们觉得斯塔德的设计很

棒,就劝他何不为人也设计一个?几年以后,斯塔德的外固定支架就广泛走进临床(图 3-150)。

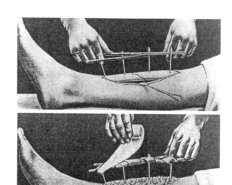

图 3-149 美国医生利连索尔设计的"骨折+石膏"式的外固定支架

(图片来源:Lilienthal. Safety in the operative fixation of infected fractures of long bones. *Trans Am Surg Assoc*. 1912.)

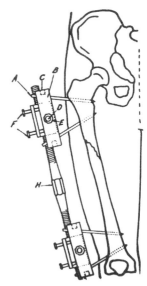

图 3-150 美国医生施塔德 1937 年设计的外固定支架,在第二次世界大战中成为美军野战救护标配,但是遭遇众多问题,导致外固定支架被医务人员广泛唾弃

(图片来源:C. M. Shaar & F. P. Kreuz Jr. Treatment of fractures and bone and joint surgery with the stader reduction and fixation splint. *Surg Clin North Am*. 1942.)

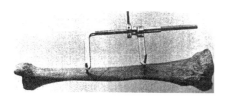

图 3-148 继帕克希尔之后的美国外固定学派代表人物弗里曼的设计

(图片来源:Freeman. Application of extension to overlapping fractures, especially of the tibia, by means of bone screws and a turnbuckle, without operation. *Ann Surg*. 1919.)

第二次世界大战期间,美英盟军在战地广泛使用两种外固定支架,它们分别是施塔德的外支架以及美国西雅图的罗杰·安德森医生(Roger Anderson)于1934年发明的早期负重型支架(图3-151)。但医务人员普遍反映这两种支架在战地条件下用起来太过复杂,需要专业的训练,安装过程也很费时。而且这些外固定支架还频繁出现固定失效、针道感染、骨髓炎等并发症,以至于外支架在军中以伤口反复流脓而变得臭名昭著,当时的美军医务人员甚至给安德森外固定支架起了一个"西雅图脓液"的外号。到了战后的1950年,根据AAOS的一份报告,全美只有28%的医生相信外固定支架对治疗骨折是有效的。外固定支架在第二次世界大战中的恶劣表现,也使得美军在其后的朝鲜、越南战争中,坚决拒绝采用外固定支架处理战伤性骨折。这种状况,直到1991年海湾战争才得以扭转。

彻底改变外固定支架在20世纪后半段地位的,是一位瑞士医生拉乌尔·霍夫曼(Raoul Hoffmann,1881—1972,图3-152)。

霍夫曼出生于柏林,六岁时随家人迁居日内瓦,父亲是神职人员,母亲则是当时瑞士法语区著名的女作家。1899年,年轻的霍夫曼从日内瓦大学获得了初级学历后,在日内瓦老城的一个家具店当起了学徒工。当时这位年轻人认定家具制造是一门很有前途的事业,于是专程前往巴黎发展,很不幸地,他在激烈的法国家具行业竞争中,没有找到工作,于是悻悻还乡。然而这一段青年时代的家具制作经历,为霍夫曼打造了过硬的工具技艺,为日后他在骨

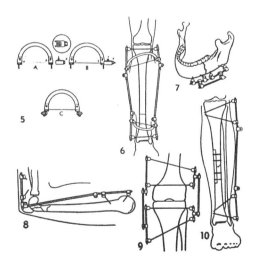

图3-151 美国医生安德森1934年设计的外固定支架,在第二次世界大战中也被美军广泛使用,但同样表现不佳
(图片来源:Anderson & O'Neill. Comminuted fractures of the distal end of the radius. *SGO*. 1944.)

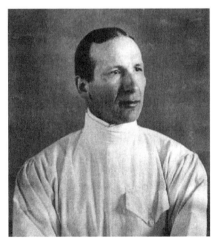

图3-152 现代外固定支架的巨匠、被当时医学界称为"拥有谜一般的笑容"的瑞士医生霍夫曼
(Raoul Hoffmann,1881—1972)

科领域的大展宏图奠定了基础。

家具工生涯结束后，他回到大学，同时攻读神学和医学两个学位。毕业后在日内瓦和比利时的两家教堂里各当了一段时间的牧师。1909 年，霍夫曼突然又去大学读了个医学博士学位。成家以后终于在瑞士的滑雪胜地 Tramelan 小城稳定下来，并开了间诊所，接触到大量的滑雪导致的高能量损伤患者，逐渐开始思考骨折的救治，当时由朗波特等人发明的外固定支架，自然也在霍夫曼的尝试之列。

霍夫曼在对朗波特的外固定支架进行研究之后，他发明了一套简便、可靠、无需切开、软组织损害小的操作方法，具体做法是采用"切线定位"（tangentially probing）和"交叉定位"（cross probing），在骨针夹板辅助下，经皮穿钉固定骨折块，固定针的数量可以达到 5 枚，以增强稳定。霍夫曼为了减小软组织损伤，设计了钝头的固定针，并在动物体上反复试验，发现针道感染率和深部感染率很低。

接下来，霍夫曼又设计了一种他称之为"grip"（原意为紧握）的针夹。这种针夹是两片紧闭的金属板，可以紧紧"握"住骨针，另一头则以球窝关节与外固定棒相连接，凭借着球窝关节的万向活动力，手术医生可以对骨折块进行任意的复位。这种新式外固定支架的好处在于：操作异乎寻常地简便、快速，而且固定力又相当可观。霍夫曼为他的新式支架还设计了不同的造型，以适应各种部位的需要，例如股骨近端

的星状持钉夹、用于肱骨的汽车摇把状固定棒（绕开桡神经）。

1939 年第二次世界大战爆发的时候，霍夫曼已经公开发表了新式支架的临床数据，并给自己的理念起名为"Osteotaxis"，这个词取自于希腊语，意思是"将骨骼放回到应有的位置上"（图 3-153）。可是他的这种新式支架，在整个第二次世界大战期间并没有被投入战地实用，原因是他的发明并未获得商业量产，知者寥寥。1947 年，霍夫曼授权一家日内瓦小厂 Jaquet Frères 生产自己的外固定支架，在瑞士的几家医院使用，然而整个 1960 年代，霍夫曼的支架的生存空间被 AO 管型支架挤压得几乎不复存在。霍夫曼在失望中步入自己的晚年。

霍夫曼的外固定理念，在后继学者的发展下很快出现了第二代，这是一种快速卡扣装置，更加适应急救与战地等环境下

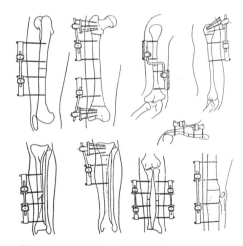

图 3-153 霍夫曼在 1938 年设计的各种外固定支架

（图片来源：R. Hoffmann. 'Rotules à os' pour la 'réduction dirigée,' non sanglante des fracture（'osteotaxis'）. *Helv Med Acta*. 1938.）

的需要。后来又出现了 MRI 兼容、灭菌包装的第三代。霍夫曼去世后的 1970 年代，全世界各地的学者们在外固定支架的理论、技术、设计实现了飞速的突破，这里面有：骨盆髋臼外科学大师 Judet、关节外科大师 Charnley 以及举世闻名的苏联外科医生 Ilizarov。随之到来的 1980 年代，霍夫曼理念的外固定支架在整个欧美遍地开花，当初霍夫曼医生的唯一阵地——瑞士，已经只占到全球霍夫曼支架消耗量的 2% 了。

霍夫曼的人生，充满了永不停歇的创造精神，他做过牧师，写过畅销文学，并在 79 岁的高龄时攀登了勃朗峰、马特宏峰。

将外固定支架推向另一个巅峰，并成为一门独立的外支架矫形学派的，是苏联医生伊利扎洛夫（Gavriil Abramovich Ilizarov, 1921—1992, 图 3 - 154）。伊利扎洛夫出生在高加索山区，1944 年从克里米亚医学院毕业后被分配到西伯利亚库尔干

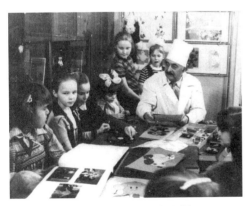

图 3 - 154 来自苏联小城的世界级骨科大师伊利扎罗夫医生

（图片来源：俄罗斯透视新闻网）

地区的偏远小山村当全科医生。当时正值第二次世界大战结束后不久，不计其数的伤病员被分配到苏联各地的医院治疗，这让伊利扎洛夫有机会接触到大量的慢性骨髓炎、骨不连病例，而这些患者用内固定、石膏等治疗效果很差。

有一次，伊利扎洛夫在修自行车时灵感突发，他觉得，人类肢体的截面就像这自行车的轮子——中轴是骨骼，外圈就是肢体外围包裹的软组织。如果使用一种类似轮毂、辐条那样的装置，那么是否就能让断裂的骨骼在不开刀的情况下获得车轮结构那样的稳定呢？于是他做了两个车轮样的钢环，两个钢环之间用 3～4 根螺纹杆相连，一个全新的、环形的外固定器诞生了。

他将这个环状外固定支架用钢针固定在骨折上，两个钢环之间的距离是可调的，能够起到骨折断端加压的目的。这种装置治愈了许多顽固性的骨不连，也使环形外固定器的理念从此成为经典。1951 年，伊利扎洛夫给一位患者安装了环形支架进行膝关节加压融合，并要求患者术后在家每日调节螺栓，维持加压。可是患者搞反了方向，非但没有加压，反而将骨块逐渐牵拉开来，导致截骨断端分离达 2 cm 之多。

按照经典的骨折愈合理论，只有在骨折端紧密接触、彼此加压的情况下，才有利于骨折的愈合，反之则会导致骨不连。可是这一次，伊利扎洛夫惊奇地发现，被牵拉开的骨折间隙内居然出现了新骨形成。他敏锐地意识到这个现象可能有着重要意

义,于是他通过动物试验发现:通过外固定支架对骨折断端给予渐进、稳定而持久的牵拉,一样可以刺激新骨的再生。伊利扎洛夫随即将此方法用在那些经年不愈的骨不连、慢性骨髓炎病人身上,获得了空前的成功。

伊利扎罗夫对外固定牵伸、压缩治疗总结出了一套学说,并进一步将外固定器用在了畸形矫正、肢体延长、手指再造等方面,同样大获全胜。他的名声逐渐远播四方,包括东欧国家在内的成百上千的病人赶往库尔干——这个距离莫斯科 3 000多千米的边远小城来就医。1968 年,苏联体育健将、跳高世界记录保持者布鲁梅尔右腿受伤,经过 14 次手术治疗未愈,莫斯科的大医院决定给他截肢。但经过伊里扎洛夫治疗后,布鲁梅尔居然痊愈并重返运动场。这件事引起了苏联政府的重视。不久,拥有 800 张病床的"创伤修复与矫形外科中心"、由 100 多位专家组成

的外固定研究所以及 2 个生产环形外支架的工厂落成于库尔干。1980 年代,伊利扎罗夫的理念和技术传到西方,引发高度关注。

1991 年海湾战争爆发前夜,美军紧急采购,并向前线投送了数千套外固定支架,此时,距离美军上一次在战时采用外固定支架,已经隔了整整 46 年。之前美国在冷战期间的多个战场——无论是朝鲜、越南或是格林纳达,都拒绝使用外固定支架处理战地伤员。而在 1991 年之后的历次战争中,前线伤病员往往是带着外固定支架,从一线救护点跨越大半个地球,辗转运送到美军位于华盛顿特区、得克萨斯州、马里兰的总医院接受最终手术治疗。

我们的创伤骨科故事到达尾声,跨越半个世纪,外固定支架这一拥有千年历史的技术,又在新的时代重新焕发出青春的光芒。

过去属于死神，未来属于你自己。

第四篇

千年抗痨之战·骨与关节结核

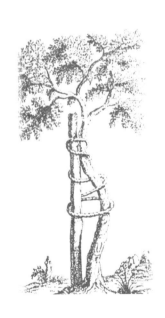

有一句古老的德国谚语是这么说的："人啊,终究逃不过结核的魔掌!"(Jedermann hat am Ende ein bischen Tuberculose.)

结核可能是人类最古老的疾病伙伴之一了,没有人知道结核是从什么时候开始来到我们当中的,也不清楚最早的人类是如何感染上结核的。曾经有一种说法,认为结核最早是由牛传染给人的——人类告别散居、形成聚落之后,逐渐开始了农业生产和畜牧豢养,于是动物中的结核就感染了人。接下来随着人类群体之间的流动和沟通,结核也被散播四方……这种假说是否成立,我们不得而知,但时至今日,骨结核始终是威胁人类生命的几种最重要疾病之一。

考古学家在德国海德堡挖掘的新石器时代人类骨骼化石(约公元前 10000 年)中,发现了胸椎塌陷,毫无疑问是结核造成的。迄今古埃及出土的大量尸体标本中,至少有万具以上带有结核的痕迹,有的甚至还留有腰大肌冷脓肿(图 4-1)。

历史上患有结核的名人可谓数不胜数,他们中有文学家勃朗特姐妹、简·奥斯汀、史蒂文森、劳伦斯、奥威尔、爱伦坡、梭罗、契诃夫、巴尔扎克、莫里哀……有思想家斯宾诺莎、笛卡尔、卢梭、洛克、康德、伏尔泰、爱默生……有帝王将相,有才子佳人,还有医生们自己,例如留下那句"有时去治愈,常常是帮助,总是去安慰"(To cure sometimes, to relieve often, to comfort always.)的特鲁多大夫。

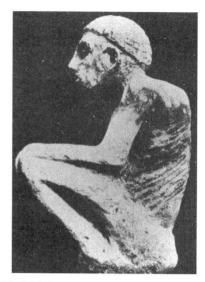

图 4-1　古埃及出土的木乃伊的结核致脊柱后凸畸形
(图片来源：Shrumpf-Pierron. Le Mal de Pott en Egypte 4000 Avant Notre Ere. *Asculape*. 1933.)

结核是一种全身性疾病,主要病损部位是肺脏,骨与关节结核约占全部结核患者的 1% 左右,但是千万不要小看了这 1%,在一百多年以前,人群中的结核实在是太常见了,以至社会上因各种伤病而死的人,在尸体解剖的时候都能发现不同程度的结核病灶。更重要的是,这种疾病对世界骨科发展史的影响,可能比其他任何一种疾病都要大。而关于骨关节结核的文献,也是整个矫形外科有史以来文档信息最丰富的专题之一。甚至可以这么说:几乎所有的骨科巨匠,都曾对骨结核作过深入研究。

我们知道,在很长的一段历史中,骨科(矫形外科)工作都是围绕着小孩子展开的,一个原因是各种先天或发育性畸形的需要,另一个重要缘由就是骨结核——这种疾病通常在儿童和青少年身上发生。在19世纪的时候，由于工业化和城市的发展，结核病开始在人群中快速传播；此时在供养城市人口的畜牧业里，牛结核病也流行得轰轰烈烈。牛结核也非常容易传染给孩子，是当时非肺部结核病灶的重要成因，其中最常见的就是淋巴结结核（又叫瘰病，scrofula）以及骨与关节结核。后来巴斯德发明了牛奶消毒法，人们也开始重视起病畜的隔离和宰杀后，牛结核在人群中的传播就明显减少了。

1882年德国微生物学家罗伯特·科赫（Heinrich Hermann Robert Koch，1843—1910，图4-2）揭秘了导致人类结核的病原体——结核分枝杆菌（*Mycobacterium tuberculosis*）；7年后，鸟类结核的病原体——禽分枝杆菌（*Mycobacterium avian*）被意大利学者李沃塔（Sebastiano R. Rivolta，1832—1893）发现；1898年，美国微生物学家蒂奥巴德·史密斯（Theobald Smith，1859—1934）最终发现了牛结核的致病菌——牛结核型菌（*Mycobacterium ovis*）。

在结核病的化学疗法出现以前，医生们对骨与关节结核通常都没有什么好的治疗手段，医者更多的是祈求"大自然的治愈力量"（vis medicatrix naturae）并寄希望于那些所谓的"自然疗法"。19世纪的英国名医约翰·希尔顿（John Hilton，1805—1878）说："结核病人应该充分而彻底地休息。"英国威尔士整骨师世家出身的、后来被称为"英国矫形外科之父"的休斯·欧文·托马斯（Hugh Owen Thomas，1834—1891）也对希尔顿的观点极力附和，认为对骨结核患者来说，休息是压倒一切的。值得一提的是，这位托马斯医生的整个家族都是"休息"派，他家世代秉承的"彻底的、不受干扰的、长时间的休息"理念，影响了后来的结核和骨折治疗理念将近一百年。

由于希尔顿在当时英国医学界的无上地位，骨结核的"休息"原则就被抬升到了金科玉律的高度，整个19世纪60年代，从皇家外科学院到各地的医学院，这一理念在课堂上被反复强调和灌输。当时除了"休息"以外，阳光、营养和新鲜空气也被公认为结核治疗的重要手段，19世纪的欧洲各地，都可以见到各种类型的结核病疗养中心，它们普遍位于风景优美、空气清新的胜地，条件舒适，供应营养丰富的饮食（图4-3）。其中颇具代表性的，有瑞士莱辛

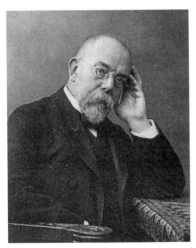

图4-2 发现结核杆菌的德国科学家罗伯特·科赫
(Heinrich Hermann Robert Koch，1843—1910)

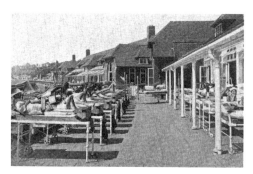

图4-3　19世纪风靡西方的以阳光、新鲜空气、食物、休息为主的结核疗法，以及各地的结核病院

（图片来源：Wellcome Images，允许公开使用）

（Leysin）的结核病日光浴治疗中心，坐落于阿尔卑斯山的山腰；还有英吉利海峡岸边的罗斯柴尔德医院、Lord Mayor Treloar Cripples 医院等。

不过这也这意味着大部分平民百姓无缘于结核治疗，只能听天由命。然而，就算那些有钱的病人被送到如此优越的康养环境中去，他们还是难逃结核的魔爪，最后死于肺、肾、膀胱、脑膜等部位的结核或是淀粉样变性。直到 20 世纪 40 年代，结核病在人群中的死亡率仍然高达 57%，复发率达 39%。

脊柱结核

1871 年普法战争期间，法国北部被普鲁士军队攻占。占领军里有个叫"理查德·林德"（Richard Leander）的人写了一篇故事，主人公是个患有脊柱结核的女孩子：

从前有个女孩，瘦小而肤色苍白，长得和其他孩子很不一样。当他的妈妈带着她走在街上，路人们纷纷停下脚步，看着她并窃窃私语。女孩子问："妈妈，他们为什么用这么奇怪的眼光看着我？"她妈妈说："这是因为你穿的衣服非常漂亮啊。"

后来女孩子的妈妈去世了，再也没有人陪着她上街了。女孩子的皮肤越来越苍白，而且不长个子。又过了一年，她的爸爸又结婚了，女孩子怯生生地问她的继母，是否能够和她一起上街去逛商店。继母冷冷地答道："瞧瞧你的驼背！如果人们看到我和你在一起，会怎么议论我？你给我老实待在家里吧。"

女孩子对自己的驼背非常困惑，不知道是什么在自己的身体里面，把自己变成了这个样子。她不再被允许走出家门，越来越苍白虚弱，终于有一天她要离开这个世界了，天使飞了过来，要带她去到天堂，女孩子简直不敢相信自己这样一个驼背也能够进到天堂。天使笑了，从她的驼背里打开了一直藏着的两扇天使翅膀。

这是该作者在那段时间里创作的众多小说和诗歌作品中的一篇，其实这个"理查德·林德"的本名叫理查德·沃克曼（Richard Volkmann，1830—1889，图 4 - 4），是哈雷城里一所医院的外科主任兼教授，在后世的骨科学典籍中，他的名字因前臂缺血性肌肉挛缩而被世人铭记。沃克曼是一位传奇的医生兼作家，在脊柱结核领域也作出过巨大的贡献，而他的这篇故事忧

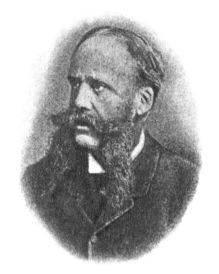

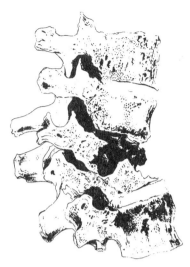

图4-4 喜欢化名为"Richard Leander"撰写畅销
文学的德国骨科巨匠理查德·沃克曼
(Richard Volkmann，1830—1889)

图4-5 脊柱结核导致的脊柱后凸畸形：
Pott病（1779年的一幅医学手绘）

伤、浪漫而写实，非常精确地描述了脊柱结核的典型表现（驼背）和病程特点（消耗）。

先来说说小女孩的驼背。脊柱是结核最容易播散停留的骨关节部位，且往往在受累最严重的椎节上造成矢状面后凸成角畸形。这种因结核造成的畸形，在古代欧洲被称为"gibbus"，这个词的拉丁词根意思就是"驼背"。我们知道，在骨科词汇表上还有一个表示驼背的名词"kyphosis"（后凸畸形），则来自于希腊语词根"kypho"（驼背）。但在词义上，"gibbus"所蕴含的畸形程度要比"kyphosis"重得多（图4-5）。这是一种古老的症状，现存的一具公元前4000～公元前3400年的古埃及木乃伊上，就带有这种Gibbus畸形，位于上胸椎段。

希波克拉底曾详细观察了脊柱结核病人的驼背，生长发育迟缓，以及身体其他各处出现的呼吸、吞咽、体态等变化。古罗马医学家盖伦也注意到Gibbus畸形与结核瘤、肺部疾病之间存在一定的关联性，从他这里，一个新的词"tubercle"开始出现在了文献里，这个单词应该是来自于拉丁文"tuber"（肿胀、隆起），后来到了17至18世纪的时候，这个词在医学上才正式与结核病对应了起来。

18世纪英国外科界的领袖帕西瓦尔·波特（Percivall Pott，1714—1788，图4-6）将脊柱结核与瘰疬（淋巴结结核）直接联系在了一起，而在此之前，人们一直认为这是两种彼此独立的疾病。他在自己的著作《下肢瘫痪的若干见解》（*Remarks on That Kind of Palsy of Lower Limbs*）里，收录了不少脊柱结核伴神经损害的病例。波特主张对脊柱两侧软组织内的脓肿进行挂线引流、冲洗，甚至是烧灼。这些方法是

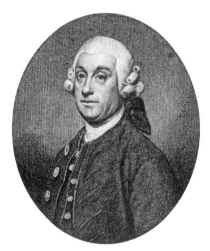

图4-6 18世纪的英国外科巨匠帕西瓦尔·波特
(Percivall Pott，1714—1788)，"Pott 病"以他命名

否有效我们不太清楚，反正他自己声称有脊柱结核致瘫的病人恢复了下肢功能。1782 年，在他的第二本书《关于下肢功能丧失的进一步见解》(*Further Remarks on the Useless State of the Lower Limbs*)里，波特指出：脊柱结核病人常伴目光无神、腮腺肿大、肠梗阻、干咳、踝腕关节肿胀、关节周围韧带增厚这些症状——要知道，这在当时可是一种难能可贵的认识，这体现了波特不同于前人的、从全身整体视角来看待脊柱结核的一种态度。后人为了表示对他的尊敬，很隆重地将脊柱结核这个重大疾病命名为"Pott 病"。

1779 年，波特曾和法国同行戴维一起写过一部关于脊柱结核的书。戴维(Jean-Pierre David，1737—1784)当时是鲁昂大学附属医院的解剖学教授兼首席外科医生，这一年他还发表了一篇关于结核病运动和休息疗法的论文，对脊柱结核的病程、病理所见进行了详尽的描述，也提到了腰大肌脓肿的治疗问题。总的来说，他依旧提倡长时间卧床，辅以精心的护理和照料，反对任何形式的脓肿引流和外科干预。

其实戴维的观点在那个时代比波特要更加务实。在 18 世纪的时候给病人做结核脓肿的引流，术后的细菌感染发生率和死亡率是非常高的，因此很多医生就像戴维一样，对结核的外科治疗怀有极强的抵制情绪。特别是当他们观察到脊柱结核痊愈后，脓肿也可能会自行吸收的病例之后，对于保守治疗的信念就更坚决了。这也是为什么后来美国的著名矫形医生 John Ridlon(1852—1936)坚持认为戴维在脊柱结核领域的贡献要大于波特的原因。当然了，从我们今天的角度来看，无论脊柱结核最后被冠以 Pott 还是 David 的名字，他俩都是同样伟大的医学观察者和探索者。而且正是因为有了波特和戴维的双双贡献，才使得同时代的医生们开始认识到脊柱结核其实是全身性疾病的一部分。

不过，人们真正走出对结核病"只见树木，不见森林"的片面认识，还是花了一番功夫的。法国医生布督(Claude Pouteau，1725—1775)是第一个指出脊柱结核与肺结核紧密相关的人；而用事实证明了两者之间的关联性的，则归功于法国医生德尔拜克，他在蒙彼利埃市郊开办的矫形暨康复中心，是世界历史上最早的矫形专科医院之一，在那里，他还开启了手术治疗先天性畸形的新时代。德尔拜克很有意思，他干脆直接把"Pott 病"叫作"肺结核脊椎感染"(affection tuberculeuse des vertèbres)，旗帜鲜明地指出两者其实就是一回事。这是骨关节结核史上的一个重要的里程碑，从那以后，人们开始将脊柱结核与脊柱侧弯之类的畸形分开对待。

为了延缓脊柱结核造成的 Gibbus 畸形，欧美各国在 18～19 世纪普遍采用支具进行辅助稳定。在英国的医院里，最常用的是罗伯特·琼斯(Robert Jones，托马斯的内侄)设计的，并以他命名的支具，这种支具可以方便患者的搬动，也可以根据需要来调节头、尾端的角度(图 4-7)。在美国，脊柱结核的标准疗法一般是让病人仰卧在一种"Bradford 支具"上，这种支具用铁杆作为骨架，覆以帆布，是当时全美所有儿童医院的标配(图 4-8)。患者躺在这

种支具上可以接受牵引，有时候还可以翻过身来做燕飞动作，以锻炼腰背肌，延缓脊柱局部畸形的进展。不过上述这些治疗所需的住院时间非常久，各种量身定制的支具也都价格不菲，因此，当时大部分患脊柱结核的孩子事实上是不可能得到全程而彻底的治疗的。于是很多医生就开始考虑如何发展出一种有效且价廉的治疗器具，他们当中最终成功的是美国医生刘易斯·赛耶(Lewis Albert Sayre，1820—1900，图 4-9)。

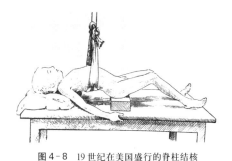

图 4-8　19 世纪在美国盛行的脊柱结核治疗用"Bradford 支具"

(图片来源：Edward Bradford & Robert Lovett. Treatise on Orthpaedic Surgery. 1909.)

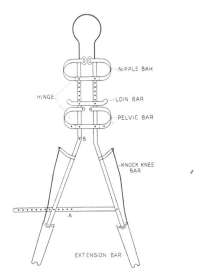

图 4-7　18～19 世纪在英国最常见的脊柱结核治疗支具，由罗伯特·琼斯(Robert Jones)设计

(图片来源：G. R. Girdlestone. Tuberculosis of Bone & Joint. 1940.)

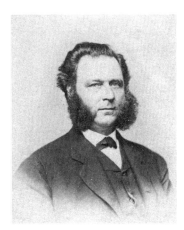

图 4-9　石膏背心的发明者、第一个成为美国医学会主席的骨科医生刘易斯·赛耶
(Lewis Albert Sayre，1820—1900)

赛耶是19世纪美国权威的外科医生，也被公认为是美国第一个专门教骨科学课程的医学院教师，他于1880年当选为美国医学会主席，是历史上第一个，也是唯一的一个成为全美医学会主席的全职骨科医生。

1874年11月的一天，有一户贫苦的父母带着一个小男孩来到赛耶的面前，这个孩子因脊柱结核而导致下胸椎和上腰椎部位的后凸畸形，后背几乎已经成了一个锐角。当时小男孩的呼吸非常艰难，会阴部和一条下肢已经部分麻痹，需要家人搀扶才能勉强站立。由于这家人付不起住院和配支具的费用，按理说就只能回家等死了。但是赛耶看着孩子苦不堪言的惨状，心中油然而生一股强烈的念头：一定要做些什么，至少让孩子安全地回到几十英里外的家中！

赛耶仔细研究了好几遍孩子的身体，决定用石膏来做点文章。他首先将孩子的双手上举吊了起来，奇妙的事情发生

了——孩子的呼吸立刻就随着悬吊而变得轻松了许多，腿脚也不那么麻了。于是赛耶就让助手把孩子维持在这个位置上，轻轻地脱下他的上衣，用平时给四肢打石膏的绷带卷，一圈圈地缠绕孩子的身体。一开始，赛耶很害怕石膏绷带的缠绕会影响孩子的呼吸，可是当他听到孩子响亮的哭喊声，他的担心一下子消失得无影无踪，手脚轻快地继续操作。他给孩子打的躯体石膏，就像一个贴身的背心一样，上至腋窝，下面把髂嵴、股骨大转子都给包进去了，厚度大概是4～5层绷带的样子。完成以后，赛耶让孩子坐在诊室的沙发上休息，等待石膏干燥，然后自己就去吃午饭了。等他回到诊室推开门的时候，他一下子惊呆了——孩子早就自己从沙发上站了起来，走到诊室的另一头，目不转睛地看着窗外。

赛耶后来又按此方法治疗了23个病人，结果发布后，继续改良着他的石膏背心，并在全美加以推广（图4-10）。到今

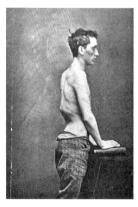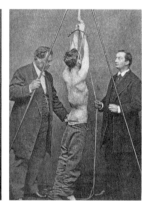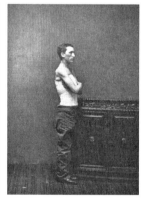

图4-10　赛耶用"悬吊＋石膏背心"的方法治疗一名17岁的"Pott病"患者

（图片来源：Lewis Sayer. Spinal Disease and Spinal Curvature. 1877.）

天,他创造的矫形背心已然在全球广泛使用。然而诡异的是,赛耶一辈子都固执地认为这些脊柱后凸畸形其实是创伤导致的,跟结核丝毫无关。

就像赛耶给孩子们打石膏背心时所用的方法一样,19世纪还流行过一阵子用悬吊来矫正Gibbus畸形的技术,为此还出现了专用的"脊柱后凸悬吊带"等器材。在此基础上,美国医生古斯魏(Joel Ernest Goldthwaite,1866—1961,曾任美国骨科学会主席)设计了一种新的背心,能够向畸形的顶角施加一定的压力。后来有人再将这种带矫形效果的背心与牵引术相结合,去治疗那些更加复杂的畸形。这样的装置被当时人称为"Kyphotone"支具。

石膏背心也在各种改良中开始具有矫形能力,例如在后凸畸形顶角的地方开窗,通过棉垫向畸形部位施以力量,并定期更换棉垫以保持矫形力的维持。这种方法的原理是:畸形区域在矫形石膏的存在下,头尾端会出现一定的代偿。它对于防止某些病孩的畸形进一步加重以及矫正畸形有望起到不错的效果,但具体疗效的好坏,则完全取决于患儿的生长发育速度。

19世纪的人们,对支具的痴迷达到了登峰造极的程度,不仅直接用来矫正各种脊柱结核,还在石膏背心拆除以后,也用支具加以巩固。英国的托马斯医生甚至在手术之余,跑进作坊干起了铁匠活,亲手打造医院里的每一件支具。不过,这些背心或支具可都是在没有麻醉辅助的方法下配戴

的,整个穿戴过程中孩子非常痛苦,之后的矫形效果也是时好时坏,很多情况取决于患儿对疼痛的忍耐程度。

更加激进的矫形手段也出现了。当时的不少医生,平日里也从事着各种骨折的整复治疗,因此,习惯于手法或器械复位的他们,自然而然地希望也能通过强力手段来快速矫正后凸畸形。骨科的老祖宗希波克拉底自己就是这么做的,他用手压、用脚蹬、用木头器具顶患者的驼背部位,并声称这样做是绝对安全的(图4-11)。1896年,现代石膏绷带的先驱、法国医生卡洛特(Jean-François Calot)提出一种改良的强力矫形方法,他的做法是:视患儿年龄的

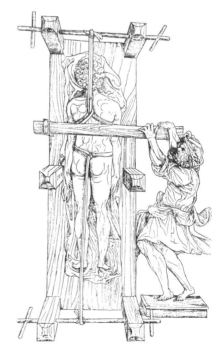

图4-11 希波克拉底用器械给脊柱结核的
病人进行强力矫形

(图片来源:Guido Guidi. Chirurgia ae
Graeco Latinum Conversa. 1544.)

不同,给上下肢同时施加20～80公斤不等的牵引力,同时对Gibbus畸形的区域施加13～40公斤之间的横向复位力,等复位完成后再用石膏背心固定。据他自己说,这种方法最适合于下胸段和胸腰段的畸形。

卡洛特用这种方法治疗了204例病人,结论是"总体疗效优良"。可是美国波士顿的两位著名医生布拉德福德(Edward Bradford)和洛韦特(Robert Lovett)同样按照卡洛特的技术治了601个患者,却发现远期效果并不像卡洛特期待的那么好,且并发症很多。欧洲骨科界的另一位大

佬——维也纳的洛伦茨医生(Adolf Lorenz,1854—1946)也对这种强力复位法进行强烈声讨,认为极其有害。时隔不久之后,卡洛特医生本人也在1911年彻底放弃了这种治疗(图4-12)。

除了后凸畸形以外,脊柱结核还有一个很独特的病征,就是冷脓肿(cold abscess),它是在17世纪中叶由英国杰出的外科医生理查德·怀斯曼(Richard Wiseman,1621?—1676,图4-13)在其著作《各种外科治疗技术》(Several Chirurgical Treatises)中被第一次提到的。怀斯曼用"白色的肿块"一词来描述这种冷脓肿,因为它不像普通化脓性感染那样具有表面充血、皮温升高等特点,而是皮色显著苍白,局部温度正常,压上去没什么弹性,通常也不会有什么疼痛(除非在早期炎症反应期间)。后来法国的戴维等也都对冷脓肿进行过描述,且注意到了结核的

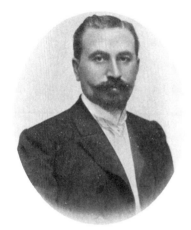

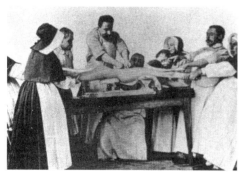

图4-12　法国医生卡洛特 (Jean-François Calot) 和他的强力矫形方法

(图片来源:Bradford & Lovett.
Treatise on Orthopaedic Surgery)

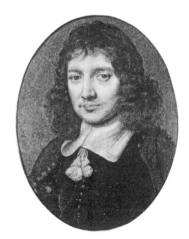

图4-13　最早描述结核冷脓肿的英国医生理查德·怀斯曼 (Richard Wiseman, 1621?—1676)

(图片来源:美国国家医学图书馆)

脓肿很容易在腰大肌深部积聚发生，多数是从较上方的病灶灌流下来的。

外科医生对待脓肿的本能反应就是引流，可是他们遇上的这种结核性冷脓肿表现很不同寻常——冷脓肿经常在外科引流的过程中自发性破裂，继而引发二次感染和慢性脓毒血症等大麻烦，严重的甚至导致病人一命呜呼。即便是到了 19 世纪后期，麻醉术和无菌术都已经出现了，这个情况也依然没有得到改观。因此卡洛特曾这么说："对于那些闭合性的结核（没有窦道的结核），完全可以等待它们自然痊愈；而将冷脓肿打开，或试图用任何方式使其与外界相通，都等于是打开了地狱的大门。"

为了降低冷脓肿自发破裂的风险，促进其自然消散，人们采用了各种方法。对于那些脓液过于黏稠、不能通畅引流的病人，医生会对脓肿进行一个穿刺，并注入形形色色的药物，让脓液（尤其是那些核心已经有钙化的）变得稀薄而容易流出。因为害怕脓肿突然破裂，通常这种操作都是在提心吊胆下捏着一把汗进行的，用来注射的东西有油、碳酸、碘仿、萘酚、樟脑、甘油

等，其中以碘仿在 19 世纪后期的临床上最受欢迎。碘仿注射是德国医生米库里茨（Johann Mikulicz, 1850—1905）在 1881 年开创的，当时他在日常工作中经常用碘仿来灌注感染性伤口，发现这种药剂具有很好的收敛和促愈合效果，于是他就试着把碘仿打进了冷脓肿里，成功地缓解了脓肿的压力。当病人出现局部窦道的时候，碘仿也可以被用来进行伤口和深部的灌洗。

总之，从 19 世纪末到第一次世界大战爆发之前，Pott 病的治疗依然还是以笨重的支具或者石膏背心为主，再辅以一些冷脓肿的消极应对措施。第一次世界大战结束后，这些保守的治疗理念逐渐让位于手术干预，因为这个时候开始出现了植骨融合技术。

1891 年，紧邻英吉利海峡的贝克海军医院（Hôpital Maritime de la ville de Paris à Berck，图 4-14）迎来了一位新院长维克多·梅纳（Victor Ménard, 1854—1934），这所医院是全法国最大的骨关节结核专科医院，拥有 1 100 张床位，周边环境优美，是当时欧洲最重要的骨结核病研究中心之一。

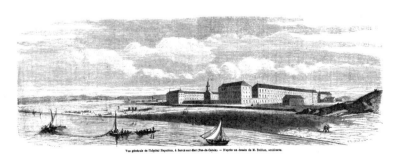

图 4-14　19 世纪末法国最大的骨关节结核病院——贝克海军医院，手术治疗脊柱结核在此诞生

（图片来源：法国 QCMTEST 教育数据库）

梅纳的到来,在医院刮起了一阵脊柱结核治疗的新风。梅纳认为当时通行的各种悬吊、支具、石膏矫形方法是有很大缺陷的,这些疗法过于片面地强调了脊柱的局部矫形,而忽视了结核乃是一种全身性疾病的事实。虽然梅纳本人也开展各种保守治疗,但在他的行动下,Pott 病开始渐渐步入了外科手术的新时代。1894 年梅纳发布了 3 则脊柱结核并发下肢瘫痪的手术治疗案例,其中第一例接受的是椎板减压,手术后无改善;第二例病人做的是冷脓肿切开;第三例则是广泛的切开和减压,最终不仅脓肿消散,神经功能也获得了改善,该病人就是历史上的第一台肋横突切除减压术的病例。

循着梅纳的做法,有更多的医生开始在手术减压上发挥聪明才智,他们认识到,与减压同等重要的,是如何为手术以后的脊柱提供一个可靠的稳定性。在这方面第一个吃螃蟹的人,是德裔美国医生哈德拉(Berthold Ernest Hadra, 1842—1903,图4-15)。他年轻时曾在普鲁士军队担任助理军医,后来移民美国,定居在得克萨斯,但是一直频繁搬家,很少在一个地方、一家医院待太长时间。1891 年,哈德拉为一名 30 岁的、患有颈 6~7 陈旧性不稳定型骨折伴脱位的男性病人实施了手术,他将脱位整复后,再用银丝捆绑上下两节颈椎的棘突,获得了一个不错的即刻稳定。但是 3 个星期以后,银丝松脱了。于是哈德拉给病人又重新做了一次棘突捆绑。这次的

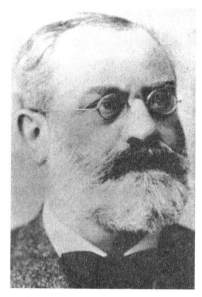

图 4-15 1891 年对脊柱骨折伴脱位进行内固定手术的德裔美国医生哈德拉(Berthold Ernest Hadra, 1842—1903)

(图片来源:G. W. N. Eggers. Berthold Ernest Hadra:A Biography. 1961.)

手术经历让他觉得,内固定这种方法完全也可以用在脊柱结核病人身上,为减压之后的局部节段提供可靠的稳定。于是他就在这一年 9 月的美国骨科年会上提出了这个设想,但是他自己并没有实际去这么做。

在脊柱结核患者身上动手开展第一例内固定手术的,则是法国巴黎的希颇医生(Antoine Chipault, 1866—1920,图4-16),时间是在 1893 年。希颇这个人是神经外科领域的一尊偶像,在 1894~1902 年的短短八年间,他让神经外科在法国成为一个独立的外科专科。因为他特别热衷于在脊髓上动手术,同时又是一个天资聪慧的工匠,因此,在历史的因缘际会下,就由他摘下了世界脊柱内固定的第一项桂冠。顺便说一句,今天人们很喜欢争吵脊

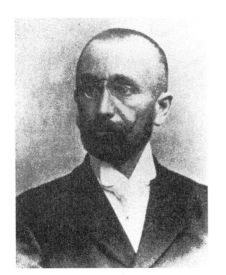

图 4-16　1893 年在脊柱结核病人身上开展第一例内固定手术的希颇医生 (Antoine Chipault, 1866—1920)

（图片来源：D. Petit-Vutalillis. Antoine Chipault (1866—1920). *J Neurosurg*. 1952.）

柱手术究竟是归骨科还是神经外科做的问题，其实脊柱外科的历史会告诉我们，正是在两大学科的医生的通力协作下，才有了今天我们称之为脊柱外科的这么一个趣味无穷的天地，在今后的篇章里，我们还会一再地看到这样的故事。

希颇下决心做这个手术，是在目睹了当时临床上以及身边同事接二连三的术后不稳并发症后做出的决定。脊柱结核手术的病灶清除范围一般来说都不会小，因此术后单纯依靠石膏、支具等手段来维持稳定，是非常不可靠的。希颇医生想试试看将内固定引入这种手术，于是他先通过牵引或是局部施力的方式来矫正后凸畸形，再通过手术，在相邻的棘突基底部钻孔，穿银丝，收紧并捆扎，术后他再用常规支具来制动，终于实现了期待中的术后稳定性。

1896 年他将 5 例这样的手术结果正式发表。

造化弄人，把神经脊柱外科的发展向前推进了一大步的希颇医生，自己却在 1907 年患上了神经系统疾病，彻底丧失了工作能力。在经历了漫长的疾病折磨后，希颇医生在 1920 年早早离开人世。

哈德拉和希颇医生的开拓创举，进一步启发了慕尼黑的弗里茨·朗厄医生 (Fritz Lange，1864—1952)。他在 1902 年用一种镀锡的铁棒来固定结核病人的脊柱，这种铁棒的直径为 0.5 厘米，长 10 厘米，放置在棘突的一侧，通过缝线与棘间韧带绑在一起。术后患者需要用石膏固定 6 个星期，再用支具制动 6 个月。朗厄医生是在很长的时间的动物试验以及测试了各种可行的内固定材料之后，才找到这种他觉得最满意的器械的。

然而到了 1920 年，朗厄却不得不彻底放弃这种内固定法，原因是这 18 年来，植入病人体内的大批金属棒都出现了很严重的腐蚀问题，继而引发了类症、松动、不稳和手术失败等并发症。于是他改用赛璐珞棒，也就是早期的塑料棒来固定棘突。

这个期间，远在美国纽约的一位希布思医生 (Russel A. Hibbs，1869—1932，图 4-17) 在 1912 年发明了一种不需要内固定的脊柱稳定技术。他从棘突上取下骨条，移植在椎板表面以及椎间小关节间隙附近，对上下相邻的椎骨实施所谓的"融合"。为了让植骨条与植骨床能够尽快地

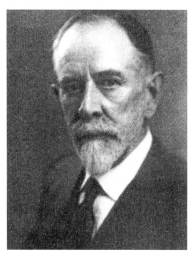

图4-17 脊柱植骨融合手术的开创者希布思
(Russel A. Hibbs, 1869—1932)

（图片来源：*JBJS*. 1933.）

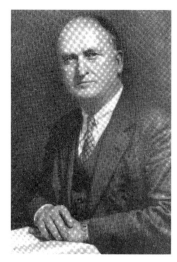

图4-18 脊柱植骨融合手术及动力工具技术的
先驱阿尔比（Fred H. Albee, 1876—1945)

（图片来源：*JBJS*. 1945.）

长在一起，他还细心地将椎板表面进行打磨，让它变得粗糙，然后再将碎骨条密密地铺在上面。因为手术中没有附加内固定，所以病人术后需要卧床8～10周之久，然后再配戴支护具起床活动。虽然卧床这么久会很不舒服，但是这种"植骨＋融合"的新手术最后所能获得的，是一个远比当时的内固定来得牢靠且骨性节段稳定治疗方法，因此手术的远期效果前所未有地好。

希布思因此愈战愈勇，认定了这是Pott病的解决之道，把这种手术用在自己的几乎所有病人身上。然而这个术式有一个缺点，那就是取骨和植骨操作都是在同一个切口内完成的，对儿童病患来说可能不太适合，因为小孩子的可用骨量太少了。希布思自己是美国首屈一指的外科大师，他凭借着自己高超的手术技术，尚可应对

儿童取骨操作，但对普通的医生来说，这么做实在是太难了。

纽约的另一位骨科医生阿尔比（Fred H. Albee, 1876—1945,图4-18)想到了从胫骨上取骨，来克服这个麻烦。他将患儿病变节段的相邻多个棘突正中劈开，小心翼翼地嵌入自体胫骨骨条，术后让患儿躺在支具上一个月，再配戴支具下床。阿尔比先在狗的身上演练了无数遍这种术式，然后才给患儿施行。用这种方法，他曾经成功地融合过连续四节椎骨。

这种手术方法，看上去很容易让人想起苗圃里的嫁接技术，没错，还真是从这个上面来的！发明这种手术的阿尔比医生，出生并成长于美国缅因州的一个小农场，后来靠着打工完成了大学学业，成为麻省总医院的一代名师。他的爷爷是一位技艺

高超的果木嫁接高手，阿尔比从小跟随在祖父身边，耳濡目染，熟知果木嫁接的各种方法。这段经历，不知不觉地对他日后的外科创举产生了深刻影响。

阿尔比还对当时骨科医生们用骨刀或骨凿取骨的做法非常担心，他觉得这种操作所产生的震击可能会对局部的脊髓和神经造成伤害。他想到前些年开始出现在四肢骨折手术中的新式动力工具，于是他就为脊柱手术也专门发明了一种电锯，能够以更高的精准性、更快的切割速度，来替代骨凿、骨刀这些传统工具完成取骨操作。

阿尔比大力呼吁在骨科手术中使用动力工具，他的观点是：一个技术娴熟的骨科医生，可以凭借着电锯这些动力工具，将骨骼手术变成一种雕刻般的艺术。不过这件事，反而让其他科的医生们更有了揶揄骨科的理由——"骨科医生？喏，他们就是一帮木匠！"甚至在骨科内部，也出现了一个叫"bone carpenter"的木匠学派（图4-19）。

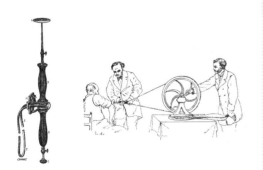

图4-19 19世纪的动力工具：靠人力和转轮皮带驱动的骨锯

（图片来源：Ollier. 1885.）

阿尔比和他的"木匠学派"同道们发明的各种电锯，其实是有一定危险性的。当时还有一种旋转电锯也在临床上比较常用（图4-20）。1945年，有一位叫史赛克（Homer H. Stryker，1894—1980）的人博采两类电锯的优势，发明了一种叫"摆锯"的新式动力工具，最终取代了阿尔比和同时代的各种电锯，活跃于历史舞台，直到今天。

回头再说植骨融合法，今天临床上真正常用的几种技术方式，其实是综合了希布思和阿尔比两者的长处而诞生的，Hibbs技术侧重棘突、椎板植骨床的精心准备，Albee法创造性地提出了从其他部位获取自体骨，不再像以往那样用来做内固定，而是纯粹用于植骨。两种理念结合之后，就变成了整整一个世纪后的脊柱融

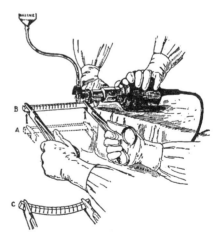

图4-20 阿尔比倡导的电动工具，克服了人力驱动骨锯带来的诸多问题，成为后来骨科手术的最常用工具之一

（图片来源：Albee FH. A Surgeon's Flight to Rebuild Men, An Autobiography. 1943.）

合基本原则。

当时,后路融合的问题算是解决了,然而对于椎体部位的结核,人们显然无法通过后路手术和融合来实现满意的效果,需要找到更好的方法来进行直接的减压、稳定和融合。1934年,日本京都的几位医生因为不满足于后路间接减压,而创造出了从前路进行病灶清除,再用自体胫骨植骨融合的手术。他们参考了大外科常用的腰交感神经切除术、肾脏摘除和肋横突切除术的入路,根据脊柱病灶的节段不同,通过各种现成的外科入路,来到达椎体前方。例如伊藤弘(Hiromu Ito)通过改良的腹膜后入路,清楚地显露了前方椎体及其病灶。一开始他们只是想先从前路把脓肿抽吸干净,等几个星期以后再给病人做一个后路的 Albee 植骨融合术。但他很快发现这种两步式的手术太过麻烦,于是干脆在前路处理完病灶、脓肿后就直接做一期植骨。伊藤和他的同事们用此方法治疗了10例患者,取得了满意的效果(图4-21)。

不久后,结核的化学治疗方案出现了,有了药物的护驾,外科医生们直捣黄龙清除病灶、探查引流冷脓肿的胆子就更大了。1950年代,在中国香港行医的英国医生亚瑟·赫奇逊(Arthur Ralph Hodgson)一口气做了400多例“前路病灶清除＋植骨融合术”,死亡率不到3%。他所在的香港地区,当时有着大量的脊柱结核病人,这些病人大多是穷苦的中国底层百姓,根本无力承受长时间的保守治疗。赫奇逊的经验充

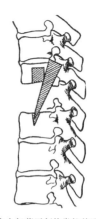

图4-21　日本人伊藤开创的脊柱前路植骨融合手术
（图片来源：Hirumo Ito. A new radical operation for Pott's disease. *JBJS*. 1934.）

分表明,通过外科手术来一举扫除病灶,理应成为脊柱结核的全新治疗选项。

历经几个世纪的探索,“化学疗法＋保守治疗＋外科干预”的综合防控理念最终形成,自此奠定了现代脊柱结核的基本治疗格局。

关节结核

发生在四肢的结核除了关节以外,位于淋巴结的肿块可能更加显而易见,因此也就更早地进入了人们的视野。千百年来,东西方都有专门的名词来称呼这种淋巴结结核,中国古籍用的是“瘰疬”一词,与之相应的欧洲词汇是“scrofula”或“struma”。在中世纪的西方,瘰疬也被称为“国王的诅咒”(the King's evil),而且人们相信,通过国王的触摸和祈福,就能够让这种疾病消失。11世纪以来,英国和法国的王室会定期举办弥撒,患有瘰疬的病人在教堂外排着长队,接受国王的触碰(图4-22)。

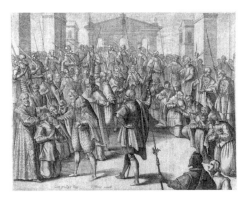

图 4-22　中世纪的英国和法国，患有瘰疬的病人
排着长队进入教堂，接受国王的触摸

（图片来源：Wellcome 基金会，允许公开使用）

瘰疬是骨关节结核的最常伴病征。前文所提到的怀斯曼医生（Richard Wiseman），曾经担任过英国国王查理二世的宫廷医生，有一次受命为那些申请"国王触摸"的民众做体检，看看他们是不是真的患有瘰疬，而且他还对一些死后的病人进行了检查。后来他在自己的书中描述了这种"国王的诅咒"，说这是一种全身各个部位骨骼都难幸免的疾病——这种长在骨头上的肿块，外膜致密，里面全是烂渣子。这是历史上最早的关于骨关节结核的报道，"白色的肿块"（冷脓肿）也在这本书里被第一次提到。可惜怀斯曼在自己的著作出版的当年就去世了，仅仅留下了这些片言只语。

怀斯曼是英国医学史上的重量级人物，他生于伦敦，做过海军船医，开过小诊所，穷困潦倒时还在英国人的死敌西班牙舰队里干过。在政治立场上，他是一个坚定的保王党，英国内战期间至死不渝地站

在王室一边，被迫流亡去了欧洲大陆。查理二世复位不久后他回到伦敦，立刻被国王聘为宫廷医生，备受恩宠，还得到了"英国首席医生"（our principall chirurgion and our sergeant-chirurgion）的尊号。怀斯曼留下的一套八卷本的外科学专著，对后世的欧洲医学起到了重大影响，其中关于骨折的论述，显示出他的非凡的医学功底。对于骨关节结核，怀斯曼主张用支持疗法（充足的营养、新鲜的空气）来治疗，他曾说："患者被从烟雾弥漫的城里迁出以后，明显好转了。"不过他也尝试过局部切开、引流等外科手段，让一部分患者获得了痊愈。

到了科赫发现结核杆菌之后，奥地利医生比尔罗什（Christian Albert Theodor Billroth，1829—1894，图 4-23）才算搞清楚了怀斯曼所描述的"白色肿块"的奥秘，在这之前整整两百年的时间里，"tumor albus"（白色肿块）这个词汇一直被人们用来泛指关节部位的各种无充血发红表征的肿块。1871 年，比尔罗什正式宣布："从今天起，我们应该将这个词专指那些结核菌性感染造成的关节肿块，而不是其他。"围绕着白色肿块，比尔罗什耐心地阐述了骨关节结核的临床表现、病程机制和治疗原则，他和德国的沃克曼几乎同时观察记录下了关节结核的发病过程——这种感染先从骨骺、干骺端开始，然后发展成慢性滑膜炎，最后破坏关节软骨和软骨下骨。

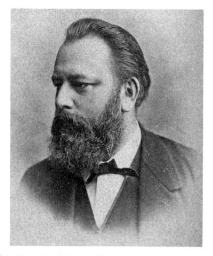

图 4 - 23 揭开"白色脓肿"奥秘的奥地利医生比尔罗什
（Christian Albert Theodor Billroth，1829—1894）

（图片来源：Wellcome 基金会，允许公开使用）

总的来说，18～19 世纪治疗关节结核的方法与 Pott 病相似，也主要是营养、新鲜空气、日光照射、休息等保守措施，再加上漫长的等待。社会上那些收治脊柱结核的医院，通常也接纳关节结核病人。与脊柱结核不同的是，人们很早就在关节上采用了一些激烈而大胆的外科措施，烧灼疗法就是常见的一种，企图把病变直接"烫死"。在今天的人们看来，烧灼法是很荒谬残忍的，也不会有什么作用，但在 16～19 世纪的漫长岁月里，人们却在这方面乐此不疲。1882 年美国医学家罗斯威尔·帕克（Roswell Park，1852—1914）还在烧灼法的基础上发明了一种叫"火针"（ignipuncture）的技术，他通过一个很小的手术切口，将滚烫的针头探入骨骼和关节囊内刺灼，制造充血、红肿，他认为这对于关节结核的治疗有效。这个罗斯威尔·帕克创立了一个外

科研究室，专门研究这类问题。后来这个研究室发展成了世界上最顶级的综合性癌症医学中心"Roswell Park Comprehensive Cancer Center"（罗斯威尔·帕克癌症研究所）。

用烧灼、火针等方法治疗关节结核的思路，与骨不连治疗领域的"将局部环境恢复到新鲜骨折当时的状态"古老观点（详见第三篇）可谓一脉相通，都是主张通过模拟充血、炎症反应这种急性期表现，让病变骨组织像新鲜损伤那样自我修复、自然愈合。这个理论催生出的做法还有很多，例如德国著名医生比埃尔（August Bier，1861—1949）用静脉止血带制造局部充血，来治疗骨与关节结核；比埃尔还酷爱用敲击法治疗骨不连，怀的也是一样的目的。

结核一旦造成关节破坏后，很快就会出现畸形（图 4 - 24）。脊柱结核特征性畸形是椎体塌陷、脊柱后凸，而关节结核在各个关节也都呈现出一种固定的畸形模式。这个现象的原理是由法国里昂的医生博奈（Amédée B. Bonnet，1809—1858，图 4 - 25）在 1840 年率先挖掘的，他为了搞清楚这些特定的关节畸形都是怎么形成的，就找来了很多新鲜的尸体标本，把染料溶液加压灌注到关节囊内，结果发现当最大剂量的染液被注入后，关节必定是维持在某个固定的角度上。当他继续加大压力，试图注入更多的染液，关节囊就会破裂，而破裂的部位也总是恒定的。他把这些发现与医院里的病人的临床表现联系起来思考，

终于明白了那些结核病人的髋关节总是处在屈曲内收外旋位、膝关节总是固定在屈曲、后方松弛、胫骨外旋的原因。

这是一项发生在19世纪初的医学观察研究,博奈医生的科研思路、方法和分析,已然成为医学史上的一份经典样板,

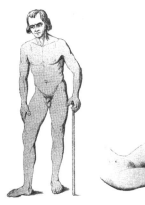
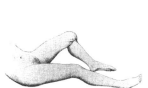

图4-24　髋和膝关节结核总是伴随着
特定的屈曲、旋转畸形

（图片来源：A. Bonnet. Traité des
Maladies des Articulations. 1845.）

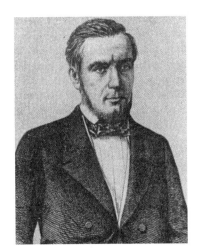

图4-25　善于从实体模拟实验中揭示骨与关节奥秘的
法国医生博奈（Amédée B. Bonnet, 1809—1858）

（图片来源：B. Valentin. Geschichte
der Orthopädie. 1961.）

今天的人们依然可以从这份观察中学到很多东西。

博奈治疗关节结核的办法,依然还是新鲜空气、水疗、营养等那一套,他也干过化学烧灼、烙铁烧灼等残忍的手段,还亲自为患者设计过多种材质、多种造型的支具,其中以钢丝网衬垫支具最为知名（图4-26）。但博奈的支具只能用来制动,不具备什么矫治能力,若是需要矫形的话,就得加用皮肤牵引来改善畸形、缓解疼痛了。如果既想一边用支具制动,一边做牵引,同时还能下地行走的话,那就有点难度了。可是这个还是让一位美国医生戴维斯（Henry Gassett Davis, 1807—1896,图4-27）做到了。

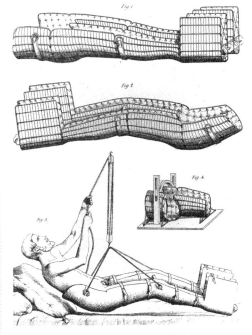

图4-26　博奈的钢丝网衬垫支具

（图片来源：A. Bonnet. Traité des
Maladies des Articulations. 1845.）

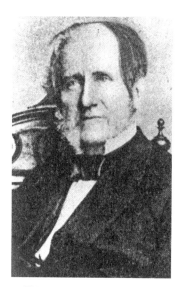

图 4-27 美国医生戴维斯发明了
关节结核的步行支具

（图片来源：Shands. The Early Orthopedic
Surgeons of America. 1970.）

这位戴维斯医生在 1863 年提出了一种观点，认为关节腔内高压力才是造成关节面损害的主要原因，因此，采取措施把关节内压降下来，就会有助于关节病损的恢复。他还一反数百年来的"休息"治疗传统，坚信必要程度的关节活动才是有益于关节康复的。正是在这个新观点的支配下，他发明了一种用于行走的结核矫形支具。这种支具利用橡胶带的弹力作为关节牵伸的辅助，在当时不仅被用在关节结核的病人，还出现了不少改进版本用于扁平足等先天性畸形的治疗。像纽约的赛耶、德国的沃克曼等，都是戴维斯支具的支持者和改良者。

与戴维斯医生的早期活动理念针锋相对的是持"关节严格制动"观点的那群医生，那些医生对关节结核的态度是：一丝一毫的关节活动都不能允许！其代表人物是德国医生路易斯·鲍尔（Louis Bauer，1814—1898），他在 1868 年的一篇文章里说：关节疾病的第一要务就是休息制动——绝对的、无条件的制动，然后才是考虑将关节维持在什么样的体位上。

这位鲍尔医生曾经在汉诺威的斯托迈尔医生门下学习过肌腱切断术，平时热衷于政治事务，后来居然招惹上了铁血首相俾斯麦。因为反对俾斯麦的改革政策，他被迫流亡英国，在那里成家立业，还进了皇家外科学会，后来他又移民到了美国，在纽约长岛的医学院里教授解剖和矫形外科课程。1868 年他出版了美国历史上第一本矫形外科学教材，次年，他和同事们闹翻了，搬到了圣路易斯继续从事医疗和教学工作，并在那里退休。终其一生，鲍尔都是在和同僚们、同行们的争斗和敌对中度过的。

鲍尔最欣赏的同行，是当时英国矫形外科的大神级人物托马斯（Hugh Owen Thomas），托马斯也是英国骨结核"休息-制动学派"的灵魂人物，鲍尔对他的学说无比信服，甚至处心积虑地鼓动自己所在的圣路易斯大学为托马斯授一个荣誉学位。托马斯当时正在利物浦运营一间小诊所，主要面向广大穷人提供医疗服务，他还与周边的商店合作，制造和销售自己设计的支具。托马斯凭借着他的"保守治疗"思想，在创伤骨科史上也占有重要的一席之地，他在学术上见解独特，喜欢和同行争论，得罪了不少人。1875 年，他出版了一本《髋膝踝关节疾病》(Diseases of the Hip, Knee, and Ankle Joints)，在这本书中，托马斯第一次提出了测量关节挛缩程度的方法（即今人熟知的 Thomas 测试），并介绍了自己设计的支具及其用法。他设计的支具是可调的，能够逐渐地改善关节畸形，病人配戴这种支具的时候，对侧的脚上还需要穿一只高跷鞋，以完全避免患肢的负重。这种支架后来经过德国的 DDH 矫治大师霍法 (Albert Hoffa, 1859—1907)的改良，在德语地区也流行了开来。

事实上，Thomas 支具在实际应用中是很麻烦的，需要医生密切地根据患者的畸形情况加以调节。但托马斯为治疗膝关节结核而发明的另一种坐骨负重支架，就要流传广泛得多了，这种支架还被人们用在广大股骨骨折的治疗中。

托马斯事业上的得力助手，是他妻子的侄子罗伯特·琼斯 (Robert Jones, 1857—1933, 图 4-28)，这个人后来继承了托马斯的衣钵，也成为英语骨科世界里最伟大的人物之一。这叔侄俩都是典型的英国骨科学派代表人，喜欢用支具，并顽固地讨厌石膏。正是因为他俩的反对，在欧洲大陆早已开展得如火如荼的关节结核石膏矫形技术，始终没有在英国广泛开展起来（图 4-29）。

但不管是支具还是石膏，对关节结核的最终治疗效果还是不尽人意的，如果是年轻人的轻度滑膜结核，那么通过制动、休息，尚可自行愈合；更严重一点的关节结核，依然会演变成纤维粘连，进而骨性强直，到了这个阶段，保守疗法就完全无济于事了。和 Pott 病一样，有医生提出强力矫正的做法，这种矫治往往是在无麻醉的状态下进行的。医生用手臂、用腿脚，甚至是

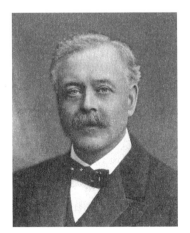

图 4-28　19~20 世纪之交的英国骨科大师罗伯特·琼斯 (Robert Jones, 1857—1933)

（图片来源：Wellcome 基金会，允许公开使用）

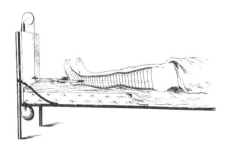

图 4-29　19 世纪中期欧洲十分流行的皮牵引，以纠正关节结核的屈曲畸形并减轻疼痛

（图片来源：Richard Volkmann. Handbuch der Allgemeinen und Speciellen Chirurgie. 1865.）

压上全身的重量来扳正关节的屈曲畸形，在这个过程中，除了病人撕心裂肺的疼痛外，还时不时发生血管的撕裂。

于是人们又发明出了"关节粘连松解器"，来对付那些手法松解无效的关节挛缩，说实话，这种器具很像中世纪西班牙宗教裁判所使用的刑具。为了配合器械矫形，医生有时候还需要给患者施行肌腱切断术和肌肉切断术。和一切器械强力矫形一样，这类"粘连松解器"最后制造了许多关节面压缩性骨折、神经过度牵拉、血管损伤等并发症，后来也就被慢慢放弃了。

第一个用外科手术的方式来处理结核病关节强直的，是波特医生的学生亨利·帕克（Henry Park，1745—1831，图4-30）。1782年9月18日，帕克给老师波特写了一封信，里面提到自己的病人——一位患

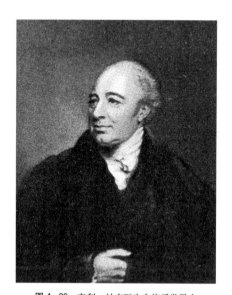

图4-30　亨利·帕克医生实施了世界上第一例结核病人的关节融合手术

（图片来源：D'Arcy Power. Henry Park, who excised joints in 1781. *Brit J Surg*. 1936.）

有膝关节结核的年轻海员，帕克截断了他的股骨下端和胫骨上段，然后再将断端接合，后来截骨面顺利地愈合了，关节畸形也消失了。患者后来下肢功能恢复了正常，但遗留了一个3英寸的短缩。帕克在信里说这个手术给他带来的启示是：既然关节结核病人可以通过截骨后的骨痂愈合来消灭关节畸形，那么这种技术不仅在膝关节，在上肢的肱骨、桡骨、尺骨等部位也应该是可行的。例如在肘关节，完全可以将它变成一个虽然不能活动但可用的状态……

这就是历史上第一例为治疗结核而实施的关节融合手术（arthrodesis）。

帕克医生是从利物浦来到伦敦的，投奔在波特门下学习外科技术，并与波特成为终身挚友。到伦敦之前，帕克还干过一阵子妇产科的活，有一次为一个贵族家的二婚太太接生，他亲手接生的这个婴儿，后来成为英国维多利亚女皇最辉煌时期的首相格莱斯顿。

在给老师的信发出后，帕克与法国同行莫儒（P. F. Moreau）一起，继续深入探索关节结核的外科治疗问题，他俩的工作使得后来的大部分结核患者避免了截肢的命运，通过截骨手术得以挽救。帕克等人一直强调获得一个骨性融合的关节，哪怕是一个纤维融合的关节的重要性，这样的一个融合的关节，虽然不能活动，但却可以使病人获得一个有功能而无痛的上下肢，其意义是无比非凡的。

更多的医生开始按照他们的方法来治

疗结核。但是新的一系列问题也随之而来。首先，很多患者都是生长发育中的青少年或儿童，截骨手术不可避免地会波及骨骺，当时这类手术确实带来了很多骨骼发育停滞、肢体短缩的后遗症。英国爱丁堡医生西姆(James Syme，1799—1870)第一个注意到截骨术对于骨骺的伤害，后来提出了避开骨骺、避免切除骨骺的原则。其次，如何精确判断关节周围的截骨量？帕克等人仅仅提出了手术的原则，但没有给出截骨量的标准化建议。因为当时这种手术开展得很红火，截骨方式也五花八门，反而带来了不小的手术死亡率。

此外还有一个截骨术后的安全稳定性问题。由于截骨矫形是一种直奔畸形本体，试图通过松质骨截面的快速愈合来达到畸形矫正的手术，因此属于一种医源性骨折，术后是必须施加支具和其他制动加

以保护的。受当时出现的早期骨折内固定技术的影响，很多医生们也开始使用象牙钉、骨栓、交叉骨针等形式的"内固定"，但是稳定效果都不太理想，截骨面非常容易形成假关节(图4-31)。美国圣路易斯的J. Albert Key 医生(1890—1955)用螺栓来固定膝关节截骨的断端，不仅可以提供良好稳定，还可对截骨面进行可控的加压。他的这一加压内固定技术后来经过Charnley之手在欧洲得以广泛传播，并且还被用到了肩关节和踝关节上面。对于髋、肩和肘关节，人们不必像膝关节那样进入关节囊内部进行截骨，在关节囊外就可以完成手术。这方面的代表是 H. A. Brittain 的术式，他将某些建筑学原理应用到关节外科上，先实施粗隆下截骨，然后取自体胫骨皮质骨条，插入截骨面并穿进坐骨体内，以实现一个坐-股骨的融合(图4-32)。

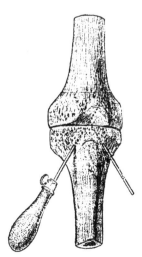

图4-31 用交叉的金属针进行膝关节融合，这是19世纪后期内固定进入矫形领域之后的事

（图片来源：Morrant Baker. A method of fixing the bone in the operation of excision of the knee. *Brit Med J*. 1887.）

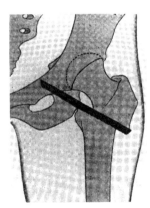

图4-32 Brittain 医生提出的"股骨-坐骨"式髋关节融合术

（图片来源：H. A. Brittain. Architechtural Principles in Arthrodesis. 1942.）

截骨融合术的出现,还使得医生们越来越关注骨骼本身,而不像以前那样,去做广泛的软组织切除。更有学者认为,截骨手术在肘关节、髋关节这些地方,即便术后形成了一个功能可接受的假关节,都是好的。

1915年,美国梅奥医院的亨德森医生综合回顾了历史上的一大批截骨融合病例,其中包括很多关节损害极重的患者,事实证明,截骨融合手术和相关的外科手术是非常有效的积极干预手段。这项研究进一步坚实了截骨融合术在骨科史上的地位,受到了当时各国专家的高度重视和广泛讨论。

20世纪初X线进入骨科临床以后,人们有了新的机会来重新审视以往的很多"骨关节结核"病例,发现当年戴上"关节结核"帽子的病人并非真的都是结核。例如在1910年,人们发现Legg-Calve-Perthes病在临床表现上与关节结核存在诸多雷同(图4-33),还有很多病例,术中切下的病变滑膜看上去很像结核,但是在显微镜下根本就不是。

骨关节结核领域的最后一个死角是学术评价的标准化和规范化问题。早年各国对骨关节结核病人并没有什么长期和规范的随访,医生们喜欢有意无意地夸大或者粉饰自己的治疗效果,凭借的也都是一些不科学、非量化的主观评判标准,因此人们根本没法客观判断各种治疗方法的疗效高下以及远期效果。这种乱象一直持续到了

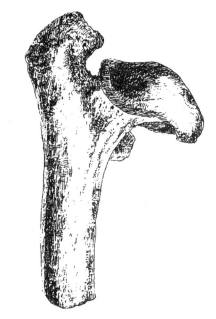

图4-33　Legg-Calve-Perthes病早在19世纪初期就被人们注意到了,当时人们只是把它当作是一种"股骨头的有趣的自我吸收"来看待,绝大多数则被当成了结核

(图片来源:Benjamin Bell. 1828.)

20世纪中期。

1944年链霉素的问世,推动了抗痨化学疗法的最终完善。以链霉素、异烟肼、利福平等药物为基础的化疗方案的普及,使结核得以在早期得到控制,需要外科手术的病人也就越来越少。但时至今日,结核仍在世界的各个角落继续流行,时不时地死灰复燃、卷土重来。在许多边远、贫困和不发达地区,骨关节结核的外科治疗指证依然存在。

我们的故事即将告一段落。在人类与痨病的数千年博斗之中,诞生了那么多不朽的文学、艺术杰作,也直接或间接地推动了骨科作为一门独立的专科,走上世界医学的舞台。在超过300年的时间里,全球

骨科简史

矫形外科最顶尖的一群医生们，都曾在骨与关节结核的治疗上倾注了心血，为现代关节外科、脊柱外科等学科的基础术式开创了先河。从骨关节结核治疗中而来的"绝对的、不受干扰的、长时间的休息"原则，也成为今天骨科对待大多数伤病的共同原则。

一切伟大的思想均源于行走。

——弗里德里希·尼采

第五篇

命运抗争之舞·脊髓灰质炎后遗症的历史

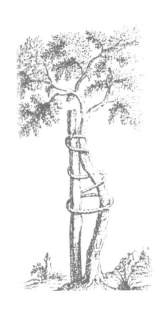

人类之所以为人，就是来自我们永恒的不满足与不屈服。我们不满足于生活的现状和对世界的所知，于是我们有了科学、艺术和哲学；我们不屈从于自然的主宰和命运的支配，于是千百年来，我们几乎拥有力量来改变一切，包括人类的身体。

在历史上，有过一群从事"矫形外科"的医者，希望能为那些永久残疾的人改变点什么。而这些永久性残障——特别是小儿麻痹症——一度曾被认为是上天施加给人的诅咒或是人自身的宿命。本篇所要讲述的，就是这群医者不愿向"诅咒"认输，去帮助那些残障患者挽救肢体、改变命运的故事。

小儿麻痹症是一种常见的急性病毒感染性疾病，在人群中传播已经有几千年的历史了，起病初期以发热、头痛、咽喉痛、恶心呕吐、颈项僵硬为主要表现，当脊髓的不同部位遭受病毒侵害后，就会出现四肢乃至呼吸相关肌肉的麻痹。人们喜欢使用"小儿麻痹症"这个病名，是因为这个词很形象地道出了它好发于儿童且以肢体麻痹瘫痪为主的特征。但是严格来说，"小儿麻痹症"并不是一个正规的学术称呼，因为患这种病的人并不全是孩子，例如世界上最有名的小儿麻痹症患者——美国总统富兰克林·罗斯福——在染上这种病的时候，已经是副总统候选人了（图5-1）。在严谨的场合，我们通常用"脊髓灰质炎"这个病理病因学味道更浓的名字来称呼该疾病。不过为了方便起见，我们在本文的叙

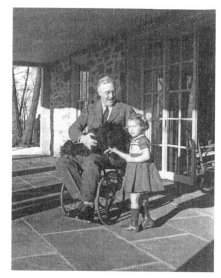

图5-1　富兰克林·罗斯福于1921年患上脊髓灰质炎，遗留下肢瘫痪，后来在轮椅上治理国家，成为美国历史上最伟大的总统之一

述中，将会交替使用"小儿麻痹症"（或是其简称"儿麻"）、"脊髓灰质炎"这些叫法。

脊髓灰质炎病毒一旦感染上以后，是无药可治的，因此除了个别呼吸障碍的患者需要重症医学照料以外，剩下的大多数表现为四肢功能障碍及畸形的脊髓灰质炎病情，就只能由骨科（矫形外科）医生来孤军奋战、独自面对了。而在19世纪以前的悠长岁月里，矫形外科医生们对于脊髓灰质炎不仅一无所知，还一直把它所带来的肢体瘫痪、畸形和其他疾病相混淆。脊髓灰质炎后遗症（或儿麻后遗症）堂堂正正地进入学术文献，也比其他疾病要晚得多。

1789年，英国医生安德伍德（Michael Underwood，1736—1820，图5-2）在一本关于新生儿疾病的书中，宣称自己发现了一种"在伦敦非常罕见的疾病"："这种病通常出现

在4~5岁以上的孩童,婴儿非常少见。发病是以发热、然后渐进的虚弱为开端,几个星期以后孩子的下肢就开始发软,逐渐就无法支撑自己的身体了,在此过程中,完全找不到化脓、疼痛、大小便障碍等伴随症状,孩子哪儿也不疼,脊柱也没有畸形(当时人人都可能患上结核)……几年以后,有少数孩子的下肢力量能够获得部分恢复,但绝大多数只能依靠拐杖度过下半生……"安德伍德一直在这些孩子身上寻找淋巴结肿大和冷脓肿的蛛丝马迹,但是始终一无所获。

这是历史上最早的关于脊髓灰质炎及其后遗症的描述。15年以后,意大利医生孟太奇(Giovanni Batista Monteggia, 1762—1814)在研究前臂骨折之余,也对这种不同寻常的疾病进程进行了描述,他所看到的

和记载的,与安德伍德几乎完全一致。

此时,人们已经意识到,这是一种与结核、先天性畸形等疾病完全不同的一种新情况。

在19世纪伊始,人们对于脊髓、神经功能的认识也开始渐入佳境,这为脊髓灰质炎这种"新疾病"的探索提供了条件。1828年苏格兰有个神经科医生 J. Abercrombie发表文章,指出这种"好发于小儿,以下肢麻痹为特征"的新疾病,应该是脊髓前角的灰质部分受损造成的。12年后在德国维尔茨堡,矫形外科世家出身的雅各布·海纳医生(Jacob Heine, 1799—1879,图5-3)也在自己的一本小册子里谈及这种疾病,他说肢体运动功能的指挥中枢是在脊髓前角的灰质里,因此小

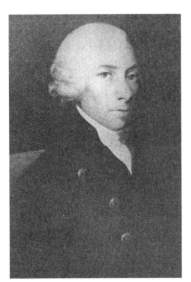

图5-2　在文献上最早记述脊髓灰质炎症状的英国医生安德伍德 (Michael Underwood, 1736—1820)

(图片来源:W. J. Maloney. Michael underwood: a surgeon practicing midwifery from 1764—1784. *J Hist Med Allied Sci*. 1950.)

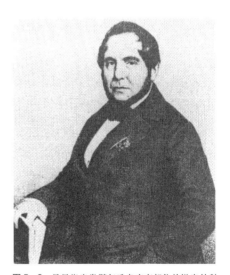

图5-3　最早指出脊髓灰质炎病变部位并提出外科措施的德国医生海纳(Jacob Heine, 1799—1879)

(图片来源:John. R. Paul. A History of Poliomyelitis. 1971.)

儿麻痹症应该就是这个部位受损所导致的。不过作为一个矫形外科大夫，他最关心的，是自己的专业能为这些瘫痪后遗症做点什么。

海纳医生在 1840 年的本书里，介绍了一些关于儿麻后遗症治疗的观点。这正式标志着当时尚还年轻的矫形外科里，又开辟出了一个全新的战场。这也是后人将儿麻后遗症命名为"Heine-Medin 病"的原因所在。后者是瑞典小儿科医生 Oscar Medin（1874—1929），他在 1890 年更加深入地揭示了脊髓灰质炎肢体后遗症的奥秘，不过，这距离海纳的论断已经是整整半个世纪后的事了。

虽然海纳推断儿麻后遗症的问题应该是出在脊髓前角的灰质，但他当时也拿不出什么具体的实验证据出来。1870 年，法国神经学家夏科（Jean-Martin Charcot，1825—1893，图 5-4）接到了一个死于结核的 15 岁女孩的尸体标本，这个女孩在 9 岁的时候染上了小儿麻痹症，造成了下肢大范围瘫痪。夏科医生为她做了彻底的尸检，详细观察了从四肢肌肉到脊髓的各处改变。通过当时比较新式的组织病理学方法，夏科明确找到了脊髓前角灰质病变的存在，这个发现，使得海纳等人的推论得以最终证实。

从此，医学上正式出现了脊髓灰质炎（poliomyelitis）、脊髓前角急性炎症（poliomyelitis anterior acuta）这些新病名。最终沿用下来的"poliomyelitis"这个名称，

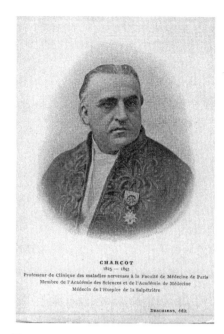

图 5-4 法国医生夏科，是神经科学领域最伟大的医生之一，也对矫形外科的发展贡献巨大
（图片来源：美国国家医学图书馆，允许公开使用）

是从希腊语词根炎症（itis）、灰色（polio）和髓（myelos）所衍生而来的。

脊髓灰质炎的疾病根子算是找到了，然而它又是如何引发肢体肌肉瘫痪的呢？最先在这方面进行探索的，是英国设菲尔德的一个女医生 William Sharrad，她发表了一篇文章《单侧下肢的肌肉麻痹分布与脊髓前角运动神经元细胞受损部位和范围之间的关联》（*The distribution of the paralysis in an individual lower limb is determined by the site and size of foci of motor cell destruction*），开启了将灰质病变位点与所支配的肢体区域一一对应的工作，这是项非常复杂的工程，就好比是在做一个成千上万块的拼图游戏，好在有一群法

国、美国的医生们也加入了进来，这才使得儿麻后遗症的定位地图渐渐清晰了起来。

相对于疾病认识方面的进步，脊髓灰质炎治疗上的进展要迟缓得多（图5-5）。纵览整个19世纪，临床医生在疾病早期所能做的，也就是对病人腰背部和四肢的水疱做一些保护，用甘汞、士的宁之类的药物稍作涂抹，再就是用微弱的电流去刺激一下四肢的肌肉而已。这些措施对于阻止病情进展丝毫没有作用，而当疾病渡过急性阶段之后，就会迅速出现因肌肉麻痹而导致的肢体畸形，紧接着就是左右两侧肢体的失衡。

1894年，美国佛蒙特州发生了一次脊髓灰质炎大流行，哈佛大学医学院的洛韦特教授（Robert W. Lovett，1859—1924，图5-6）前往疫区进行了大样本的病例研究，不仅为脊髓灰质炎确立了比较规范的诊断标准，还在历史上留下了这个疾病的第一份严谨的流行病学观察记录。基于他在这次大流行中积累的经验，洛韦特主张对于病程后期的脊髓灰质炎病人，给予按摩、热疗、电刺激等理疗手段，积极开展肌力训练等康复措施。为此他还发明了一些肌力测量的方法，为之后的儿麻后遗症治疗提供了重要的量化标准。值得一提的是，在这位矫形外科医生的思想、实践以及不懈推动下，让康复医学后来成长为一门独立的学科门类（图5-7）。

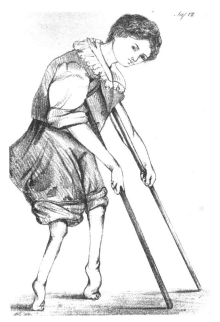

图5-5　19世纪的一个脊髓灰质炎后遗症小女孩

（图片来源：J. F. Diffenbach. Ueber die durchschmeidung der selmen und musklen. 1841.）

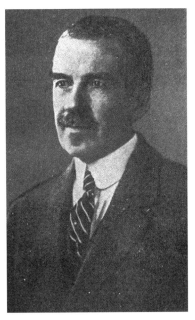

图5-6　美国矫形外科巨匠洛韦特（Robert W. Lovett，1859—1924），是19～20世纪之交那一代医学大师中的佼佼者

（图片来源：Robert B. Osgood. The Evolution of Orthopedic Surgery. 1925.）

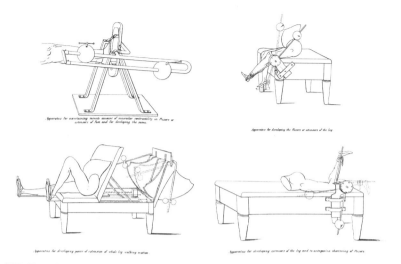

图5-7　19世纪用于脊髓灰质炎后遗症患者下肢屈、伸肌力训练的各种设施，在洛韦特等医生的推动下，运动康复医学最终成为一门重要而独立的学科发展起来

（图片来源：Charles F. Taylor. The uses and abuses of tenotomy in cases of muscular atrophy. *Trans Med Soc NY*. 1865.）

洛韦特医生在第一次世界大战期间，远赴欧洲参与战地救治，为美军建立现代野战卫生体制做出了巨大的贡献。在欧洲驻扎期间，他结识了英国著名的骨科医生罗伯特·琼斯（Robert Jones，当时主持英军医疗救护体系），两人联手编撰了现代西方医学史上最经典的骨科学教材。两位骨科大师惺惺相惜，肝胆相照，直至生命的最后一刻。1924年，在前往欧洲的旅途中，洛韦特医生病倒在邮轮上，船一抵达利物浦港，琼斯医生就把他接到了家中悉心照料。洛韦特医生的最后一刻，是在琼斯医生的陪伴注视下度过的。

第一次世界大战后的十余年间，受经济大萧条等因素的影响，儿麻后遗症的治疗进展明显放缓。保守的、消极的休息制动原则是当时的主流，医生们习惯用石膏把病人的下肢大面积地包裹起来，这么做虽然对于防止肢体挛缩畸形有一定帮助，但是也导致了肌肉废用性萎缩等一系列并发症，反而给后续康复带来了更多的麻烦。这个时期，让小儿麻痹症吸引人们眼球的一个重大契机，是富兰克林·罗斯福在1932年坐着轮椅当选新一届美国总统。他是在12年前感染上脊髓灰质炎病毒的，在他入主白宫后不久的一场生日宴会上，他亲自发动来宾为小儿麻痹症研究募集了一笔基金，后来这笔基金演变成为美国先天瘫痪国家研究基金会。

一转眼，1930年代也即将过去。此刻欧洲战云密布，美国闭门自守，脊髓灰质炎探索的脚步进一步放慢了下来。然而就在此刻，一个意想不到的人闯进了这个领域，并把整个历史搅个天翻地覆。

这个人是一位名叫伊丽莎白·肯妮 (Elizabeth Kenny，1880—1952，图5-8) 的澳大利亚修女，当时在修道院里当护士，接触照料了大量的脊髓灰质炎病患。她没有上过正规的医学院，对于小儿麻痹症这种疾病的所有认知，都是从自己的日常工作经验中得来的，不过这反倒使她完全不受主流医学界思维的束缚，独自发展出了自己的一套行之有效的治疗观念。随着时间的推移，肯妮修女在澳大利亚已经成为脊髓灰质炎治疗领域小有名气的"专家"（很多象牙塔里的大佬总是不愿承认这一点）。1940年4月，肯妮修女应邀前往美国进行交流，临行前，她并不知道自己的这次旅行，将彻底改变全世界对于脊髓灰质炎的治疗和矫形观念。

到了美国后，肯妮修女前往几家著名的医学中心进行了几场演讲。她基于自己

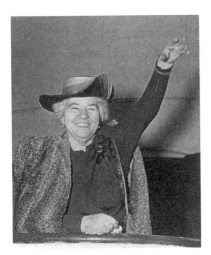

图5-8 深切改变了脊髓灰质炎治疗历史的澳大利亚修女伊丽莎白·肯妮（Elizaberth Kenny，1880—1952）

（图片来源：美国国家医学图书馆，允许公开使用）

的临床观察，强烈反对早期肢体制动等做法，提出了早期制动的12条罪状。她特立独行地提出，对于早期的脊髓灰质炎病人，医务人员应当集中精力处理以下四方面的问题：①肌肉痉挛；②神经肌肉通路和疼痛控制；③肌力协调；④肌力减退和麻痹。

不出意外，她的观点受到了大教授和科班出身的医生们的抵制，在这些人的眼里，一个来自澳大利亚、没有受过正规医学院教育的修道院嬷嬷，居然也来教起他们如何治疗小儿麻痹症这种顽固疾病来了。处处碰壁、正准备收拾行装回家的肯妮修女，收到了一份前往明尼阿波利斯讲学的邀请。意想不到的事发生了，在这个偏远的美国西北部城市，她的观点居然获得了当地医生们的一致共鸣。接下来一切就如行云流水般发展，她的理念迅速传遍美国、传到了欧洲……这样一个没有显赫学位、没有教授光环的普通修女，一下子成了当时全球骨科界的知名人物。

1942年，Elizabeth Kenny修女研究中心及基金会在明尼阿波利斯成立，积极推动她的脊髓灰质炎一系列治疗原则，如热敷镇痛、肌肉功能早期训练、康复等。这些理念后来被普及到全世界的各个角落，沿用至今。以肯妮修女命名的研究中心，也发展成为当今世界上最重要的神经系统疾病研究机构之一。

人们回顾历史时，最容易注意到的，往往就是上面这样的闪亮的故事。然而对于脊髓灰质炎来说，真正艰难的、耗尽几代人

心智的残障挽救工作，却才刚刚开始。这些工作朴实而无华，充满着危险和挑战，它们也许不像揭示疾病奥秘那种事情一样充满了光环，但同样也是我们抗争宿命的历史的一部分。

脊髓灰质炎的肌肉麻痹一旦发生，几乎是不可逆的，肢体软瘫到了一定阶段，少数患者还会出现进展性的筋膜、结缔组织挛缩，从而造成肢体畸形。这种挛缩在下肢的髋、膝和足部最为常见，有时也可发生于腰背部和上肢。最好的处理方法就是在疾病早期，及时采用各种功能支具加以预防，或者用理疗等手段维持肌肉软组织的牵伸。但是前期的预防手段一旦失败了的话，就不得实施筋膜切开等手术了。19世纪的西方医学界，对这些"硬性"的软组织挛缩，早就掌握了大量的对策，这些对策是在和先天性畸形的数百年搏斗中积累下来的，例如简单的肌腱切断、肌肉切断、筋膜切开等手术，都能起到立竿见影的矫形效果。

可是在儿麻后遗症病人身上，"硬"的挛缩毕竟是少数现象——绝大部分患者并没有显著的筋膜软组织的挛缩、僵硬；相反，主要的问题倒是肌肉软组织的"软"而无力。因此，矫形外科已经传承了数百年的那些经典手术，在这里并没有什么用武之地。

既然既往的经验和技术完全使不上劲，儿麻后遗症的矫形就迫切需要一条全新的思路。换句话说，人们需要找到新的方法，来替代或是重建软瘫的肌肉的力量，以恢复肢体的功能。可是，在儿麻后遗症患者中，许多肌肉（或者肌肉群）已是处于软瘫无力状态了，医生上哪儿去找另一组肌肉来替代这群失效的肌肉呢？

奥地利医生尼古拉多尼（Karl Nicoladoni，1847—1902，图5-9）是19世纪末享誉欧洲的外科医生，在腹部外科学和矫形外科领域都有精深的造诣。他决定动手试一试肌肉究竟是否能被"替代"，1881年4月15日，尼古拉多尼在因斯布鲁克为3名脊髓灰质炎致胫后肌群无力、并继发足部畸形的病人进行了一种前所未见的手术。其中有一位16岁的男孩，尼古拉多尼医生从他的外踝处揪出腓骨肌腱，一刀切断，然后将肌腱断端缝在了跟腱之上。在一旁观摩的，是他的年轻助手阿道夫·洛伦茨

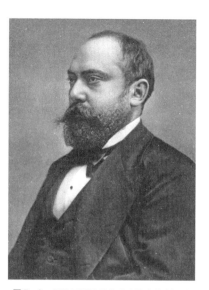

图5-9 创造了肌腱转位手术的奥地利医生尼古拉多尼（Karl Nicoladoni， 1847—1902）

（图片来源：AAOS Instructional Courses Lectures，1956．）

（Adolf Lorenz）医生，看得目瞪口呆。手术后，洛伦茨充满鄙夷地跟别人说：这种手术，完全就是"怪人"的"疯狂念头"。十几年后，这位洛伦茨医生在欧洲矫形界的地位如日中天，乃至被尊为"德国骨科学之父"。

出乎年轻的洛伦茨以及老师尼古拉多尼意料的是，这次手术一个月以后，小男孩的腓骨肌群在弱电流的刺激下，居然能够做出足跖屈的动作了；手术后3个月的时候，这孩子已经能自己完成跖屈运动了。这个爆炸性新闻一下子在大洋两岸的医学界传开了。肌肉的转位和替代这样一种假想居然是可行的！美国波士顿的古斯魏（Joel Goldthwaite）医生也试做了这个手术，同样获得了不错的效果，于是他提出：为什么不把这种方法用在身体的其他部位呢？

于是在欧美各地，医生们开始在各种肌腱上实施转位手术，还让转位替代突破了相邻相近的区域限制，例如意大利医生戈蒂维拉（Alessandro Codivilla，骨牵引术的开创者）发明了将胫后肌腱引过小腿骨间膜，来替代胫前肌实现足背屈功能的技术。一下子解决了小儿麻痹症最常见的足下垂畸形问题。戈蒂维拉还用这种新手术来重建上肢神经损伤后的运动功能，成功实现了拇指的对掌。

儿麻后遗症有了肌腱转位术这个治疗利器后，顿时打开了一片新的天地。肌腱转位术的术式设计，可以因瘫痪的范围、程度和修复的目标而异，见仁见智，因地制宜。但在手术技术上有一个共性的问题，也是手术成败的关键，那就是肌腱末端重建的方式。当年肌腱转位术的开创者尼古拉多尼医生采用的方法，是将转位的肌腱缝合在原位失效肌肉的腱止点旁边，后来很多医生加以改良，主张腱止点一定要牢牢地缝合在骨膜或者骨膜下骨中，才能确保足够的可靠性。德国慕尼黑的弗里茨·朗厄医生（Fritz Lange，1864—1952，图5-10）甚至还发明了用粗丝线进行肌腱延长的技术，来弥补转位肌腱太短的缺陷。因为用粗丝线延长肌腱后，丝线的外周很快就会自然包裹形成手指般粗细的纤维结缔组织，这种方法后来被广泛普及（图5-11）。相较之下，郎厄医生在脊柱结核的内固定方面的尝试，就没有这么顺利了。

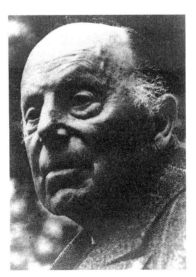

图5-10　肌腱转位手术的开拓者，德国医生弗里茨·郎厄（Fritz Lange，1864—1952）

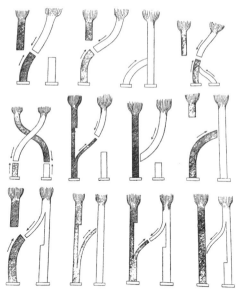

图 5-11　19世纪后期医生们开创出来的
各种肌腱转位手术

（图片来源：Young JK. Orthopedic Surgery. 1906.）

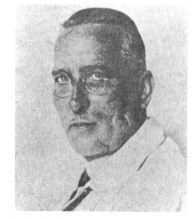

图 5-12　肌腱转位术的开拓者，德国医生
别萨尔斯基（Konrad Biesalski，1868—1930）

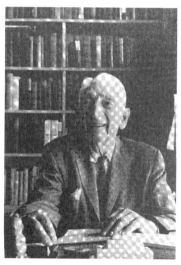

图 5-13　肌腱转位术的开拓者，美国医生梅厄
（Leo Mayer，1884—1972）

肌腱转位术为何能够发挥作用？柏林的康拉德·别萨尔斯基医生（Konrad Biesalski，1868—1930，图 5-12）探讨了其中的机制，并主张应该尽可能地将转位的肌腱纳入被替代肌腱的腱鞘内，长度多多益善。为他的工作长期提供协助的，是他的助手，年轻的美国医生梅厄（Leo Mayer，1884—1972，图 5-13），后来成为美国纽约大学医学院的一代名师。

梅厄是一位犹太裔医生，医学院毕业后不久就只身一人来到慕尼黑，拜在著名的朗厄医生的门下，后来又到柏林的别萨尔斯基医生这里工作，第一次世界大战爆发后，他的祖国与德国进入敌对状态，梅厄只能回国。他的这段经历，让梅厄成为20世纪初沟通德、美骨科学术的一个枢纽人物，在他的努力下，儿麻后遗症的矫形接力棒被延续传递，催生出后续的几项外科关键技术。

梅厄让德国人开创的肌腱转位等一系列技术在美国生根发芽，在这个过程中，既有旧金山的伯内尔医生（Sterling Bunnell，1882—1957）这些好友们的投身参与，也有洛韦特医生这样的名家的力挺。但不久之后，他们就觉得肌腱转位术虽然使得肢体功能获得了不同程度的改善，但是远期效果很不确定。纽约的惠特曼医生（Royal Whitman，1857—1946）认为，这是因为单一肌腱的转位所能提供的力量太弱，在有些已经出现了骨性畸形的病人身上，是不足以实现足部稳定的。他呼吁在肌腱转位的基础上加做骨结构的手术，例如切除距骨，让足的负重点后移，或是做关节融合术，来获得一个可负重的结构。他的"负重区后移"理论，后来成为矫形外科的一个重要原则。

其实不只是美国人这么想，在肌腱转位术刚一问世的时候，欧洲大陆就有医生觉察到了这个问题，并开始在骨性矫形上动起手来。1882 年维也纳第一医院的阿尔伯特医生（Eduard Albert，1841—1900，图 5-14）给几位小儿麻痹症的孩子实施了膝关节或胫距关节融合手术，直接稳定了关节，术后连外支具辅助都不需要了。这位阿尔伯特医生并非等闲之辈，他为奥匈帝国现代矫形外科的成形立下了主要功勋，关节融合术，也是他对儿麻后遗症治疗问题深思熟虑后提出的方案。在他的启发下，踝关节、腕关节、指间关节等部位的融合术也在欧洲各地开展了起来，德国骨科领袖霍法医生还提出了优先解决僵硬的关节畸形，然后再进行肌腱转位术的顺序，这条矫形原则也得到了罗伯特·琼斯等人的支持，很快就被写入了教科书中。

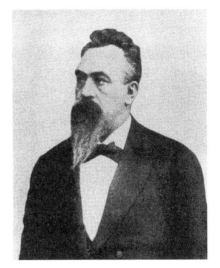

图 5-14　直接提出对脊髓灰质炎病人骨性结构进行矫形的奥地利医生阿尔伯特（Eduard Albert，1841—1900）

（图片来源：H. Killian. Meister der chirurgie aus dem chirurgischenschulen in deutscher raum. 1951.）

于是肌腱转位联合骨性结构手术，又成为儿麻后遗症足部矫形的新风向，其中尤以美国医生最为热衷。1923 年芝加哥的埃德温·莱尔森医生（Edwin W. Ryerson，1872—1961）提出了"三关节融合术"的概念，这一概念是在德国人早年做过的踝关节融合以及惠特曼医生的工作的基础上完善产生的，很快成为临床经典术式。2 年后，莱尔森当选为美国骨科学会（AOA）主席，并在 1933 年成为美国骨科医师协会（AAOS）的首任会长。

肌腱转位术在这一时期继续升级改良，又涌现了"肌腱固定术"这些新做法。肌腱转位技术的出现，对于脊髓灰质炎残障的挽救的意义是不可估量的，不知有多少人因此而重获人生机会，重拾生活的勇气。把一生奉献给了肌腱转位术传经布道

事业的梅厄,晚年用诗意的语言歌颂了这项手术:

你要爱护肌腱鞘膜和周围种种;
你应确保腱在鞘中之顺畅滑动;
你当警惕切口瘢痕及愈后紧绷;
你须维持肌腱转位后自然放松;
你并尊重解剖生物力学及血供。

……

（本文作者试译）

为了对肌腱转位术的功能重建效果进行评价,人们迫切需要一种能够精确测量肌力的手段,来做到治疗过程中的持续观察。洛韦特医生曾经设计过一种基于弹簧机构的肌力计,构造非常复杂,体积也很庞大,临床使用起来很不方便。后来英国神经损伤研究学会在第二次世界大战期间开发出一种轻便的肌力测量仪,可以在各种环境下评测,性能稳定且使用简便,很快就成为全世界广泛使用的标准器材。也正是有了标准化的肌力测量手段,才确定下我们今天常用的0~6级肌力评价标准。

除肌力丧失之外,小儿麻痹症还有一个常见的后遗症是双侧肢体不等长。对于上肢来说,两侧不等长也许影响不大,但发生在下肢就会给生活带来很大的不便,且长年累月的下肢不等长还会影响步态乃至脊柱发育。早年人们觉得这只是个小问题,企图通过垫高鞋底这些办法来获得双下肢的平衡,结果不但没起什么效果,反而

乱上添乱。因为很多患者的足部是下垂内翻的,增高鞋很容易磨坏他们的皮肤,让患者痛苦不堪。而且这些治疗用的增高鞋具,通常都价格不菲。

矫形大夫们认为,还是要从外科技术上想办法才对——既然两侧下肢长度不一,那么就做手术把一条腿变短,或者让某条腿变长不就行了吗?如此简单粗暴的想法,实在是很"骨科",但聪明的骨科医生给它起了一个很柔很美的名字——"下肢平衡等长术"。

在"变长"和"变短"里最简单易行的,当然是后者。1869年,意大利医生弗兰西斯科·瑞佐利(Francesco Rizzoli, 1809—1880,图5-15)第一次开展了肢体短缩手术。他的患者是一名48岁的农民,因股骨骨折而遗留有5 cm的单侧下肢短缩。

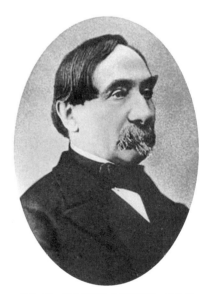

图5-15 意大利医生弗兰西斯科·瑞佐利(Francesco Rizzoli, 1809—1880),欧洲著名的矫形外科中心——Rizzoli研究所的开创者

1845年这个农民的另一条腿也骨折了，趁此机会，瑞佐利医生让这一侧的下肢发生骨折短缩愈合，成功实现了双下肢等长。受此鼓舞，他决定不再守株待兔，等着病人自己发生骨折送上门来（这个概率太渺茫了），而是进行更加"主动"的手术干预。1847年他收治了一名下肢短缩的9岁儿童，这个孩子曾在出生时发生过股骨骨折。于是Rizzoli在麻醉下，使用自己发明的器械将健侧股骨折断，使之短缩愈合，同样也实现了双下肢等长。

瑞佐利医生就读于意大利著名的博洛尼亚大学，这所学校从中世纪起就是欧洲重要的人文与学术中心。1840年瑞佐利成为这所大学的外科学及妇产科教授，在他死后，他的财产都按照遗嘱捐给了以他命名的Rizzoli研究所，这所研究所坐落于一座古老的修道院内，此后成为全世界最重要的骨科学研究中心之一。

到了1916年，股骨短缩术已经在临床上广为开展（图5-16，图5-17）。后来出现的金属内固定、髓内钉等器材，还使得肢体短缩术得以在微创切口下开展。但是人为将骨骼"打断"的做法，听上去总是有点残忍，更何况在那个内固定还不成熟的时代，骨头打断以后的短缩愈合，并不总是如人们所期待的那样精准有效。20世纪20年代，美国的菲米斯特医生（Dallas B. Phemister，1882—1951）创造了一种骨骺阻滞手术，他用器械干预股骨远端、胫骨近端或腓骨的骨骺的生长发育，以取得下肢长度平衡的效果（图5-18）。这种手术后来流传甚广，但是它也有一定的缺陷，例如：医生总是很难判断什么年龄才是合适的骨骺阻滞时机。直到1947年的时候骨骼生长发育预测表出现了以后，医生选择合适的骨骺阻滞手术时机才有了比较可信的依据。

美国人布朗特（Walter P. Blount，1900—1992）看到有人用钢丝穿过骨骺和

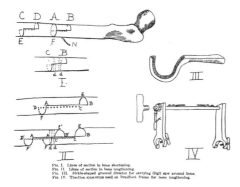

图5-16 20世纪初肢体短缩的手术术式和相应的器械

（图片来源：R. T. Taylor. Shortening long legs and lengthening short legs. Am J Orthop Surg. 1916.）

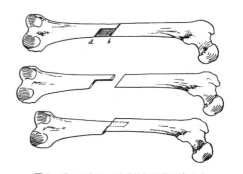

图5-17 这也是一种肢体短缩的手术方式

（图片来源：J. Calves. A new procedure for compensatory shortening of the unaffected femur in cases of considerable asymmetry of the lower limbs. Am J Orthop Surg. 1918.）

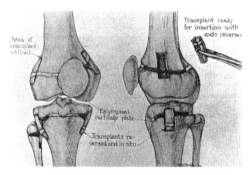

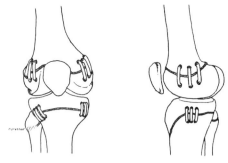

图 5-18　骨骺阻滞术：使用自体骨（上图）
以及骑缝钉（下图）

（图片来源：D. B. Phemister. Operative arrest of
longitudinal growth of bones in the treatment of deformities.
JBJS. 1933；W. P. Blount Control of bone growth
by epiphyseal stapling. *JBJS*. 1949.）

骨科简史

干骺端，成功地阻碍了骨骼的发育，于是就拿当时创伤内固定用的骑缝钉来进行骨骺-干骺端阻滞。骑缝钉这种东西成本低廉，植入简便，手术切口微小，如果放置位置不满意，还可以重复调整，显著优于以往各种复杂的骨骺融合术式，但是初期使用的骑缝钉因为设计和材质上的问题，经常出现断裂、脱落等并发症。

让肢体"变长"的办法也出现了。1903年，创造了胫后肌腱转位术的戈蒂维拉医生，将股骨截断，再用跟骨牵引来缓缓地拉伸下肢，最后实现了延长 3～8 cm 之多的股骨愈合。这种方法本来是戈蒂维拉医生

为那些骨不连的病人设计的，但骨科的同行们立刻把它用到了在小儿麻痹症身上。戈蒂维拉医生是瑞佐利去世后的 Rizzoli 研究所掌门人，在他之后的研究所大当家，乃是维托里奥·布提医生（Vittorio Putti，1880—1940），他也是意大利乃至世界骨科史上举足轻重的人物，他开创了一种更加简单、安全而有效的股骨延长术，他称之为"osteoton"。手术的方法，是先将两枚骨针放置于 Z 形截骨平面的远近端，骨针在体外以固定臂相连，固定臂中部有螺栓调节装置，可精确调整固定臂的长度。他用这种方法治疗了 10 例病人，每个患者都获得了 3～4 英寸的延长（图 5-19）。

后来，美国的 Leroy C. Abbott、苏联的伊利扎洛夫等巨匠也在肢体延长领域作出过重要贡献。

人类向脊髓灰质炎发起的最后一战，是在 20 世纪中叶，灭活疫苗和减毒疫苗分别由 Jonas E. Salk 和 Albert B. Sabin 研究了出来，此后这种疾病在发达国家和地区基本消灭，外科手术也随之销声匿迹，但

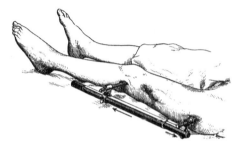

图 5-19　意大利医生布提的下肢延长手术技术

（图片来源：Jeanbrau. Chirurgi Repatrice
et Orthopaedique. 1920.）

在广大的发展中国家,脊髓灰质炎仍有流行。

人类征服小儿麻痹症,是一个多学科协作的历史进程,其中,既有微生物学和流行病学先驱们的奉献,防疾病于未然;也有一代代外科医生们,为挽救已病者们的前赴后继的努力。小儿麻痹症这样一个病毒感染性疾病,却催生了好几代优秀的骨科医生,以及经典的骨科手术的出现。这些医生为拯救陷于残障的人们的努力,非常完美地诠释了"矫形外科"这个学科存在的意义和精神。

你将看到我的伤痕,知道我曾经受伤,也曾经痊愈。

——泰戈尔《飞鸟集》

第六篇

制胜深渊之下·骨髓炎千年史

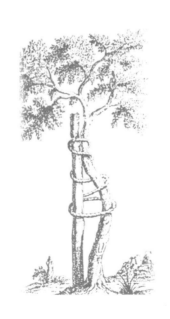

骨与骨髓组织的细菌性感染被称为"骨髓炎",这种感染既可以是从开放的伤口、开放的骨折直接导致,也可能是从他处的软组织感染灶通过血流播散而来。对远古生物化石的考古研究表明,骨髓炎这种疾病至少已经有着上百万年的历史。

在历史上,骨髓炎曾经被人们直接称作骨坏死,那是因为古人对骨髓炎的疾病本质还不清楚,只看到了这种疾病所引起的局部骨组织坏死而产生的误解。而在今天的医学上,"骨坏死"一般专指那些非细菌感染性的骨组织死亡状态,也就是"无菌性坏死"。

19世纪被解密的《埃德文·史密斯纸草书》上提到了一个病例:有一位男子的颈部遭到了刺伤,伤口一直深达颈椎骨,几天后他的脖子就完全僵直不能动了。对这个病人,纸草书没有给出一个清晰的诊断,治疗上则完全束手无策,只是建议"让病人在旷野上待着,等待病情自然消退"。一般认为,这是关于骨髓炎的最早文字记载,而从这篇记载也可以看出,那时的医者对骨髓炎所能做的一切。

这种情况在之后的3000年里基本上没有什么改变,骨髓炎始终伴随着非常高的死亡率和致残率,人们对它所能采取的干预也非常有限,不过这并不妨碍古人们对这种病进行细致的观察。首先被注意到的,是骨骼感染后导致的死骨现象,现在我们知道,死骨块是那些已经丧失了血供、与周围组织失去了联络的坏死骨组织,其外

观、性状与正常骨组织有着鲜明区别,这种区别很早就被前人敏锐地察觉到了——希波克拉底就曾经这样描述过一个外伤之后的头盖骨:

"这一小片骨头迅速变得干燥、缺乏活力,与周围那些含有血液、充满光泽和生机的骨骼截然不同。这片骨头摇摇欲坠,随时可能会从周围骨骼上脱落下来……"

古人还观察到,这些死骨的外周,通常都包裹着一层膜(反应性骨膜),在死骨块和包膜之间往往充满着碎组织和脓液,这些脓液有朝一日会从溃疡或窦道中流出(图6-1)。对此现象,希波克拉底曾说:"当皮肤溃疡持续一年以上,就会有骨块的脱落,并产生瘢痕和空洞。"17世纪法国著名巴洛克画家西蒙·武埃(Simon Vouet,1582—1641)曾经有一副油画作品,画下了一个胫骨慢性骨髓炎病人的脓液外溢景象(图6-2)。病情一旦到了这个阶段,骨髓炎就已经转为慢性,然后就是迁延不愈,逐渐耗尽病人的身心。

这些死骨块随脓液不断流出,就有好奇的人试图去探查溃疡和窦道的内部,找寻更多的死骨,他们还发现随着更多的脓液、死骨的流出,感染部位的情况也会相应有所改善。于是探查、引流便成为医者的一门功课。古罗马的医者塞尔苏斯(前25—公元50年)是主张对骨髓炎的溃疡、窦道进行积极的外科干预的,他在医书中

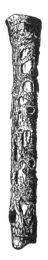

图6-1 这是一段1835年由著名的西姆医生（James Syme）为一名慢性骨髓炎的小女孩截肢后的腿骨标本，可见千疮百孔、脓液四溢，现在除了有些极不发达地区，已经再难见到这样的病情了

（图片来源：J. Syme. Observations in Clinical Surgery. 1862.）

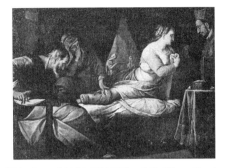

图6-2 17世纪法国画家西蒙·武埃（Simon Vouet, 1582—1641）的油画作品，展示了胫骨慢性骨髓炎的脓液外溢景象

（图片来源：Eugene Hollander. Die Medizin in der Klassichen Malerei. 1903.）

阐述了哪些情况下需要探查，哪些情况下需作切开，并对手术的技巧进行了详尽的介绍。

为此，古人还设计了专用的手术探子，这些探子有金属的、有木头的，性状各异。在医学校里，老师让学生们用这些探子去探查虫蚀的树洞、竹子、芦苇或者风干的葫芦瓜，以训练他们探查窦道、盲腔的技艺。公元十世纪的伟大阿拉伯医者宰赫拉威（拉丁名：Albucasis，约936—1013）在他的著作《外科和手术器械》（On Surgery and Instruments）里，详细描述了这些手术探子：

"这种探子叫作burud，有大、中、小三种不同的规格，适于探测伤口、骨骼、肿瘤、窦道、瘘管的深部。它们通常采用黄铜、白铜、银子、生铁等材料制成，其中以白铜的最为上乘。有的时候为了探查那些又深又复杂的窦道，也会使用铅制的探子，因为它的柔韧性好，能够弯曲变形以适应伤道的走向。探子的头部是圆钝、抛光、顺滑的，长度也有长、中、短三种……"

然而直到18世纪，人们的主要认知还停留在慢性感染患者的探查、切开、引流、死骨块观察这些事情上面，与古希腊时代没有什么本质区别。绝大多数医生是把直接感染和血源性感染混为一谈的，但也有人开始注意到了这两种骨髓炎的不同之处，例如18世纪英国的著名外科医生布隆菲尔德（William Bromfeild，1712—1792）观察到有些病人——多数是小孩子——并没有遭到什么外伤，却无缘由地出现了跛足、行走困难以及肢体深部的钝痛，过了一段时间以后出现了骨骼深部的脓肿。不过，针对这一类骨髓炎，他的建议也只有保持患肢的清洁、干燥，以及耐心、恒心而已。这类骨髓炎的病人有一些能够自行好转，还有更多的人——就像其他的外伤性骨髓炎那样——被截肢了。

十几年后，血源性骨髓炎被美国医生内森·史密斯（Nathan Smith，1762—1829，图6-3）进一步阐明。这个人是美国医学史上最杰出的人物之一，从一个农家子弟成长为外科学徒工，又考上了刚刚成立的哈佛医学院，成为哈佛大学历史上最早的前10名医学毕业生之一。后来他一手创办了常青藤名校达特茅斯学院医学院，并参与创建了耶鲁大学医学院、鲍德温学院、佛蒙特大学。内森·史密斯在医学史上最广为人所知的成就，是他对于伤寒的探索，但是他同样也对血源性骨髓炎进

行过深刻的观察，他非常精确地描述了这种感染的发病过程，在不同骨质中的进展表现，以及死骨等现象的转归。他注意到血源性骨髓炎几乎都发生于儿童和青少年，主要出现于胫骨、股骨和肱骨，而且好发于关节附近部位，通常起病几天以后就离开关节，转往其他区域定植下来。

与内森·史密斯同时代的英国医生布罗迪男爵（Benjamin Collins Brodie，1783—1862，图6-4）对血源性骨脓肿进行了特别精彩的描述，他看到：

"发生感染的整条小腿都变得肿胀，摸上去硬硬的。在踝关节上方大约1/3英寸的地方有一个洞，核桃般大小，里面充满了颜色晦暗的脓液。这个脓肿的外围是一层

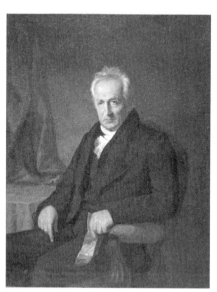

图6-3　血源性骨髓炎的探索者，也是美国医学的早期创始人之一内森·史密斯医生（Nathan Smith，1762—1829）

（图片来源：美国国家医学图书馆，允许公开使用）

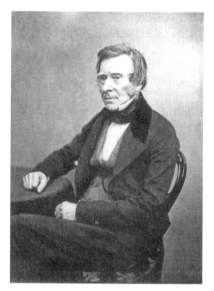

图6-4　曾任英国皇家学会主席的布罗迪医生（Benjamin Collins Brodie，1783—1862），对骨髓炎的贡献卓著

（图片来源：美国国家医学图书馆，允许公开使用）

坚韧的薄膜组织，颜色比周边的骨骼要白得多。包膜的内层布满了丰富的血管。而邻近的踝关节完全没有受到病变的影响。"

布罗迪是19世纪的一代名医，诊治的病人上至国王，下至贩夫走卒，在1858～1861年期间还担任过英国皇家学会主席，这个位子也由牛顿、赫胥黎、李斯特等人坐过。因为他在骨髓炎领域的杰出贡献，后人将慢性骨髓炎脓肿称作"Brodie脓肿"。

说来不可思议，如此古老的疾病，一直到19世纪中期都还没有一个贴切而统一的名称。后来还是法国医学家内拉通（Auguste Nélaton，1807—1873）从希腊语词根里选取了"骨"和"骨髓"两个词根，创造出"osteomyelitis"一词，才算是给了这个疾病一个规范的称呼。内拉通医生在我们之前的篇章里曾多次出现，当时他是当时巴黎的医界领袖，与创伤骨科大师马盖涅医生是同事。

儿童骨髓炎的另一个来源是骨骺的滋养血管，这种血管是从干骺端穿过骺板营养骨骺的，有的时候细菌栓子可以随着血流进入骨骺，导致化脓性骨骺炎。这个感染途径是在1852年由法国医生卡塞尼亚（Edouard Chassaignac，1804—1879，图6-5）发现的，那年他接诊了一名患有化脓性骨髓炎的2岁孩童，有一天在给孩子做脓肿引流的时候，突然注意到从骨膜下引出来的脓液里有一些亮晶晶的脂肪滴，而在这种年龄孩子的骨骼上，脂肪只有一种来

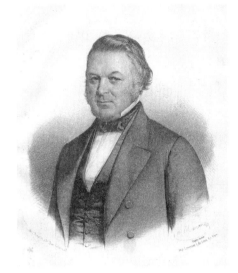

图6-5　法国医生卡塞尼亚
（Edouard Chassaignac，1804—1879）
（图片来源：*Am J Surg.* 1966.）

源——他几乎是立即认定有某种原因导致骨髓受到了感染。顺便提一句，外科临床上最常用的开口引流橡胶管就是卡塞尼亚大夫发明的。

在整个19世纪里，慢性骨髓炎治疗上所能依靠的，基本上就是持续引流而已。然而长期引流又带来另一个并发症——窦道上皮细胞的恶变，通常是鳞癌，偶有纤维肉瘤和网状细胞肉瘤发生。这一现象最先于1835年由英国医生霍金斯（Caesar Henry Hawkins，1798—1884）揭示，最终以法国医生马焦林（Jean Nicholas Mayjolin，1780—1850）的名字命名——"Marjolin溃疡"。

至此，人们已花去三千年的时间，学习应对骨髓炎这种疾病；又用了100年的时间，将这个疾病的特点和转归掌握清楚，但讽刺的是，大家对血源性骨髓炎的确切病

因竟然还是不甚了了。然而历史的转机就在此时到来，因为，医学微生物学的时代，已经拉开了帷幕。

1878年，德国伟大的微生物学家罗伯特·科赫（Robert Koch）在他的关于伤口感染的论文中，第一次提出了各种特定的细菌在感染中的作用。同一年，德国哥廷根大学医院的助理医师罗森巴赫（J. Rosenbach）将脓液滴进兔子、狗、绵羊等动物的骨髓内，制造出了骨髓炎模型，并据此推断，骨髓炎是由细菌通过血液循环带来的，也就是说，骨髓炎是一种感染性疾病（图6-6）。

五年后，德国卫生部的小职员贝克做了一项实验：他采用无菌隔离的方法，成功分离出了5例骨髓炎患者中的致病菌。

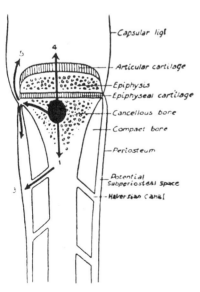

图6-6 19世纪后期人们发现的血源性骨髓炎从干骺端蔓延的模式图

（图片来源：Clarence L. Starr. Acute haematogenous osteomyelitis. *Arch Surg*. 1922.）

当时菌落呈橘黄色，在显微镜下看像是球菌类。接下来他把这些菌落稀释后，打进了兔子、豚鼠和小鼠的静脉里。当这些动物一遭受骨折或者挫伤之后，骨髓炎就自己发生了。贝克的实验不仅证实了骨髓炎是感染性疾病这一推断，而且他还猜测这种感染乃是由某种特定细菌所引起的。他当时看到的那种细菌，现在人们已经知道它叫"金黄色葡萄球菌"。

名不见经传的小字辈贝克的发现，一下子推开了骨髓炎微生物学研究的大门。德国外科学家埃里希·莱克瑟（Erich Lexer，1867—1937）在1896年将金黄色葡萄球菌通过兔子的耳缘静脉注入动物体内，注射完毕后立即将兔子的耳朵割下，防止局部形成脓肿以对实验造成干扰。接下来他发现血流输送细菌所导致的骨组织感染，最初是在干骺端出现，然后迅速蔓延至整个骨髓腔，最后再到达骨膜下。他的这一发现，不仅清晰地佐证了前人对骨髓炎部位进展的观察，而且还在不经意间，对长骨的血液循环模式也提供了依据。在杂志上读到他的这个报道后，日本京都大学的学者立刻用生物染料来标记外来病原体进入血液循环以后的流向，再从软组织疖肿中取脓液注入，发现其导致急性骨髓炎的路径，与染料完全一致。

血源性骨髓炎的来龙去脉，终于算是搞清楚了。此时瑞士的外科兼微生物学家盖西（Karl Garré，1857—1928，图6-7）在众多前人的研究基础上，正式提出了骨髓

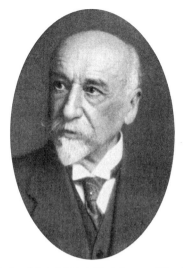

图6-7 瑞士医学家盖西 (Karl Garré, 1857—1928)
（图片来源：Ciba Zeit, 1960.）

炎的分型，被用于指导骨科感染的规范化治疗。他自己的名字，也被大家拿来称呼他所制订的分型中的一种硬化型骨髓炎——Garré 骨髓炎。

在1919年的美国外科年鉴里，主编写下了这样一段话，指出了当时血源性骨髓炎的治疗现状：

"（骨髓炎）是一种顽固的病症，彻底治疗是非常困难的……当骨髓炎转入慢性，我们究竟应该做些什么呢？必须毫不犹豫地通过外科手段，将感染的区域完整暴露出来，将病变的组织彻底清除干净，将死腔完全敞露，促进疤痕组织的填塞修复，这些事情越早做，结局就越好，外科干预的意义再怎么强调都不为过，甚至可以说，当诊断已经确定，就赶快实施手术。"

20世纪伊始的医学界，对骨髓炎的治疗始终强调"外科至上、手术当先"的理念，弄出了很多号称能够杀灭病灶的灌洗液。1934年还出现了一种"鸡尾酒"疗法，是将含有噬菌体的溶液滴灌进骨髓腔内，发明者宣称噬菌体对金黄色葡萄球菌的杀伤力足够强大，然而这种疗法在抗生素一出现以后，就立刻被人们抛弃了，因此它的实际效果可想而知。最有趣的是，半个多世纪以后，当现代人面对细菌耐药性这个新难题一筹莫展的时候，又重新想起了噬菌体疗法，并已经尝试着将它用在了糖尿病足的骨关节深部感染上。

20世纪20～30年代，得益于微生物学的进步，人们又相继发现了新的骨髓炎病原体如白色葡萄球菌、链球菌、肺炎球菌、布氏杆菌、沙门氏菌等，但金黄色葡萄球菌依然是占绝对优势的菌种。由梅毒、天花这两个人类的"老朋友"所引发的罕见骨髓炎类型，也在这时候被发现。

X线技术进入临床后，同样也为骨髓炎探索提供了新的手段。1922年，Wilensky通过X线平片检查，发现急性骨髓炎的骨骼上有多个"固定不动"的显影点，在此基础上，他搞清楚了急性骨髓炎从菌血症发端，继而在骨骼血管内形成感染性栓子、感染性动脉炎、感染性静脉炎，最后造成缺血性死骨的病理过程。有了这个发现以后，慢性骨髓炎的机制也就很快查明了——它是由其他部位感染灶或是伤口部位的低毒性细菌持续不断迁徙而来形成的——与急性骨髓炎有着本质区别。Wilensky对急性骨髓炎的治疗抱有很大信心，认为完全可以找到办法加以阻断；而对于慢性骨髓炎，他则悲观得多，他认为远处而来的细菌播散是防不胜防的，而形成慢性窦道后的治疗更是难上加难。

就在X线帮助Wilensky探秘骨髓炎的同一年，加拿大多伦多的斯塔尔医生（Clarence L. Starr，1867—1920）却指出：对于骨髓炎而言，不能过于迷信放射影像技术，因为这种病的X线征象要到比较后期的骨质改变出现后，才会清晰呈现出来，此时治疗时机可能就被耽误了。他认为医生还是应该加强临床体检的能力，立足于临床表现来做出早期诊断。一旦确诊，就要争分夺秒地实施骨膜切开、髓腔引流，并对干骺端进行钻孔减压。对于慢性骨髓炎，他主张在建立有效引流的基础上，静候

死骨和反应性骨膜的出现，再进行死骨摘除、碟形手术、碘仿纱条填塞。他用这套原则治疗了98名患者，效果令人满意。

这套治疗原则中的一个关键是引流手术的伤口管理。当时临床上几乎所有的方法，都是从第一次世界大战期间发展而来的，伤口灌洗技术其突出代表，其中又以法国医生卡雷尔（Alexis Carrel，1873—1944）和美国化学家达金（Henry Drysdale Dakin，1880—1952）命名的Carrel-Dakin法最为著名（详见第三篇之《开放性骨折》）。灌洗治疗能够迅速地将伤口内的细菌数量降到极低水平，为闭合伤口创造条件。一旦伤口关闭后就可以用夹板或支具制动，每日局部换药，直到伤口彻底愈合。这些技术一开始都是在战地救护中使用的，战争结束后才被慢慢传到民间（图6-8）。

在第一次世界大战期间对开放性骨折

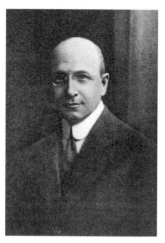
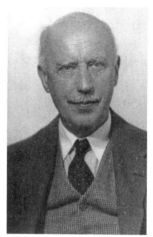

图6-8 在开放伤口、骨髓炎治疗领域做出划时代贡献的法国医生卡雷尔（Alexis Carrel，上图）和美国化学家达金（Henry Drysdale Dakin，下图）

（图片来源：Wellcome基金会，允许公开使用）

治疗作出历史性贡献的美国医生欧尔（H. Winnett Orr，1877—1956）在战后提炼出了骨髓炎的几条经典治疗原则，包括：不容迟疑的灌洗、感染肢体的制动、病灶的充分敞开及凡士林填塞等。欧尔在美国各地坚持不懈地推广自己的方法，10 年后西班牙内战爆发，欧尔的技术获得了一个巨大的验证舞台，事实证明他的各条处理原则都是行之有效的。西班牙的何塞·德鲁埃塔医生（José Trueta，1897—1977）将欧尔的技术加以改良，拯救了大批西班牙军民的生命。

至第二次世界大战前夕，人们对骨髓炎的阶段治疗所要达成的目标已经形成共识，就是要获得一个无菌的、有肉芽组织生长的伤口，由于当时还没有伤口"二次缝合"的观念，因此，人们只能花上漫长的时间，等待肉芽组织从伤口边缘的上皮生长出来，逐渐填满伤口，这个过程可能意味着几个月甚至更久，且新生的骨痂组织非常脆弱，很容易脱落。

早在 1902 年，就有人提出用组织移植来加速骨髓炎伤口愈合的想法。当临床上有了足够的办法将感染伤口变为清洁的肉芽创面之后，就开始有医生尝试皮肤移植，顿时获得巨大成功。于是植皮术迅速一传十、十传百，成为骨科手术室里的常规手术。植皮合并植骨也在同一时间里开始搭配使用。

1935 年德国的多马克（Gerhard Johannes Paul Domagk，1895—1964，图 6 - 9）从染料

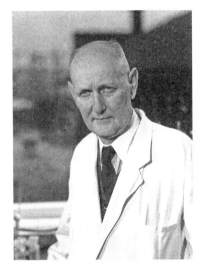

图 6 - 9　率先合成抗生素"百浪多息"、实现人类抗菌梦想的德国化学家多马克
（Gerhard Johannes Paul Domagk，1895—1964）

（图片来源：拜耳）

化合物中发现了第一个抗生素百浪多息，终于实现了 19 世纪末以来人类战胜病原微生物的"魔球"梦想。不久后法国巴斯德研究所发现了"百浪多息"药物中的有效成分磺胺，进一步将骨髓炎的治疗推向了全新的高度。第二次世界大战时期，很多医生和战地救护工作者都喜欢将磺胺药粉往伤口，或是骨髓炎的腔道内涂撒，这种做法，成了那段时间抗生素使用的鲜明时代标志。

磺胺出现以后，还被医生们变着花样设计出各种用法。有的医生甚至将磺胺和石膏粉混合后填入伤口内，居然也取得了不错的疗效，现在看来，这种做法与抗生素骨水泥、抗生素缓释剂实在是有异曲同工之妙。

1920 年弗莱明爵士（Alexander Fleming，1881—1955，图 6 - 10）创造了 20 世纪人类

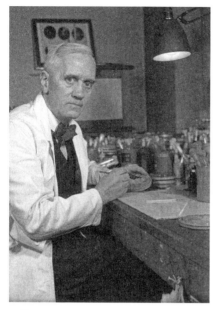

图 6-10 发现青霉素，改写人类历史，也是
骨髓炎治疗历史的弗莱明爵士
（Alexander Fleming，1881—1955）

（图片来源：Wellcome 基金会，允许公开使用）

最伟大科学的成就之一——发现了青霉素。到 1940 年的时候医用级的青霉素株也已被正式分离出来，在整个第二次世界大战期间青霉素基本上只对军队供应，1946 年以后才进入民间。美国医生阿特梅尔（William A. Altemeier，1910—1983）第一个将它用在了普通老百姓的急性骨髓炎治疗上，他对青霉素的作用推崇备至，主张在骨髓炎患者身上尽早使用、足量给药。

阿特梅尔的工作，受到了英国骨科医生埃利斯（V. H. Ellis，1901—1953）的赞赏，他自己就是弗莱明爵士的同事，用起青霉素来自然更加信心满满，一下子成为当时全世界骨科采用青霉素治疗骨组织感染例数最多的人。但这并不等于他在滥用抗生素，相反，他始终严格坚持青霉素的使用原则，主张将适应证限制在那些迁延不愈、多次复发的慢性顽固性骨髓炎上，或是应当成为手术的配合用药。在他这里，是将青霉素作为终极武器来看待的，并不轻易用于普通感染。

1947 年，链霉素开始被用于革兰氏阴性菌感染的骨髓炎病例。1960 年代，对青霉素耐药的金黄色葡萄球菌出现了，并迅速蔓延到世界各地，显然，这是自然界对人类滥用抗生素的第一次警告。此时又出现了四环素和头孢菌素，在 1960～1970 年代期间，当人们翻开各种学术杂志，凡是涉及骨髓炎治疗的各种文章，都已经悄悄地从外科治疗让位给各种各样的药物临床观察。那十几年里，各国的临床医生开展了大量的研究，去探索、对比、分析各种药物在不同剂量、组合、疗程下的骨髓炎治疗效果，就连口服抗生素治疗骨髓炎都已经成为可能了。这一切，在过去的数千年里，是人们想都不敢想的。

进入 1980 年代，广谱的喹诺酮类抗生素如环丙沙星诞生了，它们与骨组织的亲和性更好，口服 2～6 个月的疗程方案基本上已经能够战胜 70% 左右的骨髓炎。接下来又冒出了乙氧萘青霉素、万古霉素以及利福平联合用药方案等。在 20 世纪后半段，人类的抗生素选择越来越丰富，全世界大部分感染性疾病都因为有了抗生素的诞生，而得到了有效的控制。

伴随人类整个历史的骨髓炎，就在这

样的时代背景下，一下子淡出了人们的视野。这是科学的胜利，更是对人类千百年不懈探索的最大奖赏。今天，在很多发展中国家和落后地区，依然还有骨髓炎的踪影，对它们的早期诊断、果断治疗、正确干预依然还有工作可做。但是我们已经不再对它充满畏惧，历史赋予我们获胜的勇气，哪怕是探寻到骨骼的最深处。

人生而自由，却无往不在枷锁之中。

——卢梭

第七篇

身躯不羁之旅·脊柱侧弯的故事

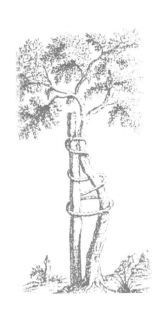

脊柱侧弯和慢性腰腿痛都是 21 世纪脊柱外科的热门话题。前者的矫治,被有些人视作骨科领域的"复杂高端"技术,后者则是当今医院就诊量、手术量最大的普遍问题。然而自有历史记载以来,脊柱侧弯受到民众与医学界的关注之早、之深,其实要远远超过腰腿痛。这是因为脊柱侧弯给人带来的外形损害是如此的明显,在让患者蒙受各种不公与屈辱的同时,也激发了历代医者绵延不绝的兴趣。

古印度史诗《摩诃婆罗多》上记载着这样一个故事,有一天,一位脊柱畸形的女人来到克利须那大神的面前,眼中满是泪水:"我长得很丑,我的背是弯的,人们都带着恐惧远远躲着我,小孩子向我丢石头,用各种恶作剧折磨我……"于是神决定矫正她的脊柱,在她的三处畸形部位施加了法力,牵直了他的身体,于是这个女人就挺直腰杆站起来了,变成了一个挺拔的美女。

脊柱侧弯有很多种类型,有些人是先天性的。英国人最引以为自豪的本民族文学巨匠,除了莎士比亚之外,莫过于亚历山大·蒲柏(Alexander Pope,1688—1744,图 7-1)了。蒲柏的父亲患有脊柱畸形,母亲在 46 岁的时候才生下的他,整个孕产过程非常不顺。蒲柏出生后就出现了严重的脊柱侧弯,虽然他后来成了著名作家,对英国语言文化作出了不朽贡献,但是他身高只有 4 英尺 6 英寸,还伴有明显的驼背,外加非常严重的跛足残疾。他的两条腿很细,以至于不得不穿三双袜子加以掩饰,平

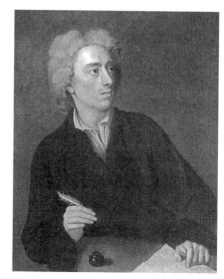

图 7-1　英国伟大的文学家亚历山大·蒲柏(Alexander Pope,1688—1744),患有严重的脊柱侧弯和跛足畸形

时主要坐着轮椅活动,勉强站起来,还需要穿上当时妇女的那种带有支撑的束身衣才行。侧弯畸形的蒲柏,一生饱受他人的歧视,为此他曾写下过这样的诗句:"To err is human, to forgive divine."(凡人多舛误,唯神能见宥。——陆谷孙译)

还有的脊柱侧弯则是继发性、短暂性的。俄国最伟大的女皇叶卡捷琳娜二世(1729—1796)还在 7 岁的时候(当时她的娘家名叫凯瑟琳),在一次祈祷时出现了咳嗽、谵妄失神,此后整整 3 个星期,她都待在床上,脸朝左躺着,于是躯干变成了 Z 字形,右肩明显高过左肩。家里立刻找来了医生为她看病,医生开出的方子很奇特——每天用少女未吃早饭前的唾液来给凯瑟琳做脊柱按摩,此外医生还给凯瑟琳配了一副支具,定期调整检查。就这样持

续治疗了三年，凯瑟琳的腰杆完全恢复了挺拔。后人推测她当时患的可能是胸腔感染——胸膜炎和肺气肿会引起脊柱侧弯，这在19世纪以前是很常见的。现在这种情况已经基本上看不到了。

更常见的特发性脊柱侧弯，直到今天，人们对它的成因依然知之甚少。

"脊柱侧弯是不可治疗的。"——在古埃及时代，法老身边的医生们，曾留下过这样的断言。其实，面对这样一种奇怪的疾病，古人们并不是没有尝试过治疗，但他们一遍又一遍地失败了（图7-2）。

因为，人们并不了解脊柱，并不了解自己的身体。

希波克拉底是第一个系统地研究脊柱解剖、生理和病理的医生。通过观察战场上死者的尸体、奥林匹亚运动场上运动员的身躯以及解剖动物（当时人体解剖被严厉禁止），希波克拉底注意到脊柱是由多节椎骨通过椎间盘、韧带、肌肉等组织连接起来的复合体，并且它们的连接呈现出了多处生理弯曲的构造，为此他创造了"kyphosis""scoliosis"这些名词。希翁认为脊柱的用处是支撑人的身体，担当躯干的支架。他描述过脊柱的血运，据说还发明了环锯。

希波克拉底被西方医学界称作"脊柱畸形治疗之父"，这是因为他不仅记载了脊柱的一些常见疾病，还最先对脊柱畸形提出了治疗见解。他深入观察了脊柱侧弯，发现这些脊柱畸形和结核是不同的疾病，他说："很多的脊柱曲度改变都发生在健康人身上，有的是生活习惯造成的，有的是因为老龄，有的则是因为疼痛。"（图7-3）希翁最终把脊柱侧弯归咎于身体的姿势不正，并使用矫形支具来加以治疗。在历史上他可能是这么做的第一人，但他的做法很奇异——使用血液浸泡过的绷带缠绕患者肢体，然后待其凝结、硬固。

古罗马的"医圣"盖伦重视观察、经验

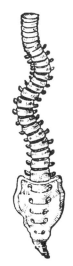

图7-2 这可能是世界上最早的一张脊柱侧弯的图片了

（图片来源：Guilhelmus E. Hildanus. 1652.）

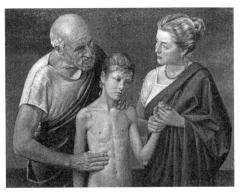

图7-3 希波克拉底检查孩子的脊柱

（图片来源：Robert Thom 油画，20世纪50年代）

和逻辑推理,他更加深入地描述了脊柱侧弯、脊柱前凸和后凸这些现象,发现了神经根的存在,还在动物身上进行过脊髓切断的试验观察。盖伦对脊柱侧弯的成因也提出过自己的一些假说,他认为脊柱侧弯是可矫治的,并沿用希波克拉底的方法来加以治疗。我们知道,在此后漫长的中世纪里,"盖伦医学体系"几乎就是西方医学上的圣经,是不可挑战的金科玉律,因此盖伦关于脊柱侧弯的观点和理念影响了欧洲医学界长达一千多年,直到文艺复兴时代才逐渐被动摇(图7-4,图7-5)。

在那个年代里,另一个极易造成脊柱畸形的疾病——结核,倒是很早就被人们与侧弯区分开了。因为脊柱结核会快速造成脊柱的后凸成角,继而发生神经瘫痪和死亡,与之相比,脊柱侧弯算是一种非常良性的疾病了。然而在18世纪以前,患有脊柱侧弯的病人还是活不了很久,因此几百年前的西方医生,有着比现在多得多的机会,来对脊柱侧弯病人进行病理解剖。从解剖中,人们不仅见识了各种形式的侧弯,还看到了伴随的旋转、后凸等畸形。

希波克拉底和盖伦的时代对脊柱外伤和脊柱畸形都使用过悬吊复位,这种悬吊法在西方被沿用了两千年以上,并在16~17世纪衍生出了一种短促牵伸技术——

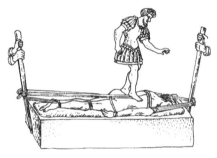

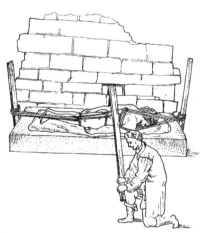

图7-4　盖伦矫正脊柱侧弯的方式,
与希波克拉底的技术一脉相承

（图片来源：Elias S Vasiliadis. Historical overview of spinal deformities in ancient Greece. *Scoliosis*. 2009. ）

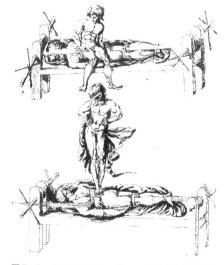

图7-5　16世纪时 Vidus Viceus 使用"希波克拉底复位床"给脊柱侧弯患者进行矫形

（图片来源：法国国家图书馆）

将患者头朝下倒吊在一个梯子上，以及持续牵引和挤压技术，牵引脊柱的同时给予三点挤压，直接施力于侧凸段的顶点。所谓"挤压"，其实实施起来很简单，既有用手直接往上按的，也可以用人们所发明的各种各样的器械来进行，例如英国医生暨解剖学者格利生（Francis Glisson，1597—1677)设计过一种布带辅助的挤压技术，他将自己发明的牵引布带从患者的两腋下穿过，绕过下巴下面，再抵达头颅上方，然后将患者的双臂绕到身体后部，夹住一根棍子，让这根棍子压在畸形脊柱节段的后方，最后再用这个姿势将患者悬吊起来——"Glisson牵引带"也就是因此而得名的。但是很显然，牵引、悬吊的效果都是很有限的，即便有的时候脊柱被扳直了，但当力量一撤除，立即又回到了畸形的状态。再说，倒挂着悬吊是一种超级痛苦的治疗，据说绝大多数病人经历过一次以后，就再也不想继续了。

因为这些原因，直到中世纪结束的漫长岁月里，西方经院派的医生们都很不愿意去碰脊柱侧弯这种吃力不讨好的疾病。像矫治畸形这类事情，基本上都是由民间的支具工匠们在打理。欧洲早期的很多矫形支具匠，都是从铠甲工匠演变而来的，在和平年代刀枪入库的时候，这些匠人把以前制造盔甲的精湛工艺，用来打制各种矫形支具，例如1575年由帕雷设计的外表多孔的、内衬棉垫和皮革的铁质束胸支具，就是从战斗护甲得来的创意（图7-6）。早

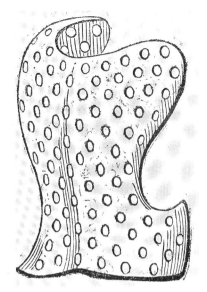

图7-6　安布洛斯·帕雷为脊柱侧弯设计的矫形支具"Cuirasse"

（图片来源：Malgaigne. Oeuvres Complètes d'Ambroise Paré. 1840.）

期的矫形支具用起来又笨重又难受，几乎和折磨犯人的刑具没什么两样，而且治疗效果极差。在后来的几百年里，人们在支具上施加了无穷的创意，还学会了使用纽扣、绑带、弹簧、衬垫、螺栓这些东西来实现支具的可调性、舒适性和组合性，让支具变得越来越科学，也越来越人性化。如果要评选骨科历史上从古至今都在使用的，发展经久不息且生命力最强大的治疗器具的话，支具毫无疑问会拔得头筹，其中脊柱侧弯矫形支具就是存留到今天的，也是使用频度依然极高的一种，而且在过去的500年里，侧弯矫形支具的样子和原理，基本上变化不大。

帕雷死后100多年，有一家叫斯科特的兄弟（Claes and Peter Schott）在荷兰的

乌得勒支城里开了一家矫形支具店,给各种脊柱和四肢畸形的患者提供治疗服务。这家子好几代都从事矫形支具生意,口碑很好,门庭若市。据一篇文献记载,1652年有一个英国贵族带着他的16岁的脊柱侧弯的儿子 Edmund Verney,来到斯科特兄弟支具店里,并安排孩子在乌得勒支城里住了下来。斯科特兄弟为这个孩子配制了一副内衬皮革的金属支具,穿在衬衣外面,病人自己无法随意脱卸。于是孩子需要每周都前往诊所,让工匠拆下支具,这样他才能清洁身子,换上干净衣服,再重新戴上支具并调整位置。这孩子的治疗持续了整整四年,最后的矫形结果让患儿家庭非常满意。这件事使得 Schott 家的矫形生意更火爆了,店里加雇了十六七个杂役和3个全职制造工匠,以应付络绎不绝的病人,据说甚至曾经出现过 2 000 名来自欧洲各国的病人一齐上门求治的盛况。

这个事充分说明了当时脊柱畸形病人对于治疗的迫切程度。多年以后,类似的支具店或脊柱矫形门诊也出现在了英国、德国、法国、意大利……有的矫形匠人还著书立说,例如英国的谢德累克兄弟(Timothy and William Shelldrake)在1783年出版的《脊柱畸形的各种病因及治疗》(*An Essay on the Various Causes and Effects of thr Distorted Spine*)。不过绝大多数支具匠都对自己的矫形技艺视若绝密,绝不外传,因为在当时无论是矫形疗程或是支具本身,收费都是非常昂贵的,没人

想把赚钱的门道与别人分享,砸了自己的饭碗。这些支具世家,后来有不少子弟转型成为正规的矫形外科医生,例如前文所提到的脊髓灰质炎领域的先驱雅各布·海纳(Jacob Heine,1799—1879),就是出身于德国维尔茨堡的著名矫形支具世家,这一家另有好几个成员,也都在外科和骨科领域贡献卓著。

在病人求治浪潮的驱动下,19世纪医生们也开始参与到矫形支具事业中来,并且用正规的医学理论来指导支具的制作,这是后话了。

"矫形外科"(orthopaedics)一词的缔造者——法国医生尼古拉斯·安德烈(Nicolas Andry)跟希波克拉底的观点很相近,也认为脊柱畸形是由椎旁肌肉的两侧不平衡以及坐姿不正造成的(图7-7,图7-8)。在矫形外科的开山著作 *Orthopaedia* 中,安德烈说脊柱的畸形是"外伤,举重物,孩子们互相背来背去,或是站姿坐姿扭曲"造成的。如果孩子的背往外凸,那就叫"bunch-back";向内凹就叫"hollow-back";既向内凹又向外凸的,就叫"crooked-back",典型的就呈现出了 S 形。

安德烈认为脊柱畸形必然伴随某些肌肉的紧张,因此建议用按摩、热敷、牵引等方式来缓解"肌肉痉挛"。他还主张平时应该给孩子提供高度合适的桌椅,让孩子直直地坐在椅子上,避免孩子在读书写字的时候弯腰,这样就可以防止他们的脊柱发生畸形。他还建议女孩子不应该穿高跟鞋,

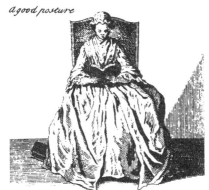
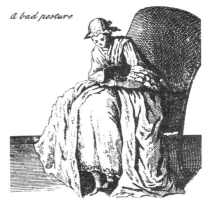

图7-7　尼古拉斯·安德烈在 Orthopaedia 里面津津有味地探讨与脊柱侧弯有关的"好姿势"和"坏姿势"

（图片来源：Andry. Orthopaedia. 1743.）

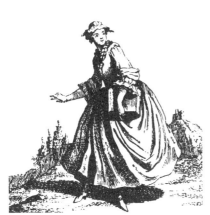
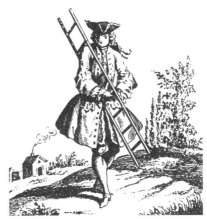

图7-8　尼古拉斯·安德烈认为要想纠正脊柱侧弯的高低肩，就应该在一侧肩膀上持续背负重物，例如一叠书或者梯子

（图片来源：Andry. Orthopaedia. 1743.）

紧身胸衣应该定期更换。他甚至还为姑娘们设计了一种紧身胸衣，用鲸骨作为骨架，里面充填棉花，使得胸衣的外形与脊柱所需要的曲度相一致。

当今天我们回首安德烈的这些观点，就可以了解到17～18世纪医学界在脊柱畸形这个问题上的认知是何等的混乱。人们对于侧弯的病因、进展机制、演变规律既然充满了困惑，治疗上自然也就如同雾中

行船一般。

安德烈去世30年后，法国矫形大师德尔拜克（Jacques-Mathieu Delpech）编写了一部两卷本的解剖图谱 De l'orthomorphie，图文并茂地阐述了脊柱侧弯各种可能的病因机制。在本书的第二篇中，我们曾介绍过他在南法的蒙彼利埃郊区创建的那家具有超前理念的综合性康复病院，在那里，他开创了外科手术治疗先天性下肢畸形的先

河。其实说起来,他开办这所医院的最初目的,却是为了收治一些脊柱畸形的病人(图7-9),后来阴差阳错,反而成了肌腱切断术治疗四肢畸形的摇篮。不过德尔拜克医生还是一直惦记着脊柱侧弯,1818年他发明肌腱切断术的时候,就曾提出是否也可以用来治疗脊柱侧弯,并辅以他一直坚持提倡的体操、肌肉牵伸、肌力锻炼等疗法,但是他自己终究没有去做这样的手术。

脊柱侧弯是否真的可以用肌肉、肌腱切断术来治疗? 我们知道,肌腱切断矫形的有效性是建立在软组织痉挛致畸这样一个基础之上的,虽然在一些非常僵硬的侧

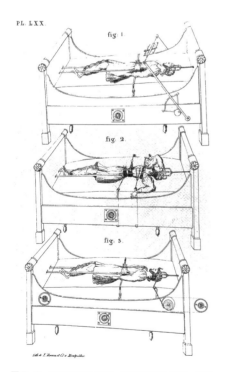

图7-9 德尔拜克设计了一种特殊的治疗床,可以同时对患者的脊柱实施纵向和横向的牵引

(图片来源: J. M. Delpech. De l'orthomorphie. 1828.)

弯病人身上,有时候确能摸到紧绷成束带状的椎旁肌(可能是继发于长期畸形而形成的),但脊柱侧弯的归根结底原因,毕竟不是源于肌肉或肌腱的痉挛。然而,19世纪早期的医生们并不知道这一点……

1835年,有个巴黎医生布韦(Sauveur-Henri Victor B. Bouvier, 1799—1877,图7-10)试图用皮下肌腱切断的方法来矫正脊柱侧弯。这个布韦并非碌碌之辈,而是当时法国颇有名气的一位小儿矫形外科专家,1858年他曾经写过一本名叫《运动系统慢性疾病的临床问题》(Leçons cliniques sur les maladies chroniquies de l'appareil locomoteur)的书,第一次把"矫形外科"这个名词与"运动系统"直接画上了等号。布韦比同时代的人要早知道脊柱侧弯病人往往伴有心脏、肺脏和腹腔器官的移位,以及这些问题给治疗所带来的困难(图7-11)。因此,他主张采取"纵向牵引＋侧方牵引",外加体操、悬吊等方法来进行矫治。出于种种原因,他和德尔拜克医生都很反对矫形支具的应用。

此时在法国巴黎,有两位医生普拉华兹(Charles Gabriel Pravaz,图7-12)与盖林(Jules Rene Guérin, 1801—1886,图7-13)一起开了间矫形诊所,使用牵引术来治疗脊柱侧弯,后来二人分道扬镳,普拉华兹去了里昂,开创了DDH的矫形复位技术(见第二章);留在巴黎的盖林医生,在本篇中是个值得一书的重要角色。这位先生的性格极其乖戾,在法国医学界属于那

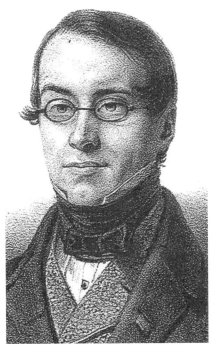

图 7 - 10　法国医生布韦试图用肌腱
切断术来治疗脊柱侧弯

（图片来源：Bruno Valentin. Geschichte
der Orthopäedie. 1961.）

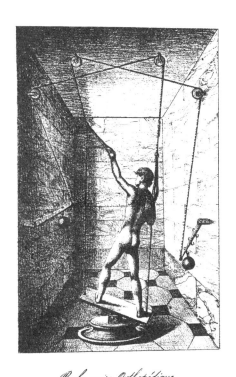

Balançoire Orthopédique.

图 7 - 12　普拉华兹的"脊柱矫形平衡机"

（图片来源：Pravaz. 1827.）

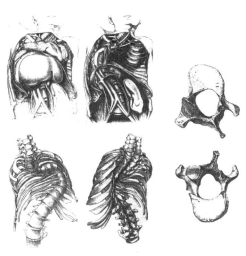

图 7 - 11　布韦通过病理解剖，深切地认识到了
脊柱侧弯患者的内脏移位等改变

（图片来源：Bouvier. Leçons cliniques sur les maladies
chronique de l'appareil locomoteur. 1961.）

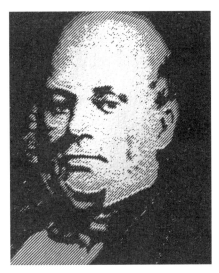

图 7 - 13　一生充满了各种争议的矫形外科
大师盖林（Jules Rene Guérin，1801—1886）

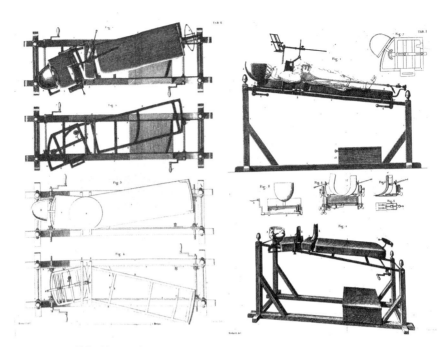

图 7-14　盖林在巴黎的脊柱侧弯矫形设施，图中分别是上面观和侧面观，
这种设备能对患者的侧弯节段实施不同的矫形力

（图片来源：Jules Guérin. Mémoire sur pextension sigmoïde et la flexion dans
le traitement des déviations latérales de l'épine. 1838.）

种人见人嫌的另类，但他本身其实是一个思想深邃的大学者，一度也对 DDH 矫形贡献颇丰。而针对脊柱侧弯，盖林医生设计了一种特殊的牵引器，能够同时实现纵向和侧方牵引，并可完成脊柱前屈后伸和扭转等动作（图 7-14）。

盖林素来就是德尔拜克的"肌肉痉挛和不平衡"理论以及肌腱切断术的热忱拥护者，再加上他跟布韦医生也比较熟，看到布韦的工作之后，就愈发相信肌腱切断术对脊柱也是有效的。于是从 1839 年起，他就贸然使用这种方式来治疗脊柱侧弯，而且是在大批的患者身上开展了！

盖林用经皮微创的方式实施椎旁肌切断术，切断的部位有一处，也有两处以上的，术后再用支具将患者维持在脊柱伸直位上。他给上千名患者做了这样的手术，发表文章宣称这种方法总体上有效。但是同行们对此毫不买账，法国外科界老资格的医生如马盖涅等（Joseph François Malgaigne），在自己担任主编的 *Journal de chirurgie* 杂志上批评他这是一种恣意妄为。盖林勃然大怒，1842 年，他以诽谤罪名将马盖涅等几位抨击他的大教授告上法庭。马盖涅在法庭上直言：学术争论应该是自由无拘束的，治疗效果才是最终的评判依据。他认为对脊柱侧弯进行肌腱切断术是有害无益的，一旦加以普及，将会贻害无穷。最后,法庭判决马盖涅无罪。肌腱切断术,成为历史上骨科医生之间第一次打笔仗,甚至对簿公堂的导火索,而这个事件也从此确立了西方医学界学术观点表达、批评言论自由的共识。

也许是盖林的名声和时运太糟糕,每逢论战和诉讼,他总是讨不着什么好处。有一次,一个叫 Hosaard 的矫形支具制作商被邀请到法兰西学院展示他的发明,盖林正好是现场评委。这个商人用自己的支具治疗一名侧弯非常严重的病人,不久之后这个患者再出现在大家面前时,他的脊柱已经被完全矫正了。盖林对此完全不信,说治疗前后出现的根本不是同一个病人,指责 Hosaard 就是个骗子。于是商人将他告上法庭,这次盖林又输了。

1848 年他再度站在了辩护席上,这一次,是因为自己的某些言论,而面对整个外科学界的质询。在充满敌意的同行面前,盖林大胆地陈述了自己对矫形这门学科的看法,他坚信矫形外科必将彻底冲出普外科的藩篱,成为一个独立的学科。这是非常石破天惊的一个表态,因为直到 150 年后,欧洲的外科医生们仍在顽固地阻止矫形外科从普通外科分离出去。

盖林的个人结局是非常悲惨的。因为将学术之争诉诸法庭,他被整个学术界所不齿,这件事后他很快就丢了工作,还被吊销了行医执照,最后被迫离开了法国。率先开展椎旁肌切断术的布韦医生出于公心,多年后重新审读了盖林当年的那些临床病例,最后坦言盖林报道中那些所谓"手术有效"的病例,其实并不是肌腱切断术的功劳,而是保守治疗起的作用。这桩席卷整个法国医务界的公案,也总算是划上了一个句号。

从上面的故事可见,直到 19 世纪 40 年代,还是有很多人相信脊柱侧弯是因为椎旁肌肉紧张或无力而导致的,既然有人用肌腱切断术来对付"痉挛"的肌肉,那么自然就有人想着如何在"虚弱"的那部分肌肉上做文章。这些人觉得,将椎旁肌肉给予牵伸,脊柱的弯曲状态肯定就会发生一定的改变。在这个思想指导下,19 世纪在法国和德国出现了很多旨在锻炼椎旁肌力的健身(体疗)机构,在这些健身中心里,充斥着各种各样的锻炼器具,有些长得跟现在健身房里的一模一样。后来,体疗被最终证明是效果微弱的。可是直到今天,脊柱侧弯孩子的家长还是会在求医的同时,将孩子送去做各种锻炼。

19 世纪还出现过一种脊柱侧弯"神经反射"成因说。这种观点认为人的身体姿态是受神经肌肉反射支配的,诸如背书包这一类动作就会激发人体的神经肌肉反射,逐渐引发脊柱侧弯,因此,他们认为积极干预这些日常动作和生活习惯,就能够避免或纠正侧弯(图 7 - 15～图 7 - 17)。于是有一阵子,美国某些上流社会的学校专门请矫形外科医生前来设计桌椅,以"预防"脊柱侧弯。就连美国最伟大骨科医生洛韦特教授(Robert W. Lovett, 1859—

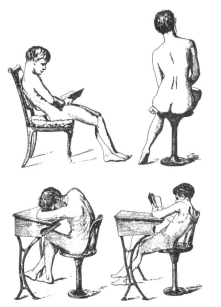

图 7-15　一直到 20 世纪，学术界都依然相信各种
不正确生活姿态和活动姿势
是诱发脊柱侧弯的原因

（图片来源：E. H. Bradford & R. W. Lovett.
Treatise on Orthopdic Surgery. 1899.）

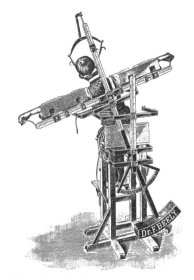

图 7-17　19 世纪的人们还相信"神经肌肉"
反射能促使脊柱侧弯恢复，因此发明出了
这样的改善身姿的机器

（图片来源：Beely in Joachimsthal）

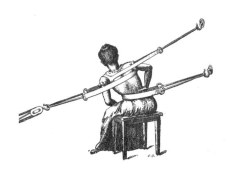

图 7-16　人们相信脊柱侧弯的肌肉是柔软的，
于是设计出了"弹性带"之类的矫形法

（图片来源：Barwell in Joachimsthal）

1924）在 19 世纪末的时候，还在文章中大提特提"错误的生活习惯"对脊柱侧弯的诱发作用，他说："现在学校的那些桌椅设计会让孩子的脊柱处在长时间的屈曲状态，使得孩子们的腰背缺乏支撑，社会上的很多家具设计也是如此。"后来，神经反射观点和体疗学说一样，也被医学界彻底否定了，但在民间，一代又一代的家庭依然无比执着于此。时至今日，我们都能看到侧弯患儿，或是很多父母对孩子背书包这一类事情非常在意。

19 世纪后期依然是保守治疗的天下，新式石膏绷带逐渐获得广泛应用。在德国德累斯顿，阿尔弗雷德·尚茨（Alfred Schanz，1868—1931）在新式麻醉术下将病人悬吊起来，用强力矫正弯曲的节段，然后再用石膏背心加以维持，他顽固地认为脊柱侧弯这种畸形与扁平足等先天性畸形没什么不同，因此在每次学术会议上，他都把这些病例放在一起来探讨。在美国，当时的骨科领袖泰勒（Charles Fayett Taylor，

1827—1899)和赛耶(Lewis A. Sayre)等医生倾向于体操等非手术疗法。

1874年,赛耶医生无意间发明了石膏背心,用于治疗脊柱结核(见第四篇),紧接着他就将这一方法应用到了脊柱侧弯上。他先给病人做悬吊,获得两侧均衡后,再用石膏背心加以维持。石膏背心法的出现,为患者提供了一种价格低廉的治疗选择,不过石膏需要隔上一段时间就更换,以保证矫形效果的持续,当最后的矫形效果达成以后,医生才将石膏拆除,再给病人换上生理形状的束胸衣,巩固一段时间(图7-18,图7-19)。

上面所说的悬吊、牵引、石膏等方法,对那些比较柔软,或是还处在进展期的侧弯尚属有效,但对于那些僵硬的类型,人们不得不开始考虑各种骨性结构手术矫形的可能。1889年,在柏林的一次医学大会上,德国骨科大师沃克曼(Richard Volkmann)展示了两个严重的脊柱侧弯伴肋骨畸形的病例,沃克曼对其实施肋骨等部位的切除——也就是现在人们所说的"胸廓成形术",这可能是人们第一次采用现代无菌和麻醉下的手术来治疗脊柱侧弯的尝试。

当时德国的骨科领袖霍法觉得,切除肋骨这件事本身并不具备什么矫形作用,但却有助于术后的牵引、按摩等保守治疗。在19世纪的最后几年里,大洋两岸的欧美各国,都陆陆续续做了一些这样的手术。

此时的手术探索还需要再等上十来年才能迎来曙光,但在19世纪晚期,有一些不起眼却很关键的问题迎来了突破。瑞士苏黎世的威廉·苏泰斯医生(Wilhelm Schulthess,1855—1917)是当时欧洲脊柱侧弯界的领军人物之一,和其他人不同,他对脊柱侧弯的度数测量和规范化分型特别着迷,为此他收集、整理并绘制了大量脊柱

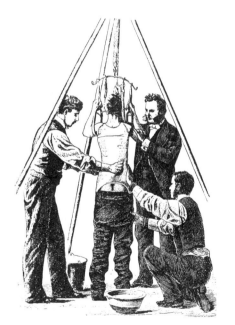

图7-18　由美国医生赛耶开创的石膏背心矫形技术

(图片来源:Sayer. 1877.)

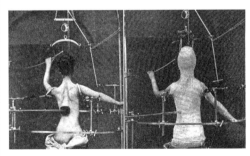

图7-19　石膏背心出现以后,更加复杂的矫形技术也问世了。

左图:悬吊,并向侧弯节段施以矫形力;

右图:在矫形的基础上打石膏背心加以维持

(图片来源:Schulthess. Die pathologie und therapie der ruckgratsverkrummungen)

侧弯的病例信息。因为从德尔拜克医生以来，医生们判断脊柱侧弯的严重程度，都得先用石膏取下病人的脊柱侧弯模子，在石膏模上测量侧弯的角度，然后再施以各种治疗。这种方法费事、昂贵且有失精确（虽然现在世界上还有地方在使用），苏泰斯希望尽快能够找到更好的测量办法，他将取模的方法加以改进，将侧弯畸形直接翻制成黏土、大理石或纸上模型，以便全面观测侧弯的立体形态（图 7 - 20）。

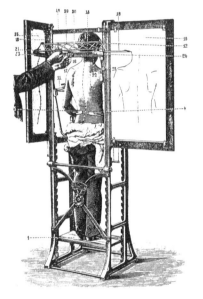

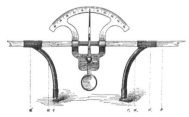

图 7 - 20 脊柱侧弯的测量也是治疗领域的一个重要课题，19 世纪末以瑞士医生苏泰斯的一整套复杂的描记测量仪器最为典型。
上图：取石膏（或黏土）的模型；
下图：侧弯角度测量仪
（图片来源：Schulthess. 1885.）

1912 年，美国的希布思医生（Russel A. Hibbs，1869—1932）为治疗脊柱结核而开创了一种前所未有的"脊柱融合手术"，他认为这种方法应该也可以用在脊柱侧弯上。这个想法很快就得到了验证，1914 年，希布思实施了第一例脊柱侧弯的融合手术，紧接着他又在 8 名脊髓灰质炎合并脊柱侧弯的孩子身上成功实施了融合手术。基于这些经验，希布思在杂志上欣喜地提出：对脊柱侧弯的病人应该进行早期的手术干预，实施长节段的融合（图 7 - 21）。

当时另一位美国矫形外科专家 John Ridlon（1852—1936）发表文章回应他：融合术很赞！但我们是不是还能再做些什么，让脊柱侧弯的矫正从手术之前就开始呢？

希布思听后大受启发，于是在接下来

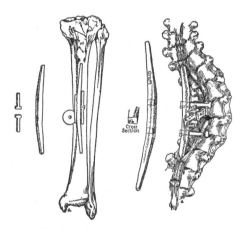

图 7 - 21 希布思的脊柱融合术出现以后，许多医生都进行了持续改良，这是阿尔比（Albee）用胫骨长条所做的侧弯节段融合手术
（图片来源：Albee FH. Bone graft surgery in disease, injury and deformity. 1940.）

的五年里,他又做了 59 例脊柱侧弯融合术,这次他按照 Ridlon 的主张,在术前就给予患者石膏背心和牵引等治疗,为此他还设计出一种开合式的矫形背心。手术后他一等手术切口愈合,就让病人佩戴石膏背心 6 周,然后下床,继续配戴可脱卸的矫形背心 6～12 周。

到了 1931 年,希布思已经积累了 360 名患者的手术经验,其中 7 人死亡,仅 15 人出现假关节(植骨不融合)。在此过程中,希布思对脊柱侧弯的手术治疗越来越有信心,他认为手术融合能够有效地阻止侧弯的进展,所以应该尽早实施,干预越早手术难度就越低。而且矫形治疗应当贯穿术前、术中与术后的全过程。可以说,希布思的这一系列工作,彻底改写了脊柱侧弯的治疗历史。

希布思大展宏图的 20 世纪前 30 年,正是 X 线深入骨科临床的时期。X 线刚刚被用在骨科的时候,人们要想获取一张满意的脊柱 X 线片,可不是件容易的事。如果要想拍一张节段较长的片子,就需要很长时间的射线照射,因此,当时脊柱 X 线的范围一般都很小。20 年代出现了脊柱长片拍摄技术,同一时期,最初的玻璃显影片底,开始相继被硝酸纤维素和醋酸纤维素胶片所取代。X 线机的球管、影像增强器、电气电路部件也得到了飞跃提升。终于到 1930 年的时候,医用 X 线机已经变得非常安全,操作也大大简便。这一切,都意味得脊柱侧弯的观察和测量将迎来前所未有的变革。

希布思身边有两位小伙子,一个叫阿尔伯特·弗格森(Albert B. Ferguson,1895—1976),他提出了基于 X 线片的侧弯角测量法,这种方法比后来的 Cobb 法要早得多,与 Cobb 测量法并驾齐驱应用临床多年。另一位叫约瑟夫·瑞瑟(Joseph C. Risser,1892—1982),他关注的是侧弯畸形的进展预测问题,他认为既然髂骨的生长板与脊椎的发育是同步的,那么脊柱发育的成熟度,自然也就可以通过观察髂骨生长板的骨化程度来判断,这就是"Risser 征"的由来。

脊柱侧弯的精准测量以及进展预后的判断,一直就是百年来人们始终割舍不下的两个梦想。而现在因为有了弗格森和瑞瑟的工作,人们离梦想越来越近。1935 年,美国纽约的科伯医生(John R. Cobb,1903—1967,图 7-22)在 X 线影像研究的基础上提出了一种全新的脊柱畸形角度测量法,6 年后一项关于他这套"Cobb 测量法"的多中心临床研究完美收官,不过由于美国参战的缘故,科伯直到 1948 年才开始在教学课程中传授这种技术。科伯、弗格森等人的 X 线影像测量技术影响后世近一个世纪,在三维 CT 等技术出现以前,一直是脊柱外科的基本临床技术之一。

20 世纪初,除了融合术以外,英美两国的医生还创造了半椎体切除、前路椎体切除这样的新术式,用在侧弯病人身上,手术效果好坏不一。这些新手术方式及其负

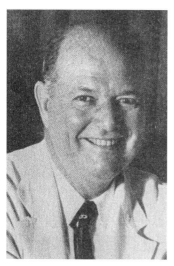

图 7 - 22　美国医生科伯 (John R. Cobb,
1903—1967) 在 X 线影像研究的基础上
提出了全新的脊柱畸形角测量法,
"Cobb 角"由此诞生

（图片来源：Obituary. John R. Cobb. *JBJS*. 1968.）

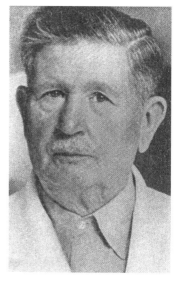

图 7 - 23　20 世纪初围绕着脊柱侧弯的
手术还是保守治疗的争议集中爆发,
保守治疗派以德国的克拉普医生为
重要代表

（图片来源：Bernhard Klapp. Das
Klapp'sche kriechverfahren. 1955.）

面效应的出现,也令脊柱侧弯界产生了重大学术分野。当时有许多声名显赫的医生,对手术治疗疑虑重重,仍然坚持牵引、支具、锻炼等一套保守疗法,这里面有德国的克拉普 (Rudolf Klapp, 1873—1949,图 7 - 23)、美国的斯坦德勒 (Arthur Steindler, 1878—1959)等。斯坦德勒等人的观点也颇有几分道理,他认为在脊柱侧弯的治疗中,与其费尽心思去做手术矫正原发的侧弯段(那时的手术效果并不可靠),还不如设法促进代偿性弯曲的出现,于是他依旧提倡长时间体操锻炼、增强腰背肌力的做法,一旦他认为脊柱柔韧性已经能够达到预期的状态的时候,就给患者施用石膏背心,维持在矫正态,他说这样治疗的结果也不比手术差。当时无论是保守派还是手术

派,领头医生们的话语权都是不可小视的,这就将整个医学界逼到了历史性选择的三岔路口。

此时已是 20 世纪 30 年代末期,欧洲各国烽烟弥漫,医生们的全部重心都转到了创伤战伤救治上,无暇顾及畸形矫正这类问题。于是,只剩下美国本土还在继续脊柱侧弯的探索工作。第二次世界大战之初,美国骨科学会成立了一个专家委员会,对当时全美的脊柱侧弯治疗现状进行了调查。这个调查的目的是想设计一套脊柱侧弯标准化课程,用来训练未来的临床医生。委员会的专家一共调阅了 425 例侧弯病人的资料,发现了一些有意思的情况:比如说,当时前往医院就诊的脊柱侧弯患者,临

床主诉大多数都是美容方面的烦恼,而不是什么疼痛或功能障碍。再比如:调查表明60％的患者的侧弯是进展型的,那些做了手术矫形却没有实施融合的,并不能阻止畸形的进一步进展……诸如此类的发现,让医学会的评判天平一点点地开始向手术那边倾斜,最后,美国骨科学会下定决心推动手术治疗的普及。

当时那个年代还没有出现脊髓灰质炎疫苗,社会上还有大量的脊柱侧弯是继发于脊髓灰质炎这种疾病的。以希布思医生在1931年发布的那批360例侧弯手术病人为例,由脊髓灰质炎造成的比例居然高达44％!作为脊髓灰质炎后遗症而存在的脊柱侧弯,在治疗上是比较复杂而棘手的一个类型,因为这种侧弯本身就存在脊柱周围的多群肌肉软瘫,肌力不均衡非常复杂,再加上患者的发病年龄小等因素,矫形治疗面临的挑战很大。更糟糕的是,这类患者的下肢也存在软瘫,因此他们通常都无法忍受矫形背心的长期穿戴。这一系列问题,最终加速了脊柱内固定器械的诞生。

在美国遥远南方的得克萨斯州休斯敦附近,有个基层小医生保罗·哈林顿(Paul Randall Harrington, 1911—1980),这时刚从军队退役,来到这里的杰斐逊·戴维斯县医院工作。1940年代正值美国小儿麻痹症的高发时期,仅哈林顿所在的县医院每年就要收治约300名小儿麻痹症患者,其中有很大一部分都遗留有躯干肌肉无力、脊柱侧弯和心肺功能损害。常规的矫形支具以及单纯的脊柱融合手术对这些病人来说根本不合适,再加上他所在的这个县,天气非常炎热潮湿,密不透气的石膏背心也让患者无法忍受,于是哈林顿开始尝试用内固定装置来固定侧弯节段。

当时脊柱手术可选的"内固定"器材并不多。早期出现过的脊柱内固定物多为碳酸浸泡的丝线、银丝等。美国人威尔金斯(William. F. Wilkins, 1848—1935,图7-24)被公认为是第一个实施脊柱内固定手术的人,1887年他对一个出生没几天、胸12腰1骨折伴脱位的婴儿进行了该节段的银丝捆绑,捆扎的部位选在了椎弓根(因此他可能也是第一个进行椎弓根内固定的医生),不过因为这个婴儿的椎节发生了脱位,部分椎管当时是呈开放状态的,这使得威尔金斯很容易地就完成了椎弓根银丝捆扎,而根本不用担心伤及脊髓。1891年得克萨斯的哈德拉医生(Berthold Ernest Hadra, 1842—1903)用金属丝捆扎相邻的棘突或横突,以治疗脊柱骨折和结核,用到的也是银丝。

于是哈林顿一开始也选择了银丝捆绑以及经小关节螺钉等方法,但是全部都因为固定强度太弱而告失败。于是他想到了固定棒这种装置。早在1912年,德国的弗里茨·朗厄医生(Fritz Lange, 1864—1952)提出了一种用铁棒＋银丝捆绑椎体来治疗腰椎滑脱的新方法,术后结果证明:这种方法所能提供的稳定性很不错,病人

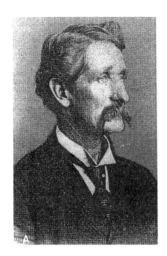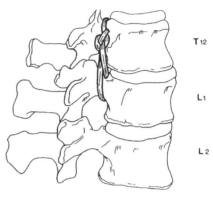

图 7-24 学术界公认的第一个在技术上实施内固定
手术的美国医生威尔金斯（William. F. Wilkins， 1848—1935）
（图片来源：Wilkins BF. Separation of the vertebrae with protrusion of hernia between
the same-operation-cure. *St. Louis Med Surg J.* 1888.）

实现了良好的峡部裂愈合，于是"纵向固定棒"就这样正式走进了脊柱外科的世界。哈林顿的需求则要比他们都复杂得多，他既需要纵向固定棒所能提供的支撑高强度，同时还需要一个能将畸形节段"推开"的装置，在他的设计下，一种兼具这两方面能力的、基于"棒-钩"组合的新型内固定系统应运而生了。这套系统通过棒与钩的多种组合，能够实现压缩、牵张等不同目的。1954 年，哈林顿医生在美国新生儿瘫痪国家基金会的批准下，开始用五年的时间，对 50 名脊髓灰质炎患儿实施试验性临床手术。在这五年里，他的"椎板钩＋压缩/牵伸棒"设计从粗糙的早期方案日渐演化成熟，在实战中最终定型，此后他还用这套器械在特发性脊柱侧弯患者身上进行了小规模的手术。

1962 年哈林顿报道了新技术开展 8 年来共 129 名患者的手术结果，他的手术流程一般是：先用棒钩装置对侧弯段进行手术矫形，然后实施相应节段的融合，内固定术后再让患者配戴石膏背心数月。15 年后当他再次发布临床结果的时候，病例总数已经达到了 578 人。在此期间，哈林顿还把椎板下钢丝、棘突钢丝捆扎也加进了他的这套系统中来，使得其功能愈加强大。这套技术后来迅速流传到了世界各地（图 7-25）。

"Harrington 系统"的问世，是脊柱外科手术史上的里程碑事件。哈林顿医生的贡献，不仅仅在于他为脊柱矫形设计了一种全新的内固定装置，直接启发了后来大量的各种内固定理念的出现，更在于他完整地提出了"均衡的脊柱"的理论，对矫形

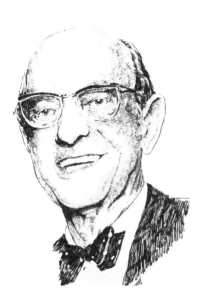

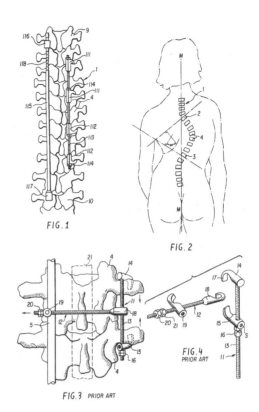

图 7 - 25 "Harrington 技术"及其发明者、美国医生保罗·哈林顿 (Paul Randall Harrington, 1911—1980)

治疗最终实现的是一个"平衡的脊柱"指明了方向。哈林顿的内固定系统及其一整套手术理念的广泛开展,还使得脊柱外科的植骨数量爆发增长,植骨材料的发掘、选择和相关研究也进入了加速轨道。为此,科伯医生在 1952 年明确宣告:"根据我们的经验,应当建立骨库,为侧弯融合手术提供充足的松质骨。""骨库"的概念就这样被提了出来。

但是以棒和钩作为主体的"Harrington系统",缺点也是显而易见的,由于这种装置只能在侧弯弧度的两端施加力量,因此,通过它所获得的矫正,只能是一个"直的"脊柱。以腰椎侧弯为例,用"Harrington 系统"矫正以后的腰椎是不具备生理性前凸的。

墨西哥的爱德华多·鲁克医生(Eduardo Luque)也设计了一种长固定棒结合椎板下钢丝捆扎的系统,他所用的金属棒刚度更高,于是他就将棒预弯成脊柱生理弯曲的形状,以使得矫正后的脊柱不至于过于平直(图 7 - 26)。鲁克发明这套系统的原因跟哈林顿有点相似,也是因为墨西哥城的气候太潮湿了,给病人做长时间的石膏矫形是一件极为痛苦的事。

Luque 棒放置的手术过程中,最惊心动魄的莫过于在椎板下穿过捆扎钢丝了,这个动作有损伤脊髓、神经的潜在风险,因

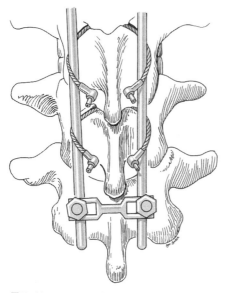

图 7-26 墨西哥医生鲁克设计的"Luque 棒"技术

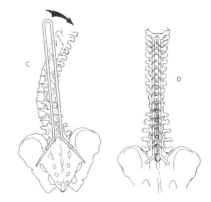

图 7-27 将 Luque 棒改良并延伸固定至骨盆的"Galveston 棒"技术

（图片来源：S. T. Canale. 坎贝尔骨科手术学. 1998.）

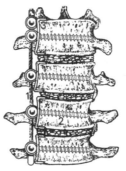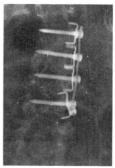

图 7-28 Dwyer 线缆矫形技术

此让很多医生望而却步，这也使得 Luque 棒技术的传播，没有"Harrington 系统"那么广泛。不过，内固定和手术矫形损伤神经脊髓的隐忧，既让一代又一代的脊柱外科医生患上了"神经误伤恐惧症"，也在某种程度上催生了新技术的诞生。后来 Brown 和 Nash 发明了神经监护仪，开始给脊柱外科手术增加了一些安全保障。后来又有了脊柱螺钉技术以后，人们更是争先恐后地在这个方面推出新的技术——手术导航、术中 CT、G 形臂、O 形臂、手术机器人、手持导引装置……

美国德州 Galveston 市的一群医生将 Luque 棒进行了改良，并将它的固定范围延伸到了骨盆，进一步提升了脊柱固定的稳定性，对合并有神经功能损害的病人更加适合。这套系统被人们称为"Galveston 棒"，直到今天还在很多脊柱矫形医院使用

着（图 7-27）。但是 Galveston 棒也带来了诸如"雨刮器效应"这类的并发症。

1960 年代后期，澳大利亚的 Alan Dwyer 医生发明了用钛质线缆系统进行脊柱矫形的技术，但是很不幸地，这种技术容易导致脊柱后凸的出现。后来人们发现这套器械的优势在于短节段固定，用在治疗那些柔韧的胸腰椎侧弯，可以避免大范围固定所带来的不良后果（图 7-28）。

德国的 Klaus Zielke 医生在 1970 年代早期推出了一种旋转矫形技术，来矫正侧弯，他使用半刚性的固定棒，联合去旋转工

具，从前方实施矫正。这个思路，给后来人们的三维矫形技术打开了局面。

侧弯的脊柱外矫形也是在 1970 年代左右出现的，早先有个波兰医生格卢卡（Adam Gruca，1893—1983）发明了一种治疗脊柱骨折的弹簧装置，后来西方国家的医生把这种技术搬到了脊柱矫形上，将弹簧装置安装在肋间，这种器械能够随着时间的推移，逐渐将其向着脊柱内移，在此过程中实现侧弯凹侧的牵伸。但是在实际应用中，弹簧牵伸器的末端经常导致骨质磨蚀，进而发生手术失败。

1970 年代以前，绝大部分脊柱侧弯手术都是在小儿身上进行的，极少能看到关于成人侧弯的手术报道。1968 年，*JBJS* 开始出现关于成年的僵硬侧弯的治疗报道，一篇由 Nickel 和 Jaqueline Perry 合写的

题为 *The halo, a spinal skeletal traction fixation device* 的文章，开始引起人们的注意，他们来自洛杉矶，使用一种叫 Halo 支架的器材，来矫治棘手的僵硬型侧弯（图 7 - 29）。美国芝加哥的 DeWald 医生对这种支架的工作原理进行过详细的阐述，随后，中国香港的 O'Brien 和 Hodgson 等医生对这种技术进行了大力实践和推广。早期的 Halo 支架治疗病人，往往需要几个月以上的疗程，有时候还会在颈 1/2 出现并发症，佩戴支架也会给手术带来不便。经过不断地改进，今天 Halo 支架已经成为脊柱畸形治疗中一种不可或缺的手段。

1970 年代还见证了脊柱外科历史上更多令人振奋的创新的出现，如法国医生 Pierre Stagnara 开创的术中唤醒技术以及

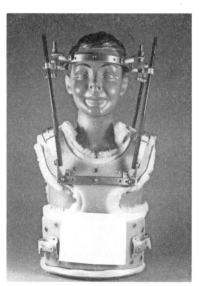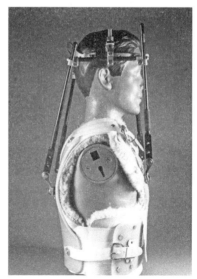

图 7 - 29　Halo 支架技术

（图片来源：Hunter．1994．）

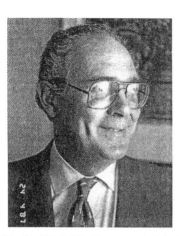
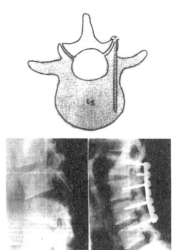

图 7 - 30　法国医生贾米埃（Roy Camille）率先开创了"椎弓根螺钉＋直型钢板"的脊柱内固定思路

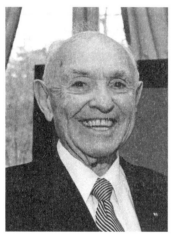
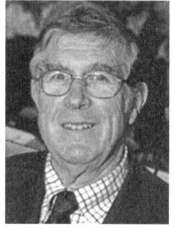

图 7 - 31　脊柱侧弯"CD 三维矫形技术"的开创者：法国医生科泰勒（Yves Cotrel，1925—2019，左图）和杜布赛（Jean Dubousset，右图）

矫形牵伸支具等。对今天的我们影响最大的，则是椎弓根螺钉技术的日臻完善。椎弓根螺钉是在 1930 年代出现的，1960 年代，法国的贾米埃医生（Roy Camille，图 7 - 30）把椎弓根螺钉和直型钢板联合起来用于脊柱的固定，但他的手术当时在法国以外很少有人知道。

贾米埃医生英年早逝，没有能够看到

1980 年代他的法国同胞伊夫·科泰勒医生（Yves Cotrel，1925—2019）、让·杜布赛医生（Jean Dubousset）通过"后路去旋转技术＋短节段固定"来治疗脊柱侧弯的创举（图 7 - 31）。创造了"CD 系统"的这两位法国人，一开始用的也是椎板固定钩，后来正式采用椎弓根钉。从 1980 年代以后，椎弓根螺钉的临床应用几乎无所不在，在某些医生那里，俨然成为万金油式的治疗器械，滥用现象不断加剧。这种状况反而妨碍了椎弓根固定技术在脊柱侧弯矫形领域的进一步普及，因为在 1994—1999 年间，美国 FDA 对椎弓根螺钉的使用，因其过于泛滥，已经抱有很大的成见。当时临床上的超适应证（off-label）使用事件被不断曝光，与椎弓根固定技术相关的各种法律诉讼也持续增加，有鉴于此，FDA 坚持把它列为Ⅲ类器械，很多适应证不予批准。

1990 年代美国甚至冒出了个"Citizens Against Pedicle Screws"（CAPS，全民反对椎弓根钉）的团体，由律师伙同一群椎弓根固定术后效果不佳的患者所组成，他们在报纸上登广告，征召那些曾经接受过椎弓根钉治疗的患者加入。被控诉方是 SRS（Scoliosis Research Society，脊柱侧弯研究学会）、NASS（North American Spine Society，北美脊柱外科学会）等组织，因为当时世界上主要的各种商业化的椎弓根螺钉，都是这些组织的成员设计的。

还是凭借着科学的态度和严谨的证据，SRS 这些组织最后打赢了官司，椎弓根螺钉不仅存活了下来，也正式被 FDA 重新定义为Ⅱ类医疗器械。应该说，从这个时候开始，椎弓根钉才算是真正广泛应用于脊柱侧弯中来，医生们可以合法而自由地在侧弯手术中使用各种椎弓根钉，这也使得椎弓根钉的技术优势进一步被发挥出来。

进入 1990 年代以后，脊柱侧弯的研究前沿，已经从治疗技术、器材开发，全面转向基因分析、成人特发性侧弯的临床研究、脊柱畸形动物模型、脊柱畸形的生物力学、脊柱侧弯的非遗传病因等领域。这些研究课题，越来越涉及遗传工程、器械研发、神经基础、影像模型、人工智能等多学科的融合与协作。

围绕着脊柱侧弯的社会行为，也变得越来越理性。在 20 世纪 70～80 年代，当人们觉得对脊柱侧弯的医学应对已经胸有成竹，于是就开始激进地向疾病的早期干预进军。当时美国的 SRS、AAOS、北美儿科学会、美国儿科学会等组织联手，雄心勃勃地在中小学校园里开展强制性的脊柱侧弯筛查运动。但到了 1996 年，美国预防服务工作队（United States Preventive Service Task Force，USPSTF）认为校园筛查根本无助于脊柱侧弯的正确治疗选择，出手阻止了这一筛查。当时世界上很多其他的发达国家和地区，也纷纷终止或是出台法律限制了侧弯筛查行动，这些国家和地区普遍都认为校园筛查不足以提供足够有价值的信息。2004 年，美国正式宣布将脊柱侧弯筛查进行终止。

今天，当我们对脊柱的奥秘、侧弯的病程有了比较全面的认识，再回顾历史那些多如牛毛的各种观点、理念和治疗方法，就会心情轻松、思维冷静地作出自己的判断。如我们所知，40％的脊柱侧弯在发育完成前就停止进展了，剩下的也有不少明显放缓了恶化的速度，所以，历史上的很多聪明人,当他们欣喜若狂地以为自己的治疗方法奏效了,或是信誓旦旦地宣称自己发明了一种神奇疗法的时候,其实这只不过是脊柱侧弯跟他们开了一场小小玩笑罢了。

让我们不妨再冷静地想一想未来:尽管外科手术矫治脊柱侧弯已经不再是什么难事,但手术必然不是侧弯的终极解决之道。手术只不过是将侧弯的脊柱变成了一条正常却僵硬的脊柱,将一种病态变成了另一种非生理状态而已,这远远未及我们对医学臻于至善的追求。因此,对于今天的脊柱矫形医生来说,未来还有很长的一段路要走。

我贴近地面步行，从不在云端起舞。

——维特根斯坦

第八篇

天使折翼之殇 · 佝偻病驯服记

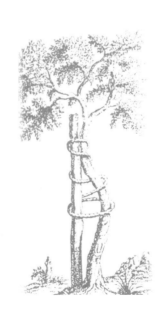

中国民间有句歌谣："天皇皇，地皇皇，我家有个夜哭郎，过路君子念三遍，一觉睡到大天亮！"这段词，说的是家家常见的小儿夜啼不止病。早年很多迷信的家中老人，甚至会把这样的歌谣抄在黄纸上，贴上街边的电线杆，以祈求路人的诵读和祝福。现在教育水平提升了，很多父母都懂得了孩子夜啼、谨防缺钙的道理；而如今的家家户户也有了足够的能力，去给孩子补充所需的营养元素，或是改善喂养条件……不过这一切改变对于我们来说，也只不过是迄今不到一百年才发生的事。

在今天的医院里，婴幼儿缺乏维生素或钙质，可能没有人会想到去骨科就诊。在现代人的认知里，这件事似乎跟骨科这样一个动刀动斧的专业丝毫沾不上边。但仅仅在一个世纪以前，营养缺乏性疾病——如佝偻病——还是矫形外科（骨科）医生的一个主要敌人，那时候相当多的病床与手术，都还是围绕着这类疾病而展开的，甚至可以这样说，没有营养缺乏性疾病，就没有现代骨科的某些进步（图8-1）。

中国和西方古代典籍都对佝偻病进行过很早的描述。公元1~2世纪时期的古罗马医学家索兰纳斯（Soranus of Ephesus，约98—138，图8-2）是"医圣"盖伦非常尊敬的一位医者，他行走地中海沿岸各地，发现罗马、希腊地区的很多新生儿都有异乎寻常的骨骼畸形，经过观察，他发现这些畸形的出现率与孩子母亲的抚养习

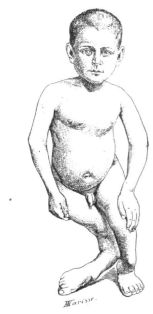

图8-1 在20世纪30年代之前，世界上几乎一半以上的新生儿都患有不同程度的佝偻病，严重的导致下肢负重骨骼发生畸形

（图片来源：Kirmission E. Acquired deformities of the locomotor system in infants and adolescents. 1902.）

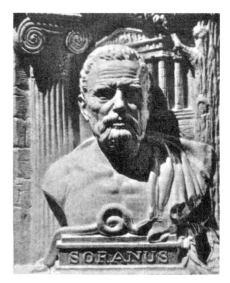

图8-2 古罗马医生索兰纳斯（Soranus of Ephesus，98—138）较早地描述了佝偻病的儿童出生后畸形现象

惯以及她们的个人卫生水平参差不齐有关。盖伦也注意到了这个现象，并忠实地将这些骨骼畸形的样貌记录了下来。

但是这种新生儿骨骼畸形，并没有引起当时的医学界以及后世人们的太多注意，古罗马帝国灭亡后的一千多年时间里，西方文献中提到此类疾病的文字屈指可数，但事实上，这种疾病在时间的长河里，始终就在某些特定的环境中持续存在着。有学者曾对文艺复兴时期的著名艺术大作《圣家族》进行过研究，认为画中的婴儿耶稣脑袋大、腹部突出、肢体萎缩，几乎符合佝偻病的每一项特征。他们猜测，中世纪以来的新生儿骨骼畸形在民间是极其常见的，以至于当时的画家都误以为正常的婴儿就应该长成这个样子，于是他们就把这些体貌画进了圣像里。

17世纪英国西南部的多赛特郡和萨默赛特郡发生了这一神秘疾病的暴发流行，这才开始引起医学界的重视。英国内科医生丹尼尔·惠斯特（Daniel Whistler，1619—1684）在他出版于1645年的书籍 *Inaugural Medical Disputation On The Disease of English Children Which is Popularly Termed The Rickets* 里，将这种群体性骨骼畸形称为"小儿骨骼异常症"（paedosteocaces），在他的笔下，这是一种包含有骨痛、局部压痛、牙齿畸形、长牙延迟、个子矮短、肌力衰弱等征象，以及头颅异形、肋骨畸变、罗圈腿等一系列躯干四肢骨性畸形的综合征。惠斯特在书里还说自

己对这种病进行了病史、病因学的调查，但后世医家认为，他的文字可能主要源于道听途说。因为惠斯特当时写书的时候才26岁，还没从医学院毕业，不太可能有什么机会去做这样的亲身实践和实地调研。但不管怎样，这就算是关于佝偻病表现的第一篇近代文献了。

五年后，来自英国剑桥的大学者弗朗西斯·格利生（Francis Glisson，1597—1677，图8-3）用拉丁文发表了一部专著 *De Rachitide*（图8-4），也对当时流行的这种新生儿疾病进行了分析。与年轻的惠斯特不同的是，格利生深入民间，寻根溯源地查找疾病进程，并开展了充分的尸体解剖，才写出了这部在医学史上堪称经典的实证文献。格利生用理性、冷静的口吻描

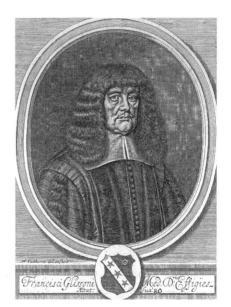

图8-3 17世纪英国的医学家格利生（Francis Glisson，1597—1677）对佝偻病的流行病学进行了较为科学的叙述

（图片来源：John Ruhräh. Pediatric of the Past. 1925.）

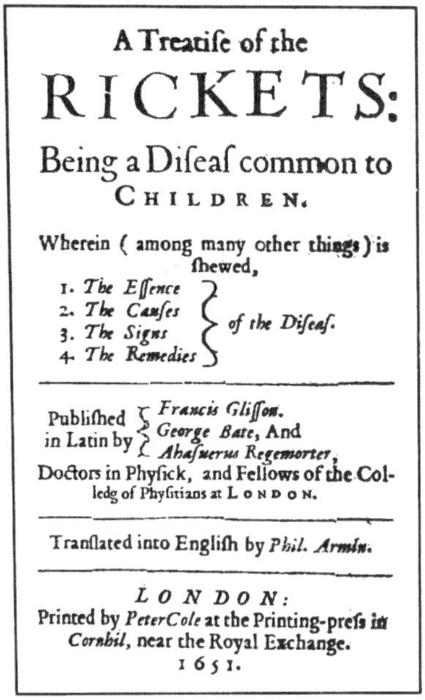
A Treatiſe of the

RICKETS:

Being a Diſeaſ common to

CHILDREN.

Wherein (among many other things) is ſhewed,

1. *The Eſſence*
2. *The Cauſes*
3. *The Signs*
4. *The Remedies*

of the Diſeaſ.

Publiſhed in Latin by *Francis Gliſſon*, *George Bate*, And *Ahaſuerus Regemorter*, Doctors in Phyſick, and Fellows of the Colledg of Phyſitians at LONDON.

Tranſlated into Engliſh by *Phil. Armin.*

LONDON:

Printed by *PeterCole* at the Printing-preſs in *Cornhil*, near the Royal Exchange.

1651.

图 8-4　格利生的专著 *De Rachitide* 的扉页

（图片来源：Francis Glisson. 1651.）

述了这一疾病的种种表现，但在疾病成因时，却陷入了中世纪式的魔幻主义思维——他说这种病是由“贫困、匮乏与丧失生活勇气的阴冷瘴气”所造成的——在那样一个理性启蒙的时代，这样的结论实在是让人沮丧。不过他在文章里，否定了这种疾病是由传染、遗传而来的说法，还是将人们的基本认识向前大大推进了一步。

他对这种疾病的发生年龄也进行了缜密的观察：

“我们由此断定，这种疾病不会在孩子出生的时候发生，也很少在生后 6 个月内（也许是 9 个月）出现，但在这个时间点过了以后，它们就会渐渐地发生并加重，直至 18 个月时达到顶峰。疾病会在此时沉静下来，但实际上开始了它的深度侵蚀，一直到孩子 2 岁半以后才渐渐消退，而且孩子在这个年龄以后，再受这种疾病的侵入的机会也比较少了。”

格利生推荐用一些听上去很不适合婴幼儿的方法（如烧灼、针刺、捆扎下肢以阻滞血液回流）来治疗这种疾病。对于骨骼畸形，格利生提出用包裹、夹板等手段加以矫正，或是用悬吊或局部加压等方法来阻止脊柱畸形的进展。值得一提的是，在这本书里，婴幼儿坏血病也第一次被描述了。这是一个与佝偻病关系密切的疾病，稍后我们还会再次提到。

格利生是 17 世纪最重要的西方医学家之一。他年轻时候就是出了名的学霸，先是读完了牛津和剑桥两大学校的课程，在 1634 年考进了医学院，1660 年他成为英国皇家学会的创始会员，后担任剑桥大学内科学教授直到去世。虽然格利生主攻内科，但他在解剖学和外科方面也成就非凡——今天在医学上，肝脏周围的那层包膜，就被命名为“Glisson capsule”。并且如我们所知，经典的脊柱矫形“Glisson 牵引带”也是由他发明的（见第七篇）。

格利生教授的家乡恰好就是当时佝偻病盛行的多塞特郡，这些流行区的老百姓长期以来都把这种病叫作“Ricket”，1634 年伦敦市政厅发布年度疾病例行公告时，这个字眼第一次出现在了书面文献中。伦敦发布疾病死亡公告的传统由来已久，这

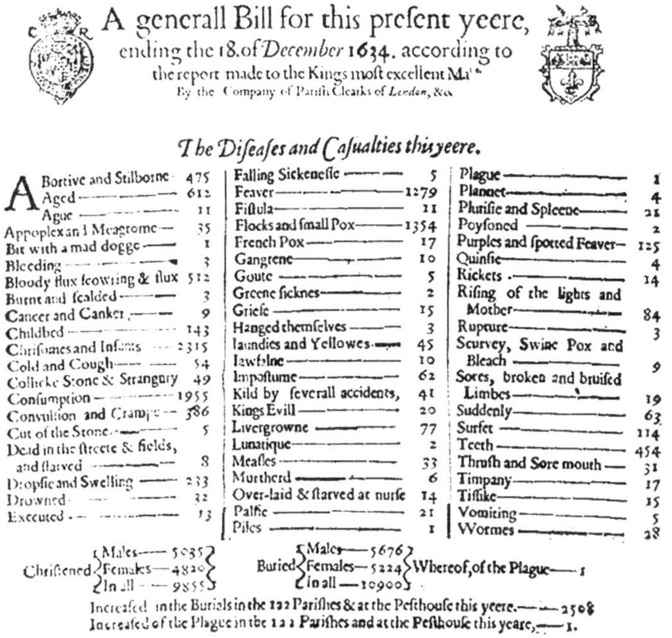

A generall Bill for this preſent yeere, ending the 18. of *December* 1634. according to the report made to the Kings moſt excellent Matie By the Company of Pariſh Clearks of *London*, &c.

The Diſeaſes and Caſualties this yeere.

ABortive and Stilborne	475	Falling Sickeneſſe	5	Plague	1
Aged	612	Feaver	1279	Plannet	4
Ague	11	Fiſtula	11	Pluriſie and Spleene	21
Appoplex and Meagrome	35	Flocks and ſmall Pox	1354	Poyſoned	2
Bit with a mad dogge	1	French Pox	17	Purples and ſpotted Feaver	125
Bleeding	3	Gangrene	10	Quinſie	4
Bloody flux ſcowring & flux	512	Goute	5	Rickets	14
Burnt and ſcalded	3	Greene ſicknes	2	Riſing of the lights and Mother	84
Cancer and Canker	9	Griefe	15	Rupture	3
Childbed	143	Hanged themſelves	3	Scurvey, Swine Pox and Bleach	9
Chriſomes and Infants	2315	Iaundies and Yellowes	45	Sores, broken and bruiſed Limbes	19
Cold and Cough	54	Iawfalne	10	Suddenly	63
Collicke Stone & Strangury	49	Impoſtume	62	Surfet	114
Conſumption	1955	Kild by ſeverall accidents,	41	Teeth	454
Convulſion and Crampe	386	Kings Evill	20	Thruſh and Sore mouth	31
Cut of the Stone	5	Livergrowne	77	Timpany	17
Dead in the ſtreete & fields, and ſtarved	8	Lunatique	2	Tiſſike	15
Dropſie and Swelling	233	Meaſles	33	Vomiting	5
Drowned	32	Murtherd	6	Wormes	28
Executed	13	Over-laid & ſtarved at nurſe	14		
		Palſie	21		
		Piles	1		

Chriſtened { Males 5035, Females 4820, In all 9855 } Buried { Males 5676, Females 5224, in all 10900 } Whereof, of the Plague 1

Increaſed in the Burials in the 122 Pariſhes & at the Peſthouſe this yeere. 2508

Increaſed of the Plague in the 122 Pariſhes and at the Peſthouſe this yeare, 1.

图 8-5　17 世纪英国人的“伦敦疾病死亡年度公告”，从这里开始出现了“英国病”致死的数字

（图片来源：General Bill. 1634.）

份公告每年都对伦敦塔和圣保罗大教堂周边大约 20 万居民的病死情况进行统计，佝偻病是那几年新上榜的、导致致死率快速上升的一个疾病（图 8-5）。为了搞清楚这个词的来历，格利生还专门花时间去作了一番调查。作为一个经院派的学术大师，他首先想到的是，这个词肯定是从某个历史悠久、底蕴深厚的古希腊语汇里来的，最后发现，它其实就是一个草根的英吉利本土词语，语义来自于盎格鲁-萨克森古方言“wrick”或“wrickken”，即“脚脖子弯曲”的意思。1669 年，另一位伦敦医生约翰·梅澳（John Mayow，1643—1679）出版了一本与格利生 *De Rachitide* 同名的书，对佝偻病做了更加精确的叙述。当时就数英国人对这种疾病的报道最多，因此佝偻病又被全欧洲称为“英国病”（morbus anglicus，morbus angloram）。

佝偻病之所以在 17 世纪中叶的英国出现暴发流行，据后人考证，与当时英格兰南部多个城市的天空“变黑了”有关。英国当时正开始步入早期工业化的阶段，对煤炭这一新能源的开挖、运输、燃烧骤然增多起来，伦敦周围的很多城市，都密集地接收了北方运来的大量煤炭，在海边卸载、洗煤、堆放，然后运送到工厂里使用。当时的工厂也主要位于城市的中心地带，城里处处烟囱林立、浓烟滚滚，空气中的稠雾和煤粉遮天蔽日，能见度很低。现在人们知道，这一切都导致了儿童日照的不足与紫外线照射的降低。有趣的是，事实上当时英国人患佝偻病的孩子，来自富裕家庭的一点

也不比贫困人家的少,这可能与这些家庭对孩子的衣物包裹更加严实,户外停留机会更少有关。

格利生等人之后的近两百年时间里,佝偻病仍然有增无减,可是医学界对它的认知却并没有什么进展。1741 年法国人尼古拉斯·安德烈出版 *Orthopaedia* 的时候,为"佝偻病致身体畸形"单列了一章,给家长们提出了一些悬吊和功能锻炼之类的建议,其他也说不出什么好的办法了。这本书之所以对佝偻病重视有加,是因为当时人们用支具、夹板治疗的先天性跛足、脱位畸形患儿,一大半都伴有佝偻病(图8-6)。

18~19 世纪那个时代的孩子确实是很不幸,他们来到这个世上,通常难以逃过结核、脊髓灰质炎、天花、痢疾、斑疹伤寒这些疾病的魔爪。营养缺乏性疾病也是一个常见的诅咒,其中会导致骨骼、发育畸形的除佝偻病外,还有一个现在已经很少见到的疾病——坏血病。17~19 世纪时,坏血病在成年人中是一种非常常见的疾病,虽然那时候人们还不知道这种病是缺乏维生素 C 导致的,但使用果汁、蔬菜汁来预防坏血病的常识已经深入人心,甚至成为海军、商船队中的常规。但是小孩子的坏血病在表现上与成人有些不同,很多时候它们更像是佝偻病,也表现为肢体疼痛、发育缓慢、肌肉软瘫以及手足萎缩畸形等。因此在那个年代,两种疾病经常被混为一谈。

德国的莫勒(Julius Möller,1819—1887)和英国医生巴劳(Thomas Barlow,1845—1945,图8-7)是最早将坏血病与佝偻病在医学上加以明确区分的人。莫勒自

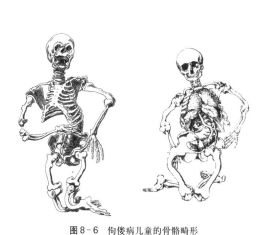

图8-6 佝偻病儿童的骨骼畸形

(图片来源:H. Bouvier. Lecons cliniques sur maladies chroniques de l'appareil locomoteur. 1858.)

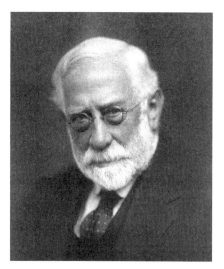

图8-7 英国医生巴劳(Thomas Barlow, 1845—1945)将佝偻病与坏血病鉴别区分了出来,并为佝偻病防控贡献了一生

(图片来源:Obituary. Thomas Barlow. *Lancet*. 1945.)

己在这个问题上就闹过一个大笑话，1859年他发表了一篇文章，洋洋洒洒地论述了他称之为"急性佝偻病"的话题，但不久后发现，他所使用的那些病例其实全都是婴幼儿坏血病，从此他就在这个问题上痛下苦功。24 年后，巴劳也发表了一篇文章《关于"急性佝偻病"案例的探讨》(*On case described as "acute rickets"*)，将极易被误诊为"急性佝偻病"的婴幼儿坏血病进行了明确定义。从那以后，婴幼儿坏血病就被命名为"Möller-Barlow 病"。

巴劳出生于英国兰开夏郡，曾经担任过维多利亚女王、爱德华七世、乔治五世等历代君王的宫廷医生，1910—1914 年间当选为皇家内科学会主席。他对佝偻病和坏血病两个疾病都抱有浓厚的兴趣，进行了长期的研究。由于他和莫勒的工作，婴幼儿坏血病这一疾患从此被清晰识别了出来，然后医生们按照现成的坏血病防控措施给予干预，立刻就收到了满意的疗效。1928 年匈牙利生化学家阿尔伯特·圣乔其(Albert Szent-Györgyi, 1893—1986)发现了维生素 C，1933 年英国小儿科医生帕森(Leonard G. Parson, 1879—1950)用从圣乔其那里获得的结晶维生素 C，首次治愈了婴幼儿坏血病。从那以后，蔬菜汁、维生素 C 在新生儿喂养中成为规范食物要素，婴幼儿坏血病在各国基本销声匿迹。而这位巴劳医生幸运地活了整整 100 岁，亲眼看到了他与之搏斗一生的佝偻病、坏血病这两种疾病最终被人们征服。

再回过头来说佝偻病，此时 19 世纪已经接近尾声，人们在佝偻病的病因和防控问题上还是一筹莫展。1889 年的一天，英国外科医生苏顿(John Bland-Sutton, 1855—1936)去伦敦动物园，看看那儿只据说患上了佝偻病的小狮子。原本被人们认为没救了的狮崽子们，那些天却逐渐生龙活虎，一点点好转了起来。细心的苏顿医生发现饲养员给小狮子喂的饲料有点意思，原来，为了让病恹恹的小狮子能够吃得下东西，饲养员就把肉从骨头上剔了下来，碾得稀烂，再加上点鱼肝油，以方便小狮子吞咽下肚。苏顿医生看着这些饲料，若有所思，他猜测佝偻病是不是因为缺乏了食物中的某些成分造成的，他觉得这一关键成分可能是脂肪。这是史上第一次有人把佝偻病与营养缺乏联系在了一起。

然而苏顿医生的灵光一闪，并没有给此时的佝偻病治疗带来多大转机。在骨科医生这里，考虑更多的还是如何挽救那些已经出现畸形、残障的肢体。我们知道，19世纪几乎就是支具的世纪，矫形医生们使用自己最拿手的支具来对付佝偻病孩子那些弯曲的肢体，那感觉真的就像是尼古拉斯·安德烈所画的那个曲木矫直的图片一样。医生们还为佝偻病专门设计了数不清的支具，但是效果糟糕透顶。

原因很简单，佝偻病的畸形主要出自骨骼本身，并不像先天畸形那样存在明显的肌肉、肌腱痉挛。因此，要想彻底完全地矫正这种畸形，就应直奔主题，在骨骼本身动手。美国费城的巴顿医生(John Rhea Barton, 1794—1871)就是历史上第一个实施截骨手术的人,1826年巴顿通过一个髋关节外侧小切口,用小锯片将股骨在小转子水平截断,成功地制造了一个假关节(图8-8)。11年以后,他又为一名膝关节屈曲僵硬的内科医生实施了股骨远端截骨,他通过股骨前方切口,在股骨髁上水平在作一个前部的楔形截骨,但保留后部皮质,使之成为一个铰链,术后让患肢逐渐伸直。后来当截骨断面愈合后,下肢功能实现了满意的恢复。

当时无菌技术还没有出现,为了防止术后感染和其他并发症的发生,医生们通常都采用小切口、皮下潜行截骨的做法,还设计了很多能够通过微小切口的截骨器械,例如德国柏林的朗恩贝克医生(Bernhard Langenbeck, 1810—1887)发明了一种4英寸(约10 cm)长、1/8英寸(约0.3 cm)宽的锯条,来完成股骨截骨术。这样的小锯条,只是当时层出不穷的各种"微创"截骨器械中的一个典型例子而已,当时医生们在追求器械微型化的方面,几乎达到了病态的地步。但是我们知道,就算切口再小,也不能阻止术后感染的发生。因此待到无菌手术技术出现以后,这种疯狂的"微创"势头自然开始收敛,经皮截骨术也开始逐渐减少(图8-9)。

1875年德国的沃克曼(Richard Volkmann)第一次在无菌条件下实施截骨术,一共做了两例膝关节结核导致的屈曲僵硬畸形,术后全都没有感染。这件事后不久,英国格拉斯哥的马思文医生(William Macewen, 1848—1924,图8-10)也开始实施无菌截骨,马思文曾在学生阶段领略过李斯特医生的风采,后来他成为李斯特无菌手术理念的忠实信徒,1880年他将无菌截骨术的经验总结在其

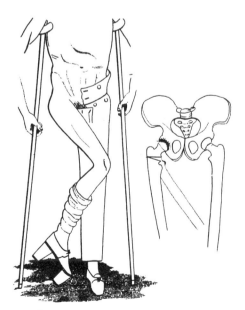

图8-8　美国医生巴顿开创的小转子截骨术

(图片来源:John Rhea Barton. 1825.)

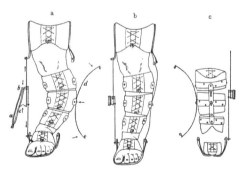

**图8-9　人们用截骨术治疗较为复杂的下肢畸形,
以及术后的小腿支具**

(图片来源:Handbuch der
Orthopaedischen Chirurgie. 1905.)

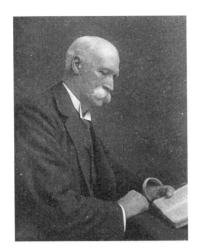

图8-10 英国医生马思文
(William Macewen, 1848—1924)
(图片来源：A. K. Bowman. The Life and
Teaching of Sir William Macewen. 1942.)

专著《膝关节强直、下肢弯曲及其他骨性畸形的有创截骨矫形技术：暨病因和病理学研究》(*Osteotomy with An Injury into the Aetiology and Pathology of Knock-knee, Bow-leg and Other Osseous Deformities of the Lower Limbs*)之中。终其一生，因其对骨组织生长发育、植骨学和截骨术的研究，令马思文名垂骨科青史。

马思文医生经常发出一些惊世骇俗、观点超前的声音，他的目光总是能够穿透当时社会现实的迷雾，投向更加深邃的远方，让我们来听听他是如何看待佝偻病这个问题的吧：

"在格拉斯哥的某些街区里长大的孩子，从小就只能在家附近的拥挤街道上玩耍，那里的空气一年之中大部分时间都充斥着煤炭颗粒以及附近化工厂飘来的烟尘。孩子们所住的房子低矮阴暗，阳光被遮挡在他们的房子上方，在这种环境里成长的孩子，除了身体虚弱、易患传染性疾病以外，别无他途……坏空气比腐烂的食物更加糟糕，苏格兰西部高地的人们生活贫穷，吃的比这个国家任何地方的人们都要差，但是他们那里很少有佝偻病发生，苏格兰的矫形病人中也很少有来自西部高地的。那里的新鲜空气和海风吹拂，弥补了食物匮乏所带来的不足。"

马思文医生甚至还提出过给人们收"空气税"的想法。他的很多观点，在当时英国工业革命如火如荼的当口，是振聋发聩的。他已经不再仅仅将佝偻病看作是一种营养学上的问题，而将佝偻病与缺乏日照、城市烟尘、环境污染等社会问题连接了起来，直到今天，马思文医生的思考依然有着深刻的现实意义。

19世纪除了各种奇奇怪怪的器械截骨手术以外，医生们还发明了一种被称为"osteoclasis"（将畸形的骨骼人为截断）的方法来进行佝偻病矫形，简单地说，就是使用某种叫"osteoclast"的断骨工具，先在体外将患儿的骨头弄断，然后再让他们在理想的位置上愈合。问题在于，用这些工具所制造的医源性骨折，根本无法控制骨断面的形态，有的孩子骨头断成斜形，有的断成粉碎性……甚至连关节周围韧带和骨骺也会经常受到损伤。到了1849年，意大利的瑞佐利医生（Francesco Rizzoli）发明了

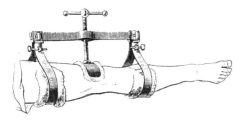

图 8 - 11　瑞佐利发明的 osteoclasis 工具

（图片来源：Young JK. Orthopedic Surgery. 1894.）

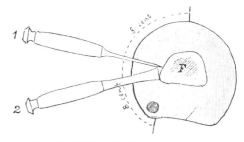

图 8 - 12　马思文发明的骨刀及用这种新式工具
进行的皮下潜行截骨术：①将骨刀的刀刃平行于
肌纤维走向插入直达骨膜；②将骨刀的刃口
旋转 90 度，然后横向截断骨骼

（图片来源：Calot. Indispensable Orthopaedics. 1914.）

一种新的 osteoclast 工具，能够让双下肢的长度保持一致（图 8 - 11）。于是，尽管 osteoclast 断骨矫形术是如此的残酷和低效，但在没有更好的技术的情况下，还是一直被用到了 20 世纪初。

而马思文彻底摒弃了以往这些用骨锯、骨凿、osteoclast 等工具来断骨的做法，提出只用一种器械来完成切割、刮除、楔形截骨等多项操作的想法，在他的设计下，一种名为"骨刀"的新器械诞生了（图 8 - 12）。

骨刀长得跟骨凿有点像，但刀头是平的，刀刃的两边呈斜坡状，从截面上看是楔形的。马思文在骨刀柄上设计了英寸刻度，这样就可以让医生清楚地判断骨刀在切口内的深度。马思文严格要求骨刀的使用者必须先在模型、动物骨骼上反复练习，对骨刀熟练掌控之后再到病人身上去使用。他把这种训练过程称之为"木匠对学徒的严格要求"，强调骨科医生一定要对自己的工具做到心手一致、浑然一体。

从此，骨刀进入全世界的每一家医院，成为骨科手术中最常用的基本器械。

19 世纪的最后几年里，保守治疗派发起了对手术矫形的最后一次反扑，这场世纪争论，随着 X 线等技术的出现而尘埃落定。有了 X 线以后，畸形的诊断更加便捷，截骨手术的定位变得更加精准，术后效果的判断也变得更加客观——手术矫形终成主流。其实，其他骨科矫形治疗也是如此。

欧洲民间对佝偻病一直有着许多偏方和验方，北欧居民自古以来就懂得用鳕鱼的鱼肝油来治疗佝偻病。1861 年法国内科医生阿曼德·托索（Armand Trousseau，1801—1867）正式在医学上提出佝偻病是缺乏日照、特定食物引起的，而鱼肝油能够治疗佝偻病。但是为什么鱼肝油能够治疗佝偻病，当时没人能够说出道理来。

1919 年英国医生迈伦比爵士（Edward Mellanby，1884—1955，图 8 - 13）用狗做了一系列探寻佝偻病致病因素的试验。他发现，投喂加了维生素 C 的实验狗粮，并不能阻止佝偻的发生，看来维生素 C 不是佝偻病的关键因素，那么会是其他营养元

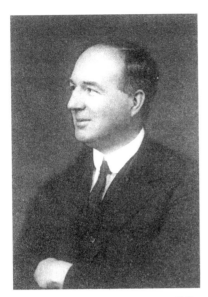

图 8-13 鉴别出佝偻病的营养缺乏物质的英国医生迈伦比（Edward Mellanby，1884—1955），后来这一物质被正式认定为维生素 D

（图片来源：Wellcome 基金会，允许公开使用）

素吗？当时人们已经发现了脂溶性维生素 A，生活经验也告诉人们服用那些富含维生素 A 的鱼肝油、黄油、全脂牛奶，能够有效预防佝偻病，于是迈伦比相信维生素 A 一定是佝偻病的致病关键所在，可是出乎意料的是，投喂了富含维生素 A 的实验狗粮的动物，依然患上了佝偻病。迈伦比医生推断：应该还有一种跟维生素 A 很相似的东西，才是佝偻病的奥秘所在。

1922 年，在美国约翰·霍普金斯大学，年轻的学者麦考伦（Elmer Verner McCollum，1879—1967）和他的助手们，在研究佝偻病实验动物模型的过程中，辨识出脂肪组织中的一种不知名物质，它和

已知的脂溶性物质维生素 A 不同，麦考伦医生认为这种物质很可能与骨骼的发育有关。这种物质后来被命名为"维生素 D"。不久之后，美国内分泌学家富勒·奥布莱特（Fuller Albright，1900—1969）和爱德华·瑞芬斯坦（Edward Reifenstein，1908—1975）联合探明了维生素 D 对骨组织和肾脏的作用，维生素 D 随即被用于佝偻病的治疗。

日光照射的作用也被揭示了出来。1919 年德国学者赫辛斯基用人造紫外线成功治愈了几例佝偻病儿童。1921 年美国人海斯（Alfred Fabian Hess，1875—1933）证明，单纯将病儿置于日光照射治下，也能够治好佝偻病。到了 1930 年代，鱼肝油也正式进入到了日常饮食和治疗中来。在美国还发起了维生素 D 强化牛奶的普及运动，为最终消灭佝偻病提供了强大推力。

20 世纪中叶，佝偻病在发达国家全部根除。

21 世纪肇始，佝偻病仍在中东、非洲、南亚以及众多发展中国家游荡。

数千年来，被人类完全征服的疾病屈指可数，佝偻病是其中之一。骨科在人类与佝偻病的搏斗历史中，扮演的是一个艰苦卓绝、末期挽救的角色，虽未能触及疾病的本源，却也在这种搏斗和挽救中，实现了自身的嬗变和成长。

世界以痛吻我，我却报之以歌。

——泰戈尔

第九篇

窥探神经之秘·神经伤病与腰腿痛外传

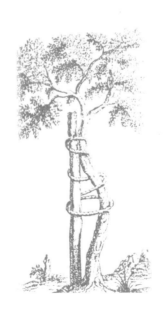

先天性神经损害：臂丛损伤与脑瘫

1859 年 1 月 27 日的凌晨，英国维多利亚女皇的大女儿，也是当时的普鲁士王储妃维多利亚·露易丝（Victoria Louise），在柏林艰难地生下了一个男孩。整个分娩过程非常漫长，医生们直到王储妃的产程发动 7 个小时以后，才发现孩子是臀位。分娩的过程中，医生拉扯了一下孩子的左臂，才得以将胎位松解开来。孩子出生 3 天以后，母亲第一次见到自己的宝宝，看到他的左臂松松地垂在身体的旁边。

根据当时的医疗记录，后人判断这次分娩导致了小王子的左肱骨骨折以及臂丛神经撕裂，或许还伴有一些脑缺氧。臂丛损伤在当时的产房里是一种常见的疾病，即便是在科学发达的今天，分娩造成的臂丛损伤依然有着 0.6‰～2.6‰的发生概率。只不过，这一次的小病人，将在 29 年后成为德意志帝国的皇帝威廉二世，并带领着他的国家走向万劫不复的战争深渊（图 9-1）。

整个 19 世纪见证了许多医学新学科的成形和诞生，矫形外科就是其中之一。但矫形医学并不是这一百年中唯一的一个从大外科里走出来的专科，另一个也同时逐步成熟，并且对矫形外科影响至深的外科专业，是神经外科。神经外科的一个最重要的奠基人——法国医生夏科（Jean-Martin Charcot，1825—1893），就是从痛风与类风湿性关节炎的研究起步，走向医

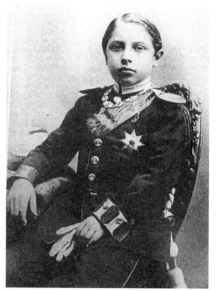

图 9-1 幼年时代的德皇威廉二世。 这张照片留存下来实属不易，威廉上台后下令毁掉了大部分自己年幼时代的照片，以掩饰自己臂丛损伤的残疾事实。 这张照片拍摄时，摄影师特意让皇储手里握一只手套，以淡化左手萎缩的外观

（图片来源：Kulturstiftung des Hauses Hessen. Archiv Schloss Fasanerie）

学事业巅峰的。夏科医生是一名典型的 19 世纪医学经院派精英，供职于法国著名的、拥有 5 000 张床位的慢性病医院 l'Hospice de la Salpêtrière，在这里，他发现了三期梅毒所导致的脊髓损害（或称 tabes dorsalis）可造成一种非常特殊的关节症状：这种病人会突然发生肢体肿胀，很快关节就出现"噼啪"作响，伴随有明显的步态不稳及共济失调。解剖发现这类患者的关节面软骨显著剥脱，韧带松弛，与其他典型的关节炎性状迥异。后来，这种神经源性的关节病就被人们称为"夏科氏关节"。

夏科的时代，还涌现了其他许多生理学或医学大师如许旺（Theodor Schwann，

1810—1882)等，对神经组织的结构、机能和病理生理做了伟大的探索，推动了神经损伤医学的早期进步。像臂丛损伤这种疾病，就是在 19 世纪开始被人们逐渐认识的，不过这已经是威廉二世出生以后 10 年左右的事了。当时夏科医生有个好友，同时也是对他影响极大的学者，名叫杜歆纳（Guillaume Benjamin Amand Duchenne de Boulogne，1806—1875，图 9 - 2），他发明了一种治疗肌肉无力的电针疗法，并将其命名为"faradization"，向自己最崇敬的科学家法拉第表示致敬。在电针治疗的过程中，他潜心研究电刺激对肌肉收缩的作用（图 9 - 3）。

后来，杜歆纳的妻子死于难产，伤心欲绝的他离开家乡来到巴黎，凭借自己的电针疗法，他迅速建立起自己的口碑。不过杜歆纳为人低调，懂得巴黎的江湖水深，为

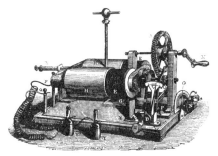

图 9 - 3　杜歆纳发明的一种手摇式的电刺激仪
（图片来源：Duchenne. De l'Électrisation Localisée. 1855.）

了表明自己无意与首都同行争夺病号，他开始将自己的精力完全转向神经系统疾病的研究。杜歆纳坚持不懈地随访自己经手过的每一个病人，追着他们从一家医院到另一家医院，直到病人死后再给他们做尸体解剖。1855 年他出版了 De l'Électrisation localisé，对小儿麻痹症、进行性肌萎缩和肌无力以及运动系统共济失调症等疾病阐述了自己的观点。1867 年他又出版了《运动生理学》（Physiologie des mouvements），提出了许多富有价值的见解，这本书也为后来诞生的运动机能学奠定了基础。

在杜歆纳的书里，还第一次提到了关节和肌肉的"本体感觉"，这是一种前人所完全无视的概念。它与痛觉、温觉这些显而易见的感觉不同，例如对于人的手来说，本体感觉就是感知距离、方位、大小、轻重、性状、软硬、粗滑这些差异的一种知觉。由于有了好友杜歆纳的这一理论贡献，夏科医生对神经源性关节病的很多疑问一下子就解开了。

杜歆纳当时孤身一人，整天泡在病房

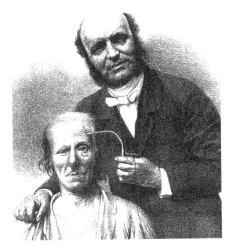

图 9 - 2　杜歆纳和他的病人
（图片来源：Selections From the Clinical Works of Dr. Duchenne. 1883.）

里,衣服口袋还塞满了各种电池和电极导线,活像一个科幻小说里的科学怪杰。老友夏科医生看着不忍,于是就在1862年聘请杜歇纳到自己的医院工作,并为他的研究提供全部所需的资源,后来,杜歇纳还娶到了一个优雅的女士为伴侣,夫人为她打理各种社交事务,让他在众人的眼中不再像个怪物。在新的医院,杜歇纳很快就迷上了显微镜下病理观察,发明了特殊的肌肉活检针,开创了多项组织学切片技术,他甚至还发明了一种"人造肌肉",这种东西靠橡皮筋来提供动力,有点像今天临床上的可活动型假肢一样。

通过观察各种神经损伤后的肌肉瘫痪表现以及电刺激治疗后的反应,杜歇纳基本搞清楚了臂丛损伤这一类先天性肌麻痹的主要规律。他明确发现妇女分娩过程中,助产妇拉扯婴儿的手臂,或是过度倾斜孩子的颈项,会造成三角肌、冈上肌、上臂屈肌的瘫痪,上肢呈现出内旋、伸肘、垂于躯干侧方的体位。这样的精确描述是历史上的第一次。稍后不久,克朗普克医生和厄伯医生也对分娩性臂丛损伤进行了详细的辨识。

克朗普克医生(Auguste Dejerine-Klumpke,1859—1927,图9-4)是那个年代少有的女性医者。她出生于美国旧金山,年少时随着三个姐姐一起去了瑞士读书,后来她立志学医,来到了巴黎,克服了当时社会给女性学医设置的种种障碍,顺利成为巴黎历史上的首位女性医学实习

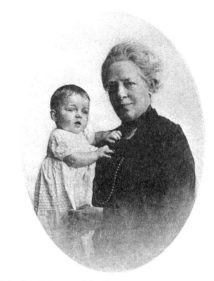

图9-4 "Klumpke综合征"的描述者、杰出的女性医学家克朗普克医生(Auguste Dejerine-Klumpke,1859—1927)
(图片来源:*Arch Neurol Psychiat.* 1928.)

生。她与同为神经医学名家的丈夫结婚,婚后不久就发表了关于分娩性臂丛损伤的论文。克朗普克第一个对臂丛内侧束或臂丛下部损伤造成的手部内在肌萎缩以及爪形手畸形进行了描述,后来她和丈夫发现,这种臂丛损伤还经常伴发Horner综合征(瞳孔收缩、上睑下垂)。这种臂丛损伤的发生率不算很高,后来医学上用克朗普克的名字为其命名,称之为"Klumpke综合征"。克朗普夫妻俩在神经科学上相得益彰,后来丈夫成为巴黎顶尖的Salpêtrière医院的神经科主任,妻子克朗普克则成为法国神经医学会的主席。

海因里希·厄伯医生(Heinrich Erb,1840—1921,图9-5)是德国神经科学的奠基人,他也是第一个使用叩诊锤敲击腱反射的医生。他曾经接诊过4名不明原因的

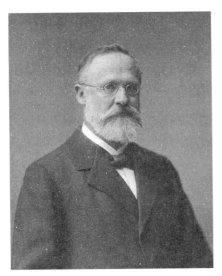

图9-5 臂丛损伤的另一位探索者、德国医生
海因里希·厄伯（Heinrich Erb, 1840—1921）

（图片来源：美国国家医学图书馆，允许公开使用）

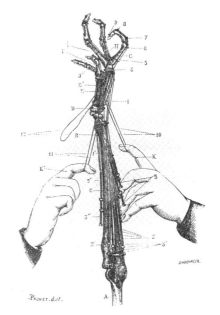

图9-6 杜歇纳研究前臂肌肉功能，
进而探索臂丛神经损害的方法

（图片来源：Duchenne. Physiologie
des Mouvements. 1867.）

三角肌萎缩、二头肌萎缩、肱肌萎缩病例，经过排查，他将问题定位在了臂丛的上干，同时发现，这几例病人的表现与法国的杜歇纳曾经报道的分娩性臂丛损伤有极大的相似之处，厄伯推断这可能是同一种疾病。于是，今天我们就将臂丛上干或者第5、6颈神经根损伤引起的上臂肌肉萎缩（手部正常）称作为"Erb-Duchenne palsy"（厄伯-杜歇纳麻痹）——也就是分娩性臂丛损伤的最常见类型。德皇威廉二世所患的，就是这一类型。

杜歇纳本人对臂丛损伤主张采取电针、按摩等温和的治疗方法，其中一部分病人是有望获得明显改善的（图9-6）。那么，话说当年贵为储君的幼年威廉二世，接受的又是什么样的治疗呢？小王子长大的过程中，家人一开始给他的是比较柔和的

康复措施，然而随着他年龄的增长，铁石心肠的普鲁士王家开始变得越来越激进起来，他们将小王子健康的那一侧上肢绑起来不许活动，硬逼着他使用瘫痪的左臂，这种做法使得小王子经常连站立平衡都无法保持，更不要说用左臂活动了。又过了不久，宫廷医生们想出来一种"动物疗法"——就是将活生生的动物宰杀了以后，立刻将王子的左臂塞进动物热乎乎的膛子里，并保持一个小时之久。这种"疗法"的理念是，让小王子的臂膀吸收自然界生物的活力，帮助肌体的修复。

杜歇纳、克朗普克、厄伯这几位医生都注意到了臂丛损伤是在婴儿出生过程中手臂受到牵拉所造成的，多年以后，美国哈佛

大学的赛弗（J. W. Sever，1878—1964）在死亡新生儿的尸体上，模拟重现并证实了这种臂丛损伤的致伤动作和损伤过程，而且当时人们已经知道，臂丛损伤自然恢复的概率取决于损伤的程度和损伤的位置。对于那些无法恢复且已经形成肢体畸形的患者，赛弗医生提出了用一系列肌腱切断术来加以改善的提议，这里面包括肩胛下肌和胸肌的肌腱切断，有时候还可以做喙肱肌和二头肌短头腱的切断。这些手术后来又被人们改良，结合上了大圆肌、背阔肌的转位术，有时候为了帮助上肢外旋，还可以在三角肌止点上方做肱骨截骨。

在后面的一百年里，随着分娩技术的日益改进，产伤的发生率越来越低了。但分娩性臂丛损伤并没有被我们摆脱掉，它还在不断地给骨科医生制造着麻烦，臂丛的修复，在今天依然是一个充满挑战和考验技术的复杂手术。

最后再说说那位臂丛损伤的德国皇帝。小王子在血腥的治疗中逐渐长大，手臂恢复毫无起色。绝望的父母决定给孩子以另一种层面的造就——他们给他请了最好的老师，安排了极为繁重的学习和功课，小王子每天的学习从清晨六点就开始，一直持续到晚上 10 点。这种近似于折磨的培养，不但没有在小王子身上培养出父母理想中的帝王气质，反倒养成了他冷血、孤寂、封闭的心灵。再加上他 29 岁就丧父，被命运过早地推上了德意志帝国的皇位，到了 1914 年，这位自卑乖戾的君王终于不顾身边老臣、元帅们的劝诫，在一连串的错误决策中，将德意志第二帝国彻底葬送。

需要骨科干预的分娩损伤后遗症，并不只有臂丛损伤一种。本书第一篇曾经介绍过的"英国矫形外科之父"，以身试术的威廉·里特医生（William John Little，1810—1894）在 1843 年给皇家矫形外科医院的师生们做了一场讲座"人体畸形的机制和治疗"（*On the Nature and Treatment of the Deformities of the Human Frame*），在课上他不仅介绍了自己从欧洲大陆带回来，并在英国率先开展的肌腱切断手术，也提到了一种当时常见的、孩子一出生时就患有的肌肉异常疾病。从 19 世纪 30 年代开始，里特医生就在研究这种疾病的方方面面，虽然他不知道该用什么名称来称呼这种疾病，但直觉中感到与分娩过程中的孩子脑缺氧有关（图 9-7）。

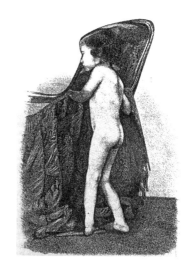

图 9-7　里特医生观察到的痉挛性脑瘫患儿

（图片来源：W. J. Little. On the influence of abnormal parturition. 1861.）

1861 年里特医生向伦敦产科学会提交了一篇论文，正式报道描述了这种特殊的疾病。这篇文章的题目很长，叫作《异常分娩、困难分娩、早产、新生儿窒息对孩子智力和身体的影响及其引发的畸形》（*On the influence of abnormal parturition, difficult labours, premature birth, and asphyxia neonatorum, on the mental and physical condition of the child, especially in relation to deformities*）。文章提到了下面这些情况：

"本文旨在揭示这样一个事实，即分娩行为对新生儿神经、肌肉系统的影响是十分严重和特殊的。在我们试图探明这种影响的过程中，我们发现在孩子出生前、出生后存在的许多病理因素，都在其中扮演着某种角色。但是我们一直以来对此视而不见，就好像这种特殊的畸形从来就不存在似的。大约 20 年前，我在《柳叶刀》杂志上曾指出早产、困难分娩、窒息以及分娩过程中的孩子头、颈损伤会在出生后造成孩子的长时间肢体痉挛、牙关紧闭等表现。1853 年我在拙作《畸形治疗学》（*Treatise on Deformities*）中对此进行了更加详细的叙述。"

里特的这篇论文非常长，共报道了 63 个病例，提到这类患儿大部分智力都有不同程度的损害，偶尔也有智力完全正常的。这些孩子开始学习站立、行走的时候，因为肢体异常的缘故，他们会用脚趾抓地，或是双腿交叠来实现目的，大部分孩子在 3～4 岁以前都没法正常站立；有的虽然站起来了，但不会走路。李特医生在给这些孩子体检的时候，发现他们的脚跟并不指向地面的方向，膝关节往往是朝内的，且始终屈着。这样就让这些孩子在长大以后，呈现出一种奇怪的步态。

里特最后总结归纳出四种类型的产后神经肌肉异常，他们分别是：硬性偏瘫、硬性截瘫、全身性硬瘫、不伴强直的运动功能障碍。

伦敦的产科医生们读了里特医生的这篇报道，你看看我，我看看你，谁也说不出什么反驳的话来。过了一阵子，有的医生提出：是不是孩子长牙导致了这些偏瘫和截瘫呢？最后这些产科医生们达成了一个共识，大家一齐逼着里特医生去重读莎士比亚的《理查三世》（莎翁戏剧《理查三世》的主人公患有先天性痉挛性脑瘫伴脊柱侧后凸畸形），好好反省一下对肢体畸形的认识。

大概就从这个时候开始，医学界倒是多了一种叫"Little's disease"（里特病）的新疾病。

1887 年，被誉为"现代医学之父"的威廉·奥斯勒医生（Sir William Osler，1849—1919，图 9-8）给里特发现的这种疾病起了一个名字"cerebral palsies"（脑瘫）。众所周知，奥斯勒是现代医学生轮转制度和床旁教学制度的创始人，主要在内科领

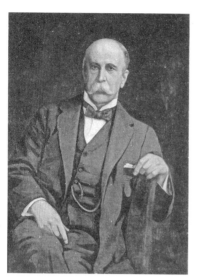

图9-8 被西方医学界尊为"现代医学之父"的
威廉·奥斯勒医生，给脑瘫起了正式的疾病名称

（图片来源：Wellcome 基金会，允许公开使用）

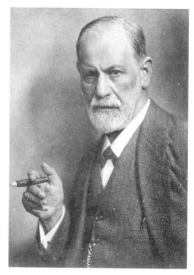

图9-9 弗洛伊德也对脑瘫的分型、
诊断等作出过历史性的贡献

（图片来源：Wellcome 基金会，允许公开使用）

域贡献颇丰，其实他早年对脑瘫的兴趣也非常浓厚，在费城工作的时候曾经用心观察过大量的脑瘫患儿，并写出一系列的专题论文。后来奥斯勒的专业兴趣转移到了其他方面，但却给脑瘫留下了这样的一个名号。

就在奥斯勒将自己关于脑瘫的论文结集出版的期间，一位年轻的维也纳小儿神经科医师西格蒙德·弗洛伊德（Sigmund Freud，1856—1939，图 9-9）来到神经科大师夏科医生所在的巴黎医院进修学习，在这里，他见到了大量的脑瘫患儿，在与这些孩子的朝夕相处中，弗洛伊德将脑瘫重新分为两大类、五个类型，并于 1893 年正式提出。他的分型理论对里特医生的很多认识进行了颠覆、再造，特别是推翻了里特医生关于脑瘫是由分娩窒息、大脑缺血引

起的说法。弗洛伊德的分型此后被临床沿用百年之久。

和奥斯勒一样，弗洛伊德也很快地离开了脑瘫这一课题，转向了他后来创造出更加辉煌灿烂成就的领域。

矫形外科医生就是在里特发现这种新疾病的那一时刻，参与到救治中来的。就像帮助其他各种畸形、残障、外伤一样，矫形外科医生按捺不住自己的激情，用自己手中的技术去帮助他们重获新生，去挽救他们的家庭，不让他们的情况变得更糟。

对脑瘫的矫形治疗通常包括理疗、各种支具等，19 世纪矫形医生最拿手的肌腱切断术，这时在脑瘫患者身上也发挥了重要作用，用来改善肌肉挛缩。在外科技术措施发挥作用的同时，一个更大的问题浮现出来：那些年里，整个医学界对于脑瘫

患儿的关注和重视程度低得可怜，直到 20 世纪的伊始，全世界矫形外科医生的优先级依然还是放在脊髓灰质炎后遗症、结核、先天性畸形这些疾病上面。

1932 年，耶鲁大学医学院的骨科系主任菲尔普斯（Winthrop M. Phelps, 1894—1971，图 9-10）提出了脑瘫患儿的现代救治原则——帮助他们恢复全部潜能，成为一个独立的社会个体。为了践行自己对于脑瘫救治的执念，1936 年他从耶鲁辞职，放弃了顶级医学院的教授宝座，来到巴尔的摩开办了一所儿童康复机构，并推动了美国脑瘫学会的成立。他毕生呼吁矫形外科界对脑瘫问题提高关注，把脑瘫患儿看作一个个鲜活的、思想各异的完整生命个体，而不是有缺陷的儿童。他的理念，集中体现在自己的论文《分娩脑损伤：矫形外

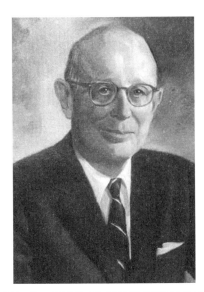

图 9-10　对现代脑瘫治疗开创新篇章的美国医生菲尔普斯（Winthrop M. Phelps, 1894—1971）

（图片来源：*Develop Med Child Neur.* 1972.）

科分型和相应治疗》（*Cerebral birth injuries：their orthopaedic classification and subsequent treatment*）当中。这篇文章，也是全球脑瘫领域继 1861 年里特医生以来最重要的一部著作。

1989 年，爱尔兰作家克里斯蒂·布朗的自传体小说《我的左脚》被搬上银幕，主人公克里斯蒂出生于 1932 年，患有先天痉挛性脑瘫，只能靠唯一一只能动的左脚来完成想做的事情。上帝虽然没有给克里斯蒂一个健全的身躯，却赐给了他善良的心智和灵巧的左脚，从小就喜爱画画的他，用脚画的作品屡屡获奖。在母亲和医生的帮助下，克里斯蒂战胜了常人难以想象的困难，经过多年的努力，成长为著名画家，也收获了自己的爱情。

十七岁生日那年，家人为克里斯蒂捧来生日蛋糕，上面插满了蜡烛。他的母亲说："亲爱的，将它们吹灭吧。"父亲拥着他，沉默不语。克里斯基的身体不能动，歪斜着脖子，头费劲的往后仰，用力吹了两次，还剩下一根蜡烛的火焰在跳动着。他的兄弟说："克里斯蒂，去吧，吹灭那地狱之火！"

今天，我们的矫形外科依旧在持续变革着对疾病的认识和救治的观念，去帮助那些身处逆境的脑瘫患儿吹灭那地狱之火。

脊髓、神经根损害与慢性腰腿痛

慢性腰腿痛是今天骨科最常接诊的疾病之一，虽然它的文字记载颇为悠久，但作

为一种疾病受到人们的重视，却是晚近的事。从上古以来，腰痛伴随的下肢放射痛，往往被看作为邪恶力量缠身的象征，这方面的代表有中世纪德国的女巫传说以及英国的小精灵神话，它们都把下肢放射痛这种症状归咎于邪魔附体，这种说法一直到20世纪末期在西方还有一席之地。

到了古埃及和古希腊时代，人们开始了理性思维，于是就开始有人琢磨腰痛和窜向下肢的剧痛之间究竟有着何种关联，这里面当然少不了全能的希波克拉底。据传希翁曾经观察过坐骨神经痛的表现，以及各种有助于缓解疼痛的姿势，他甚至还注意到了间歇性跛行的存在。希波克拉底说：坐骨神经痛更容易发生在夏天和秋天，因为这段时间里太阳比较毒，把人体关节里的液体都烤干了……针对疼痛，他推荐的治疗方法有休息、按摩、热疗、饮食调整和音乐。这个时候的希腊语中出现了"sciatic"这个词，原本是髋关节的意思，后来西方人把它拿来命名为下肢放射性疼痛，或坐骨神经痛（sciatica, ischialgia）。

在古印度的医学典籍里，偶尔也提到过坐骨神经痛，在他们的医学里有一种概念叫作"marmas"，指的是肌肉、神经、血管、骨关节这些结构汇聚在一起的地方，其中有一处"kakundram marmas"，指的就是腰骶交界这个部位（图9-11）。古印度典籍说，假如这个地方受伤了，那么下肢就会出现疼痛。不过据后世的历史学家判断，这些医书里说的疼痛，和我们现在所认识

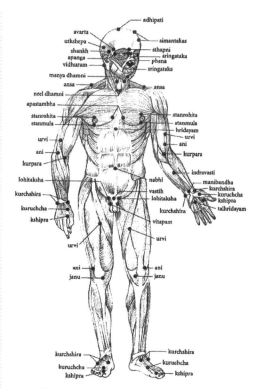

图9-11　古印度医学里面的"marmas"概念

的"坐骨神经痛"还是有一定差别。

中国大概在战国时期形成了"瘀"和"痹"的概念，古代中国传统医学认为腰背是足三阳经络的经过部位，六淫之邪侵袭，从皮毛传至经络，引起经络的气血凝滞，就会发生腰痛。到了三国两晋时代，各种针对腰腿痛的方药、针灸、按摩、导引疗法开始成形，于隋唐五代时发展至高峰。但是中国人对于腰腿痛的认识，是放在全局整体观之下来看待的，与现代解剖、生理、病理学的思维大相径庭。

《圣经·旧约》里有一段故事，说亚伯拉罕的孙子雅各跟上帝摔了一晚上的跤，上帝没有胜过他，却在他的大腿窝摸了一

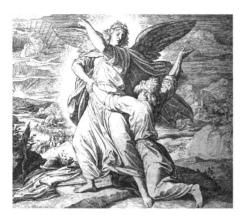

图9-12 《旧约》的雅各与上帝角斗，上帝令其下肢软瘫的故事。有的医学家认为这是坐骨神经痛的典型表现

（图片来源：Julius Schnorr von Carolsfeld. 1861.）

下，于是雅各的这条腿就失去了中枢的控制，成了一个跛子（图9-12）。在这之后，他还获得了一个新的名字——以色列。后世喜欢较真的医学家考证说，上帝让雅各得的，就是坐骨神经痛。后来，犹太人在其律法经典《塔木德》里面，很详细地介绍过在屠宰动物的时候，如何将大大小小的神经抽除。对于人身上的坐骨神经痛，《塔木德》说只要用新鲜盐水按摩痛处60次就会好。

公元2世纪的时候，盖伦撰写了多篇关于脊柱的病理解剖学文章，对脊柱的结构、生理以及外伤的处理进行过阐述。古罗马末期的医学家Caelius Aurelianus（公元5世纪）也曾观察过脊柱上的椎间盘结构，断言坐骨神经痛最容易出现在中年人身上，但也可在任何年龄段发生，且往往在某次抽搐、体育运动、不正确的锄地姿势、举重物、躺在地上、休克、摔倒、持续而剧烈

的性交后容易发作。Aurelianus建议的治疗方法除了休息、热敷、按摩以外，还有水蛭、放血、皮钩、炭灼等恐怖手段。

公元7世纪的时候，爱琴海埃伊纳岛上的医生保罗（Paulus）观察了从臀部到腹股沟、再到膝直至足尖的各种类型的下肢放射痛，对不同的症状做了非常细致的描述。他和先辈一样也提倡卧床休息，还提出要在髋部烧灼3～4处不同部位，说这是为了预防髋关节脱位。保罗第一次提出了脊柱手术的概念，他也应该是历史上有明文记载的第一例脊柱手术的实施者，文献说当时他为一名跌倒后背部砸在楼梯板的奴隶做了椎板切除，手术的最终效果没有记录，但从一千多年后的第一次世界大战期间90%的脊柱外伤伤员出现肢体瘫痪，以及极高的死亡率来推断的话，这个公元7世纪的脊柱手术病人，多数可能是没活下来。

达·芬奇（Leonardo Da Vinci，1452—1519）是第一个从细节层面描绘脊柱解剖和生物力学的人，他阐述了椎骨的数量、生理弯曲的形态乃至椎间关节的构成。一百年后，同为意大利人的生理学家博雷利（Giovanni Alfonso Borelli，1608—1679，图9-13）出版了第一部关于脊柱生物力学的专著 De Motu Animalium。

总之，18世纪之前全世界医者对慢性腰腿痛的认知，实在是乏善可陈。况且慢性腰腿痛在当时的医学上也实在是一点地位都没有。在那时的欧洲正统医学院校

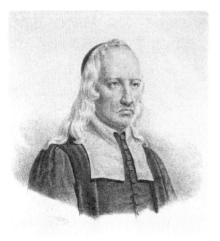

图9-13 历史上第一部论述脊柱生物力学的专著的作者，意大利生理学家博雷利（Giovanni Alfonso Borelli，1608—1679）

（图片来源：Wellcome基金会，允许公开使用）

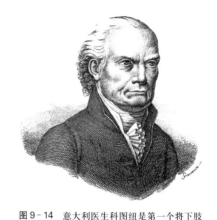

图9-14 意大利医生科图纽是第一个将下肢放射痛与坐骨神经联系起来的人

（图片来源：美国国家医学图书馆，允许公开使用）

里，刚刚开始有了一些脊柱推拿按摩的课程，不过教学生做脊柱按摩的目的，却是为了治疗耳聋和其他一些疾病，慢性腰背痛根本无人理睬。民间老百姓要是腰疼腿痛了，可以到街边买到各种"秘方"或是私家药剂，自己在家服用即可，正规的医生根本没空管这些事。当时社会上还有一些技师给病人提供手法推拿等服务，极少数医生偶尔也客串一把，他们就是今日欧美各国的"整脊师"这个行当的老祖宗。

1764年，意大利那不勒斯的著名医生科图纽（Domenico Felice Antonio Cotugno，1736—1822，图9-14）在一篇个案报道 *De ischiade nervosa commentarius* 中，记录了那个年代人们对下肢放射痛的认识：

"我们称之为 sciatica 或 ischias（坐骨神经痛）的症状，指的是一种位于髋部的持续性疼痛，两侧同时发生的很少，它们通常位于髋关节的平面或者稍低一些的腿部，会让患者跛脚。"

科图纽出生于小户人家，9岁的时候就能说出一口流利的拉丁语，18岁时就成为那不勒斯重病医院的医生，两年后更是升为这家教学医院的教授，此后科图纽就在这个教授的宝座上待了整整66年，直到86岁去世。科图纽是脑脊液的最早描述者，他还发现了内耳的骨迷路结构、甲状腺癌以及肾炎病人尿液中的结晶团块物质。

科图纽可能是第一个将下肢放射痛与坐骨神经划等号的人，但在当时，整个医学界对此静悄悄的，好像什么都没有发生一样。事实上，过了足足90年以后，才有人从尸检中发现了椎间盘突出的现象。又过了整整90年，人们才把这两件事正式视为一体。

1857年，德国伟大的医生、人类学家、病理学家、史前学家、生物学家、大作家、大编辑、政治家鲁道夫·魏尔啸教授（Rudolf Ludwig Carl Virchow，1821—1902）在病理学检查中观察到了椎间盘破裂的征象，人们赶紧将其命名为"Virchow瘤"，以表达对这位多才多艺学者的无上崇敬。第二年，德国解剖学家休伯特·腊斯卡（Hubert von Luschka，1820—1875，颈椎椎体间的小关节以他命名）也在尸检中遇到了相同现象，他发现在腰2和腰3之间的后纵韧带表面黏附着一团灰色的、柔软的东西，稍后他又在显微镜观察下，发现刚才那个团块，和椎间盘里的髓核是同一种东西，他推断，肯定是因为某种原因，造成了髓核被从椎间盘里"挤"了出来。但是腊斯卡还是没有往下肢痛这方面想。

1864年法国医生拉赛克（Charles Ernest Lasègue，1816—1883，图9-15）写了一篇长长的论文《论坐骨神经痛》，回顾了100年前科图纽医生曾经做过的工作，并对他自己所处的19世纪中叶关于坐骨神经痛的各种理论进行了综述。今天我们对拉赛克的名字耳熟能详，是因为"Lasègue征"是每一个骨科医生都熟记在心底的重要体征，但是关于这个体征，绝大多数人不知道的是，它其实并不是由拉赛克本人最先发现的。

拉赛克跟魏尔啸差不多，都是医学史上屈指可数的、近乎无所不能的一代宗师。拉赛克曾注意到两例坐骨神经痛的病人，

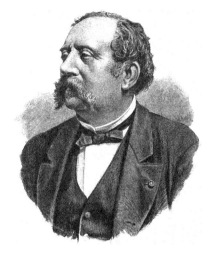

图9-15　法国医生拉赛克
(Charles Ernest Lasègue，1816—1883)
（图片来源：法国国家图书馆，允许公开使用）

发现将病人的双侧髋、膝关节屈曲之后，再往上施加力量，就会诱发腰腿疼痛发生。1881年他的学生佛斯特（J. J. Forst）在自己的博士论文中正式将它作为一个临床体征提了出来。他非常细致地描述了这个体征的检查方法：让患者平躺，尽可能地屈曲髋关节，然后再让足背屈，如果引发股后部疼痛或肌肉痉挛，就提示腰神经根或坐骨神经受到了刺激。佛斯特说，坐骨神经在这个体位下若受到腘绳肌的压迫，就会出现疼痛。年轻的佛斯特还谦虚地表示：自己能够提出这个体检方法，全是仰仗了老师拉赛克的前期观察，他是因为追随老师的发现，才对这个现象进行了深入验证，最终将其发展为一项临床体征（图9-16）。

后来又有人发现，更在佛斯特的论文之前，就另有一位塞尔维亚医生拉扎热维奇（Laza K. Lazarevic，1851—1891，图9-17）在

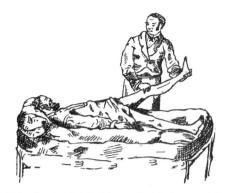

图 9-16　由拉赛克的学生 Forst 提出的"Lasègue 征"
（图片来源：J. J. Forst. 1881.）

骨科简史

一篇塞尔维亚语论文中描述了这个体征，拉扎热维奇一共观察了 6 名患者，验证了坐骨神经可在直腿抬高的情况下被牵拉，并诱发疼痛的现象，他还特别提到了另外两种诱发疼痛的方法：一是扳动大脚趾；二是让患者坐在床上，再让膝关节缓缓伸直。后面一种方法在临床体检中很少用到，但据说这是鉴别装病的一个好办法。

1884 年法国人 de Beurmann 探寻了一下这个体征的发生机制，他在尸体标本上将坐骨神经抽下，代之以一根橡皮筋，结果发现在直腿抬高动作下，橡皮筋竟被拉长了 8 厘米之多。

拉赛克医生的名气实在太大，于是最初有人将这个体征的名字安在他头上以后，就一路以讹传讹，直到今天。公正地讲，真正为此体征作出开创性贡献的，应该是佛斯特和拉扎热维奇，可是他俩一个是人微言轻的小医生，一个来自偏僻的小地方。像这样的不公，在医学发现的舞台上并不罕见。

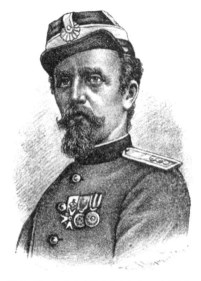

图 9-17　有人认为是这位塞尔维亚医生拉扎热维奇才是第一个提出直腿抬高试验的人
（图片来源：Wellcome 基金会，允许公开使用）

此时，李斯特的无菌技术已经广泛应用于临床，各种以治疗结核为目的的手术已经开始在脊柱上出现。1887 年英国医生马思文（William Macewen，1848—1924）和霍斯利（Victor Horsley，1857—1916）几乎同时开展了第一例椎板切除手术。11 年后，德国一代外科大师克劳斯（Fedor Krause，1857—1937，图 9-18）在神经外科医生赫尔曼·欧本海姆（Hermann Oppenheim，著名的病理性体征以其命名）的鼓动下，实施了史上第一例以解除马尾神经症状为目的的手术，当时他们取的是下正中切口，做了广泛的椎板切除，然后切开硬膜，经过神经根到达椎间盘的后方。欧本海姆说他们看到了这个病人的椎间盘后方有一个明显的突起，将其切除以后，病人的疼痛几乎就立即消失了，他

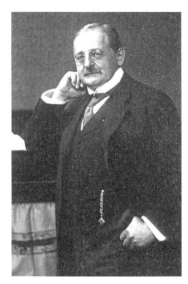

图 9-18　德国神经外科医生克劳斯
(Fedor Krause, 1857—1937)

（图片来源：美国国家医学图书馆，允许公开使用）

们最后将其诊断为"内生软骨瘤"。这个手术的理念来历，可以追溯到 1896 年，那一年德国医生柯克(Theodor Kocher，1841—1917)在一名从 100 英尺高处摔落身亡的病人尸体上，发现了腰 1/2 椎间盘的整个向外移位，通过这个案例，柯克想到假如普通病人身上的椎间盘也产生了碎片的话，脱落的碎片势必也会压迫到脊髓、神经组织——这就是那个世纪之交，人们开始把椎间盘与腰腿痛联系起来的发端——只不过，克劳斯和欧本海姆的手术，属于一种尝试性的探查，并非刻意冲着椎间盘突出而去。

总的来说，19～20 世纪之交的老百姓还是不太关心慢性腰背痛的问题，大家提起脊柱，满脑子想的仍然是结核、畸形这类疾病，这是因为在那个年代，假如某个普通

人在其一生中没有得过这些病，没有死于这些病，那么已经足够全家欢庆一辈子的了，哪里还有功夫去操心那些普通的慢性疼痛？医生们也是同样的心态。当时骨科的那些名家们，很多都对脊柱慢性疼痛抱有一种奇特的偏见，以至于这个领域的发展始终非常缓慢。1876 年著名的美国矫形外科大师赛耶(Lewis A. Sayre，1820—1900)写了一部骨科专著，整个 471 页的篇幅里面没有一个字提到慢性腰背痛。1915 年由 Bradford 和 Lovett 合著的骨科学名著共计 406 页，总算有两页提到了慢性腰背痛，可是却将其归在了情绪紊乱、兴奋过度和歇斯底里症下。到了 1926 年 Cochrane 编撰的骨科学里，500 页中有 24 页涉及腰背痛，主要写了体位姿势不正、肌肉拉伤、骶髂关节脱位这些原因，也开始提到了工业生产所造成的腰背痛现象。

1911 年出现了两篇关于腰腿痛问题的经典文献，一篇来自格拉斯哥，一篇来自波士顿。英国的那篇文章报道了一个男子，死于脊柱外伤后的截瘫，尸检发现了大范围的椎间盘脱出；美国人的这篇报道则记录了一个腰背痛病人接受了推拿按摩治疗后发生瘫痪的经过，作者判断是暴力手法造成了腰骶椎的不稳，从而引发椎间盘突出。作者还顺着这个思路，判断椎间盘突出后可直接压迫脊髓和神经根，这个想法后来被完全证实，成为后来一百多年里教科书上的基本常识。

可惜的是，1911 年的这两篇文章，在

当时并没有引起什么反响。当时的医生们在手术中总是随随便便地就把椎管打开，然后漫无目的地查找各种异常，可是当他们在术中真的看到了椎间盘突出或是明确的神经致压物时，他们又会不假思索地将其当作"软骨瘤""纤维瘤"或"骨软骨炎"来看待。所以你要是读到某篇20世纪初的医学报道说手术中发现了脊柱里面的软骨瘤，那多半可能是椎间盘突出。

但是到了1920年代，医生们发现在日常手术中的所谓"软骨瘤"几乎比比皆是，实在是有悖常理，这下终于觉得不对劲了。1927年7月，发明金属捆绑带的意大利医生布提（Vittorio Putti，1880—1940）提出一个说法，认为坐骨神经痛可能是椎间孔附近的椎间小关节炎造成的，虽然他没有考虑椎间盘突出这个问题，但好歹开始向着"软骨瘤"这类传统理念说"不"了。这时，德国德累斯顿病理研究所的所长许莫

教授（Christian George Schmorl，1861—1932，图9-19）已经从上万具尸体解剖中发现了椎间盘突出到椎管乃至疝出到椎体内的各种实例。许莫教授是个著名的骨病理学专家，1925年开始他养成一个习惯，每次进行尸体病理解剖，他都要把脊柱仔仔细细翻个遍，他对人体椎间盘的构造进行了非常详尽的描述，包括纤维软骨环、髓核这些结构，在他的海量尸检标本里，椎间盘突出的出现率竟高达15%。许莫教授本人倒是没有将这些发现与任何临床症状挂起钩来，但这些工作为后来椎间盘突出症的病理分型打下了坚实的基础。在完成了第一万例脊柱解剖之后，许莫在1932年出版了一本专著 The Human Spine，收录了多达400余幅精美的病理图片，可谓是世界医学出版史上的精品。不过这本书直到第二次世界大战结束后的1959年才被介绍到英美等国。许莫教授后来遭遇了与

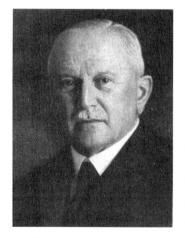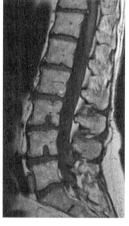

图9-19 德国伟大的病理学家许莫（Christian George Schmorl，1861—1932）以及以他名字命名的"许莫氏结节"

（图片来源：美国国家医学图书馆，允许公开使用）

白求恩大夫一样的事故：在一次尸检的时候，他被骨锯割伤了手指，不久就死于败血症。今天，临床上的"许莫氏结节"就是以他的名字命名的。

因为许莫教授的工作，整个1930年代欧洲的德语医学文献里，"椎间盘突出"成了一个出现极为频繁的热词。而此时英美法等国的骨科界也没有甘拜下风，1929年美国约翰·霍普金斯医院的神经外科医生沃尔特·丹迪（Walter Dandy，1886—1946，图9-20）报道了两例腰腿痛的手术案例，术中他也在硬膜外腔隙里找到了一堆无疑是软骨的团块物质，将这团物质摘除后病人的疼痛即得到了改善。术后病理显示，这两个病人的神经致压物都来自于椎间盘，但是丹迪还是没有想到髓核，反而很认真探讨了一番"创伤后骨软骨炎的分泌物""分离性骨软骨炎"或者"肿瘤"的可能（图9-21）。丹迪医生还在脊柱影像学领域作出了划时代的贡献，在早年当实习生的时候，有一次看到消化道穿孔的病人拍片所呈现出的腹腔内气液影像，给了他很深的启发，后来他把气体注入脑脊液腔隙里，发明了脑室造影术。这是人类历史上第一次清楚地在体外看到脑和脊髓组织的景象。

同样是在1929年，法国神经外科医生T. Alajouanine和Petit-Dutaillis陆续发表了3篇文章，其中介绍了一例腰5骶1节段"病变"合并坐骨神经痛的案例，这个所谓的局部"病变"，之前一直被各家医院的医生诊断为肿瘤。而他俩曾经认真阅读过许莫教授的著作，一致认为这很有可能就是椎间盘髓核的突出。于是在这3篇文章里面，作者破天荒地不再使用"肿瘤"这个词，而是称之为"迁移的椎间盘"。

一旦神经科和骨科医生将腰腿痛病因

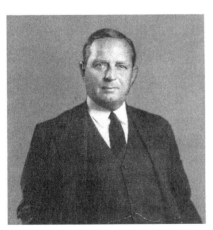

图9-20　美国神经外科医生丹迪
（Walter Dandy，1886—1946）

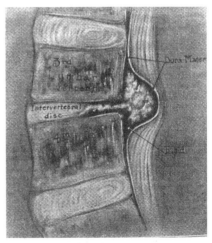

图9-21　美国医生丹迪在1929年的手术，他认为自己在术中寻找到了"软骨瘤"

（图片来源：Arnaud Blamoutier. Nerve root compression by lumbar disc herniation: A french discovery? *Orthopaedics & Traumatology: Surgery & Research*. 2019.）

的查找方向搞明白了,椎间盘手术就成了一种必然。第一台有意而为之的椎间盘摘除术,是美国医生密克斯特(William J. Mixter,1880—1958)和巴尔(Joseph S. Barr,1901—1964)实施的(图9-22)。密克斯特医生毕业于哈佛大学,1926年成为麻省总医院新成立的神经外科的主任,参加过两次世界大战,第二次世界大战期间担任美国陆军总军医的高级顾问。作为一个神经外科医生,密科斯特主攻脊髓和交感神经系统的外科治疗。巴尔医生则是一名骨科医生,长期担任哈佛大学的骨科学荣誉讲座教授。1932年,他俩会诊了一个28岁的患者,这个病人身上具有一切典型的神经压迫症状,如腰骶活动受限、直腿抬高阳性、踝反射消失,于是密克斯特和巴尔给他下了"椎间盘破裂"的诊断,并决定手术治疗——这个手术的意义就和以前的那些手术完全不一样了。两人给患者做

了腰2到骶1的减压,顺利找到了明确的椎间盘破损及致压物,并予以摘除,他们还第一次使用脑外科的垂体钳来伸进椎间盘内部实施手术。由于巴尔医生向来很反感"内生软骨瘤"这样的说法,于是术后他找到了病理学家库比克(Charles S. Kubik),两人把切下来的致压物和以前留存的椎间盘组织标本对比之后,确定它们就是同一种物质。

1934年,又经过了几例手术之后,神经外科医生密克斯特和骨科医生巴尔在《新英格兰医学杂志》上联合撰文《椎间盘破裂导致的脊髓损害》(*Rupture of the intervertebral disc with involvement of the spinal cord*),描述了这种因椎间盘破裂而导致椎管内结构受压的病理现象,正式将椎间盘破裂确立为坐骨神经痛的病因。这个发现,一下子就把腰腿痛的治疗推向了一个新的高度。

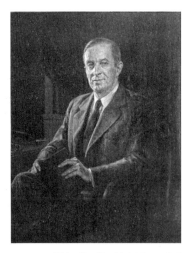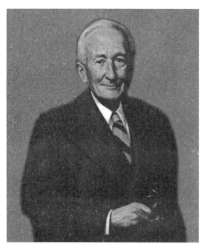

图9-22 美国医生 Mixter 和 Barr 共同实施了第一例针对椎间盘的手术

(图片来源:美国国家医学图书馆,允许公开使用)

椎间盘突出机制的发现，是脊柱外科史上的一个重大事件，对后来脊柱外科各个领域的治疗理念都产生了深刻的影响。这一发现，还直接引发了脊柱手术的术式改变，在此之前，脊柱外科手术基本上都是要进椎管并常规打开硬膜的，而从那个时候以后，椎管外操作的现代手术原则，开始逐步建立起来。1938 年美国梅奥医院的 Love 医生开创了椎板间、硬膜外的入路，他切除部分黄韧带，使得骨性结构的切除量大大减少。他的这个入路依然是今天脊柱外科最经典的手术路径。

从 1930 年代开始，椎间盘手术开始风靡起来，而在这个时期，脊柱脊髓影像学技术也得到了很大的发展，让椎间盘手术进一步变得可行。1921 年法国医生让·席卡德（Jean Sicard，1872—1929）将碘剂和罂粟籽油混合以后，创造了一种叫"碘油"（lipiodol）的造影剂，这种制剂的显影反差能力远胜以往，注入椎管以后能清晰地显示神经根压迫等情况，它的问世，使椎管造影在数年后迅速成为欧美医院的常规检查。1948 年，瑞典医生 Kurt Lindblom 还率先将造影剂注射进了椎间盘内，开创了椎间盘造影的先河，这一做法紧接着又启发美国医生黎曼·史密斯（Lyman Smith，1912—1991）创造出了一种有趣的治疗方法，就是将木瓜蛋白酶注入破损的椎间盘内，来治疗椎间盘突出，这种方式后来在全世界还着实流行了一阵子。

在 20 世纪 20～30 年代的英语文献里，医生们对椎间盘突出的病名用词很混乱，像"disc collapse""retropulsion""rupture"之类的五花八门的词都能见到。到了 1940 年代，学术界基本统一使用"椎间盘髓核突出"（intervetebral disc herniation）或是"椎间盘膨出"（disc prolapse）的规范名称并持续至今。但严格说来，"髓核突出"的叫法也是不尽准确的，因为后来发现在某些老年病人身上，从椎间盘里掉出来的东西其实远远不止髓核，还有不少纤维软骨环的碎片。到了 2013 年，北美脊柱外科学会（NASS）正式建议使用"LDH"（lumbar disc herniation）的称呼。

椎间盘手术的热潮在 20 世纪 40～60 年代热度不减，终于在 1970 年代达到疯狂的顶峰。这个时候不仅椎管造影更加安全、更加清楚了，而且还出现了 CT，使得腰腿痛的术前诊断和术后评价更加精准。于是很多症状还处在早期的腰腿痛病人，也被拉上了手术台，与椎间盘突出一起被大量手术的，还有脊柱滑脱、椎管狭窄等为人们所新认识的疾病。当时西方国家的腰腿痛过度手术带来了很多问题，各种脊柱术后并发症随之泛滥。这方面我们可以举一个名人的例子：美国总统肯尼迪在哈佛大学读书的时候，被橄榄球伤到后背，留下了慢性疼痛，为此还被陆军征兵处拒绝入伍，后来他还是加入了海军。1944 年 6 月 23 日他所在的船被击沉，他侥幸逃生，成为战争英雄，但开始出现坐骨神经痛。战后他做了一次髓核摘除术，但是术后症状没有好转，1954 年 10 月他在纽约特种外科医院又接受了一次椎间植骨融合术，术后出现感染，几乎要了他的命，第二年他的腰背痛开始复发，不得不长期卧床，肯尼迪因此陷入沮丧绝望，在此期间他写了著名的 *Profile in Courage*（勇气档案）。到了 1957 年秋天，他的腰椎出现脓肿，经引流后好转，整个治疗期间他必须依赖冷凝喷雾、镇痛药注射、游泳、肌力锻炼、增高鞋、腰围等措施才能勉强度日（图 9-23）。手术轻率带来的不良后果，就连肯尼迪这样的人都难逃幸免，又何况那些普通病人呢？

终于到了 1980 年代初，开始有学者站出来说话了。这个时候发布的几组权威的大样本长期随访观察，对椎间盘手术和保守治疗的结果进行了对比，显示手术后远期的疼痛缓解率、复发率相差无几。不少学者还发现，大多数椎间盘突出根本不需要手术，也能获得不错的缓解。就连开创椎间盘微创手术的泰斗，美国的麦考洛克教授（John McCulloch，1938—2002）也在 1996 年表示：“就椎间盘突出的自然病史而言，手术的效果只比自然进展的稍好一些罢了。”此外，过度手术导致的邻近节段椎间退变的发生率节节攀升，也迫使医学界深切反思滥施手术的恶果。

从 1980 年代中期开始，人们开始收紧椎间盘突出的手术指征，提出了手术前必须进行 4～8 周正规保守治疗的建议，除非患者的神经损害、马尾综合征进展迅速，才需要当即手术。推荐的保守治疗方案有卧床、药物、理疗、牵引、局部封闭等。其中用牵引来治疗腰痛和下肢放射痛，是一个从中世纪以来就有的古老做法（图 9-24），几百年前人们通过牵引来试图纠正了脊柱畸形，结果发现对不少下肢疼痛倒是有很大帮助。后来，关于牵引疗法的理论也出来了，说牵引能有助于突出椎间盘组织的回纳、扩大椎间孔以及改善椎间盘表面的血供等。

牵引的用具，从中世纪就开始使用的绳索、滑轮装置，到 1970 年代以后的动力

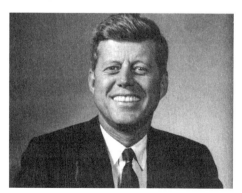

图 9-23　美国总统肯尼迪是一名腰椎手术病人，也是反复手术和顽固性腰腿痛的受害者

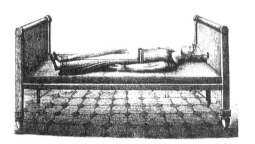

图 9-24　腰椎牵引是一个非常古老的疗法，一直到现在都还在被当作“经典”的治疗手段在应用着

（图片来源：Pravaz. 1827.）

辅助、计算机控制等技术，越来越眼花缭乱，但在1967年开始，有报道指出：没有什么确凿的证据表明牵引比静止卧床要来得更好。后来的循证医学也显示对于急性、亚急性和慢性的腰腿痛，有中度证据表明，牵引对缓解疼痛并没有什么效果。很多医院购买的各种昂贵的计算机、智能辅助的牵引设备，可能基本上是在花冤枉钱。

1980～1990年代人们研究的重点又开始转向椎间盘突出引发疼痛的机制。为什么椎间盘突出会导致腰痛？早在1947年以前，椎间盘还被人们认为是一个无神经支配的、没有疼痛感知功能的结构，1947年Inman和Sauders在髓核周围看到了神经纤维，后来人们又在纤维环以及后纵韧带里面看到了神经纤维，1968年神经科医生Francis Murphey提出了疼痛由椎间盘退变引发的学说，这一学说进一步刺激了减压、融合手术的激增。现在手术变得慎重了，人们开始冷静思考疼痛的更深层原因，是背根神经节或神经根受压引起的吗？或是血供受阻、营养弥散妨碍造成的吗？各种学说都被提出来了。

在最近的20多年里，人们还开始对椎间盘突出进行了各种分子生物学的研究，结果并没有发现这种疾病有什么基因、遗传学上的根据。但是这些工作，让人们对腰椎疾病的病理、组织和基因学方面的认识越来越深入。

矫形外科与神经系统交集的领域还有许多，随着时代的变迁，神经相关的问题在这一学科里的重要性正在日益凸显。数百年来，神经细胞与神经组织一向被认定是一种不可再生、不可修复的机体部分，而在日新月异的科技进展中，这个结论也许有朝一日会被推翻，各类神经、脊髓损伤与慢性损害，终究会被人们攻克，在这个问题上，矫形外科医生连同伴随着矫形外科成长的那些神经外科等医生们，都是一个战壕里的战友。

这种自然界中的光线的混合持续不久——半小时或一小时。但历史却不这样匆促。

—— 爱伦堡

第十篇

世纪黎明之光·Ｘ线与骨科

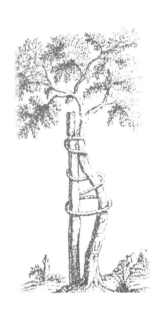

今天的骨科,是在解剖学、生物力学、材料学等学科的护持下一路成长起来的,但是这些基础科学对于现代骨科的推动意义,可能加起来也比不上本篇即将讲述的这项技术来得重大。这个技术的出现,对于骨科的进步,可以说是几乎起到了改头换面的、神一般的助力。纵观整个医学史,恐怕我们也很难找到第二个范例,能像骨科这样,如此刻骨铭心地受到某项科学技术的影响。

1895 年 11 月 8 日,一个寻常星期五的晚上,在德国维尔茨堡大学物理学研究所的暗室里,所长威廉·康拉德·伦琴教授(Wilhelm Conrad Röntgen, 1845—1923)正在重复物理学家赫兹和勒纳关于阴极射线的一项试验。当时他用黑色硬板纸把球管封了个严严实实,不让一丝可见光泄露出来,然后接通了高压电流。黑暗之中,他突然瞥见球管 1 米远处的屏幕上,闪过一道绿色的荧光,当他切断电源后,这种荧光也就随之消失了。好奇之下,他又重复试了几次,还将荧光屏一点点地远离球管——2 米、3 米、隔壁房间——屏上的荧光依然闪烁。伦琴相信自己当时所看到的,是一个从未报道过的现象。

在接下来的几个星期里,伦琴把自己关在暗房,继续测试这种不知名的射线。他发现纸张、书本、木板这些东西对射线没有任何阻隔作用,当他一一排除了各种已知的物理因素乃至人的视力错觉所带来的种种可能之后,最终确定自己发现的,是一种全新的射线。伦琴后来回忆这个时刻,曾说:这是一道突然降临到他头上的"伟大的命运"。1895 年 12 月 22 日晚上,他说服自己的夫人把手放在荧光屏的后面,拍出了历史上的第一张放射线照片。当时伦琴夫人看着荧光屏上这幅戴着戒指、骨骼毕露的影像,惊呼:"我看到了自己死后的样子!"(图 10-1)。

伦琴把自己的发现写成一篇简短的论文《一种全新的射线》,于 1896 年元旦后发表,文章还附上了上面那幅神秘的手骨照

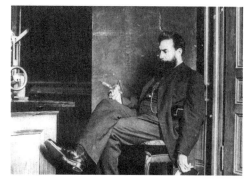
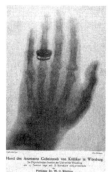

图 10-1　左图:X 线的发现者伦琴教授(Wilhelm Conrad Röntgen, 1845—1923);右图:伦琴给夫人拍的第一张 X 线照片
(图片来源:Wellcome 基金会,允许公开使用)

片。由于伦琴实在不知道这种射线的具体来历，于是就用"X"来给它命名。伦琴不知道，这篇短短的文章、这张手骨照片以及自己发现的"X射线"，即将撬动整个人类医学史上许许多多重大事件的连锁反应。

全世界立即意识到了这种射线在医学上的重大意义，在1896年1月7日这天的《法兰克福报》上，刊登了一段文字，仿佛就是对未来的预言：

"在此，我们只想呼吁大家都来关注这种能够诊断骨骼伤病的新技术，假如它能给手拍一张照片的话，那么用它也一定能看清楚皮肉覆盖下的其他骨头。试想，将来的医生可以不必用手去触碰病人疼痛的身体，就能够搞清楚骨折的具体情况，还能隔空探明身体里的异物所在。这样的技术，毫无疑问能给骨关节伤病的诊断和治疗指明一个新的方向。"

发现了新射线的消息传播得如此之快，以至于仅仅一周以后，当伦琴这篇论文的英文译本在美国 *Science* 杂志上发表的时候，后面已经附上了众多学者重复、证实该研究及其所拍摄的 X 线照片，这些照片来自哥伦比亚大学、达特茅斯学院、宾夕法尼亚大学等众多名校。

在接下来的 1896 这一年里，全世界仅仅是关于 X 线的科学书籍就出版了 995种，各种民间报纸、杂志等媒体对于这种新发现的报道更是不计其数。在人类以往的历史上，从来没有哪个时刻像彼时那样，有这么多人为一项新科学发展而如此痴狂、如此着迷。这是 20 世纪的前夜，一个人们欣喜若狂拥抱科学的新时代即将来临的前夜。

虽然伦琴取得了如此重大的发现，可是他自己一点也没有拿着这个东西来发财或是申请专利的念头，也不准备将它其转化成什么应用发明。在 X 线的发现公布以后，伦琴一如既往地过着平静的教学和科研生活，偶尔他会用这种射线来给学校里的同事拍个照片玩一玩。伦琴毫无保留地将自己的研究成果公之于众，他的那篇原始论文，虽然篇幅不长，但里面包含了完整的实验过程、技术细节、设备描述以及预期发现。这篇文章很快就被翻译成各种语言，被全世界主要国家的科学技术人员读到。伦琴在其中介绍的用来制造 X 线的设备，都是每所大学、每个高等研究所的物理实验室里的基本设施，这等于是说，任何人只要是按照伦琴论文里的方法去做，都能够获得 X 线（图 10-2）。

英国老百姓首次获悉新射线的消息，是在 1896 年 1 月 7 日的报纸上，但是著名的骨科学家罗伯特·琼斯（Robert Jones）比普通读者们更早就听到了风声。当时他的医院里有一个德裔志愿者 Wimpfheimer 夫人，刚从欧洲大陆抵达伦敦，她恰好在几个小时前的《法兰克福报》上读到了这则新闻，于是在英国报纸出刊之前就告诉了琼斯教授。不久后，读过伦琴论文的琼斯医

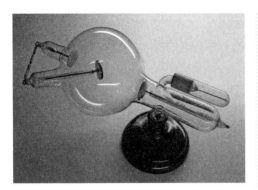

图 10-2　这是第一代伦琴射线球管，一直到 20 世纪
20 年代都还在使用。右侧是阴极，发出电子束打在
球馆中央的铂金阳极上，产生 X 射线，左侧是
一个辅助阳极，构造极其简单

（图片来源：Wellcome 基金会，允许公开使用）

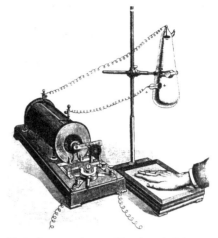

图 10-3　英国人按照伦琴的方法，很快就将 X 线
投入战地应用，用来查找体内异物、枪弹等

（图片来源：Wellcome 基金会，允许公开使用）

生和利物浦大学的物理学家奥利弗·劳奇教授（Oliver Lodge，1851—1940）一起，按图索骥地装配了一台 X 线发射装置，六个多星期以后，他俩在《柳叶刀》上发表了一篇《用伦琴射线寻找腕部残留枪弹》的论文：受试患者是一名 20 岁的男青年，腕部被子弹射中，琼斯医生用这套自制的 X 线装置将弹丸位置准确地定了位。不过根据琼斯医生的介绍，整个定位过程非常漫长，患者的手腕在射线下暴露了两个小时有余！这就是 X 线在人类医学舞台上的首次亮相（图 10-3）。

罗伯特·琼斯是英国伟大的托马斯骨科世家的重要成员，他本人出生于威尔士，后来担任托马斯的助手，不仅继承了欧文·托马斯的衣钵，成为英国矫形外科领袖，还在第一次世界大战中，担任英国陆军的总军医，将整个英军的医疗救护体系管理得井井有条。琼斯本人在骨折治疗、先

天性畸形、骨关节结核、脊髓灰质炎后遗症等领域做出过不凡成就，一生不遗余力地致力于 X 线的临床普及，以至于后来的英国医学界也把他同时尊为大英帝国医学影像学的奠基人。那年还有个趣事——今天我们习惯地称呼第五跖骨基底部骨折为"Jones 骨折"，这个名字就是从罗伯特·琼斯这里来的。为什么伟大的骨科巨匠的名字会出现在脚丫子的这个部位呢？这个就跟新生的 X 线有关了。罗伯特·琼斯有一次自己扭伤了脚，导致了这个部位的骨折，当时他身边的人都知道，那一阵子为新射线着了魔的琼斯大夫，一定会用这种 X 线给自己拍个片子的，最后果然不出所料，琼斯在 X 线球管前坐了好久，拍成了这张片子，也如愿地给自己确定了诊断。

X 线的另一位早期力推者也是英国人，他就是我们在骨折治疗篇章中所介绍

过的颇兰(John Poland),曾在骨骺损伤的诊疗方面作出过划时代的贡献。颇兰也为这种新生的科技而心驰神往,以至于在自己当年新出版的书里,毫不犹豫地加入了X线图片,这种做法在医学文献出版的历史上是前所未有的。1897年4月,英国人还专门为这个新技术而成立了一个"伦琴学会"(The Roentgen Society)。

当时在欧洲,X线临床应用的先行者还有率先用腕部X线摄片测定骨龄的Sidney Roland医生以及在骨折的X线诊断方面进行了系统归纳的法国医生Gabriel Maunoury等人。美国旧金山的伊丽莎白·阿丝姬姆医生(Elizabeth Fleischmann Ascheim,1865—1905,图10-4)不知疲倦地投身于这项新技术的临床应用,遭受了超量的辐射损害,后来患上了癌症。像阿

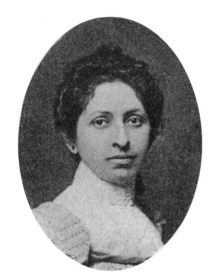

图 10-4 美国医生阿丝姬姆(Elizabeth Fleischmann Ascheim, 1865—1905)为X线的医学应用献出生命,是骨科放射影像学最早一代先驱的典型代表

(图片来源:美国国家医学图书馆,允许公开使用)

丝姬姆这样的伟大医生还有很多,他们有着忘我的精神,甚至以生命为代价,去推动X线在医学领域的应用。

最先发现X线的德国人也没有闲着,就在伦琴论文发表的第二个月,德意志帝国战争部就委托德国国家病理研究所开展了一项关于这个新技术的应用价值的综合调研,最首要的就是评估这个技术在体内异物定位(主要是枪弹等)方面的实用意义。到了年底,研究结果发布,结论令人振奋。但在X线应用方面已经领先一步的英国人,早在这一年的4月(也就是琼斯医生的报道发布之后不久)就已经一眼看中了这个技术在现代战争中无与伦比的价值。英国陆军部当时迫不及待地装配了两套X线机,历尽艰辛地运到了几千公里外的尼罗河畔,供当时驻扎苏丹的英国远征军使用。有了这两套X线设备,英国人在前线的野战医院里就能给伤员进行枪弹异物的查找。而在距英国军队不远的埃塞俄比亚,在那里作战的意大利侵略军就没有这么幸运了,中了枪的意军士兵必须被装上轮船,千里迢迢地送回位于本土那不勒斯的后方医院,才能接受X线的检查,然后再让那里的军医把弹片从身体里取出来。不过一向在战场不太灵光的意大利军队,这次在新技术的应用上倒是动作不慢——就在英国人启用战地X线技术一个月后,意大利医生也发布了X线辅助战伤救治的经验报道(当然是以未能撑到本土的那些伤员的生命作为代价的)。

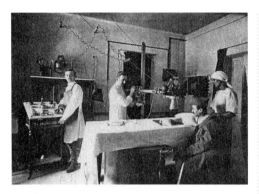

图 10-5　这是第一次世界大战时代的 X 线设备
（图片来源：Wellcome 基金会，允许公开使用）

骨科简史

　　至此，距离 X 线被发现才不到半年的时间，整个世界都已经认可并接受了它对于异物定位的独特价值。在当时的外科医生们看来，X 线技术的出现，简直就像是上天赐予人类的一个绝佳礼物（图 10-5）。

　　1897 年，希腊与奥斯曼土耳其的战争打响，X 线再一次大显神威。国际红十字会在交战双方营地设立的救援所里，都装备了 X 线设施，只不过希腊一方用的是英制 X 线机，土耳其一方用的是德制设备。战后红十字会发布的报道里，对 X 线在两边的表现都赞誉有加。1898 年美国与西班牙大打出手，美军在后方总医院和医院船上一口气装备了 17 台放射线设备，进一步积累了 X 线在医疗救护中的经验和认识。

　　X 线的出现，彻底改变了骨折和火器伤治疗的格局，人们飞速完善了体内金属异物的探查方法和流程，骨折的治疗也发生了彻底的变革，有了 X 线以后，医生不再是"蒙着眼睛"工作了，而是对骨折的位置、程度、碎骨块的数量、异物的存在一目

了然，可以从容不迫地加以整复；对于体内的异物，也不再需要扩大切口、增加创伤或者是在患者的伤口里翻来找去，就能快速将它们取出。而那些被医生们用了几百年的骨块/异物探查器械，也就一下子退出了历史舞台。骨折治疗中的软组织、血运保护这些理念也逐渐变为可能，因为医生们不再需要将碎骨块取出来，只需要让它们留在体内自己愈合，然后用神奇的 X 线观察就好了。

　　X 线引发的热情不仅限于医学界，摄影师们、电气工程师们也都纷纷加入到研究大军中来，围绕着 X 线弄出了各种各样的发明。当时全社会对于 X 线的热度到了如下的程度——电影院上映的卡通片里在上演这种神奇射线；文学家创作的诗文里在讴歌这一新发现；街上的鞋店里在用 X 线测量脚的尺码……

　　1896 年 5 月，大发明家托马斯·爱迪生在纽约向公众做了一场 X 线的展示，听众们排着队，挨着个走到 X 线机前面，亲眼看一下自己的手和胳膊在射线下的景象。这场展示会人满为患，闻讯前来抢着做 X 线检查的人络绎不绝。这种全民热潮的另一个表现是：在所有的医院里，病人都向医生强烈要求做 X 线检查。那些骨关节有伤病的人——不管是新鲜外伤还是陈年旧疴，不论是轻微损伤还是严重残畸——都一股脑儿地涌进医院，要求医生给他们做 X 线检查，于是欧美各国的每一家医院、每一个诊所都被逼着去添购 X 线

机设备,不管是心里情不情愿。爱迪生当时还给 X 线透视起了个名字叫"fluoroscopy",这个词一直被人们使用到今天(图 10-6,图 10-7)。

当时除了正规医疗机构以外,还有很多社会上的机构和个人,也都把这个看作一门吸金的生意。他们在报纸、街头打起了广告,给别人做 X 线照射,其中有很多从业者连基本的医学或机电培训都没受过,操作上肆意妄为,拍出来的照片也如同哈哈镜一样扭曲变形。

迫不及待拥抱新技术的还有法律界。才在 1896 年 4 月,加拿大蒙特利尔的法院就宣布接受 X 线影像为合法的呈堂证据,英国、法国的各地法官们听说以后,忙不迭地跟进,唯恐落后。不过也有不买账的老顽固,例如美国东部的一位大法官,就死活不承认 X 线的证据意义,他说:"这玩意更像是幽灵的照片,岂能当真?"

1896 年 4 月 14 日,在美国丹佛的一场医疗纠纷官司中,Owen LeFevre 法官说:"以前人们认为,不是用人的双眼看到的东西,便不能成为证据。现在,这条规则需要改变了……"从那时候起,无数的 X 线照片开始进入法庭,用来证明各种骨折伤害。

人类的历史上出现过不少对新事物的跟风和癫狂,例如几个世纪以前的荷兰郁金香泡沫以及后来在有些国家里出现过的"气功""♯♯疗法"热潮。而生活教会人们的一条智慧就是:这种在极短时间内形成的痴迷追捧,最后或以幻灭而告终,或是走向完全相反的另一个极端。看上去,这样的泡沫在 19 世纪的最后时刻再一次出现了,只不过这一次,是一种完完全全、彻头彻尾的科学新魔法,这一次,它又将面临什么样的结局与命运呢?

首先给 X 线全民狂热泼冷水的,是几

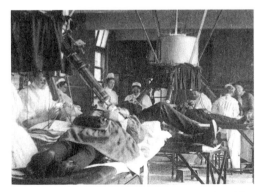

图 10-6 20 世纪伊始的英国伦敦的一家医院,在当时的全民热潮下,X 线透视已经成为医疗机构的标准装备

(图片来源:Wellcome 基金会,允许公开使用)

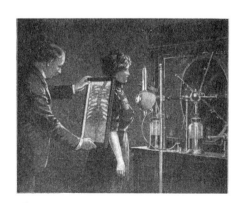

图 10-7 X 线发现后最初几年里,社会上对于这种神奇发现的痴狂达到巅峰,几乎人人都想去做个透视

位大学医学院的医生。1896 年 2 月 22 日的 *Medical News* 上，就有人面对这种不知来历的新射线，表达了不同的声音；其后，部分医务人员对当时社会上无序增长的 X 线装备以及操作现状提出了担忧，他们指出，装备不佳、操作不当的 X 线检查，恐怕会给患者带来额外的伤害。这是一些少数、微弱，但却难能可贵的声音，比起新技术、新发明带给医学的喜悦来说，这种"虽千万人吾往矣"的声音，也许才是更加值得珍视的东西。

大众的热情也是来得快、去得快。短短几年里，社会上对 X 线新科技的"迷信"开始降温，人们发现这个神奇的射线其实也就不过如此。首先是因为当时的 X 线成像质量实在是不敢恭维，某些情况下可以说是聊胜于无而已。于是到了 1897 年的时候，有的学者在书写骨折治疗的教科书以及授课的时候，就已经忽略不提 X 线技术了，例如著名的矫形外科大师毕格罗（Henry Jacob Bigelow，1818—1890）于 1900 年给自己的名著《髋关节骨折与脱位的病理机制》（*The Mechanism of Dislocation and Fracture of the Hip*）再版的时候，根本就没有收入一幅 X 线图片。他和很多医学家持同样的观点：X 线这种东西跟麻醉术、无菌术根本没法相提并论，充其量只是一种短暂易逝的噱头罢了。1901 年，Stimson 主编的著名骨科教材《骨折与脱位实用治疗学》（*A Practical Treatise on Fractures and Dislocations*）第

三版里面，还特意写了这么一句话："作者并未发现 X 线对骨折诊疗有任何帮助。"

医生和患者对 X 线逐渐疏远的另一个原因，是当时的 X 线设备存在很大缺陷，射线投射断断续续、剂量波动不稳，以至于一次 X 线检查需要很长时间的照射，才能在底片上制造出充分的影像反差。一开始这个时间是以小时计，10 年后随着设备的改进，情况稍微好了些，但在 1907 年那个时候，拍一张前臂的 X 线片，还是需要 5~10 秒的照射时间，下肢则需要 15~20 秒，肩关节和胸部摄片更是长达 20~30 秒。中间还不能允许患者有轻微的活动，做这样的检查，实在是一种煎熬。

X 线最可怕的副作用也开始"现身"了，由于当时社会上的处处滥用以及毫无保护，迅速制造了一批因过度辐照而身体损害的病人，那些无知的操作者（包括医务人员）本身受到的射线伤害尤其严重。

之前时髦跟风的法律界，现在也开始调转了枪头。一个鲜明的表现就是：1900 年那年起，美国有很多外科医生会员都因医疗纠纷被告上了法庭，案由就是他们过度信任 X 线片而作出的错误诊断以及采取的不当治疗。当时的美国法律界和美国外科学会一致认为，由于放射影像提供的信息并不完整和可靠，因此 X 线检查不适合作为骨折这类伤病的常规诊断措施。换句话说，司法界和学界不再承认 X 线的法律价值了。这一结论到了 13 年以后才被撤销。1913 年，美国重新将 X 线认定为骨

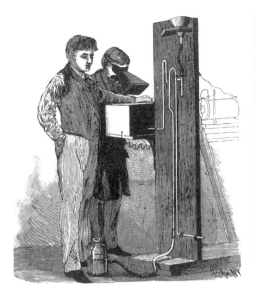

图 10-8　20 世纪 30~40 年代，骨科手术室里出现了头戴式的术中透视装置

（图片来源：L. Böhler. Technik der knochenbruchbehandlung im frieden und im kriege. 1943.）

折、脱位诊疗的常规检查手段。

X 线发现后的首个十年，充满了各种扑朔迷离和曲折谬误，这种新技术蒙受了浮夸、质疑、诋毁、误用等种种磨难，好在它的真实价值终究没有被埋没，它也没有重蹈历史上许多一时狂热的悲惨命运。因为在这十年里，X 线相关的硬件设备、影像解剖学知识，不顾世间风浪的干扰，仍在静悄悄地向前进步（图 10-8）。

真金不怕火炼，在 X 线初生的十年里发生的各不当使用以及由此而来的歪曲、错误影像，后来反而成为影像解剖学这一全新学科的最珍贵知识财富，澳大利亚的基恩博克（Robert Kienbock，1871—1953）、法国的德斯图（Etienne Destot，1864—1918）等放射影像学先驱，用这些谬误的 X 线影像作为基础，一步步建起了现代影像解剖学的知识体系。

当年的有识之士在面对 X 线相关的各种错误和麻烦的时候，并没有武断地将其摒弃不顾，而是持续不断地修正对于这种新技术的认识。有过这样一种经历，不能不说是 X 线之幸，也是今天我们所有人之幸！

因为有了 X 线的出现，骨科的知识传承以及医学院里的骨科教学也发生了根本性的变革，在以往，一个学生要是够幸运的话，能够亲历一两个骨折病人从外伤到痊愈的漫长全过程，那么，他可能好歹算是学到了些东西，在这个过程中，他所能接收到的信息，基本上就来自骨折各个阶段的患者主诉、理学检查以及临床观察，他需要将这些间接的、片段的信息在脑海中拼成一个画面，构建出骨折形态的大概图景出来。可是 X 线的出现，彻底改变了这一切，患者伤后的骨折形态，被直观、永久地记录了下来，呈现在学生们的眼前，日积月累之后，各种类型的骨折照片、骨折各个阶段的照片，让学生们用最短的时间贯穿学习了骨折这门学问。医学院的面貌为之一新，那些罕见的骨折类型也可以在课堂上向学生们演示，医生们的学术活动，也有了新的交流形式。

1897 年，医学院的学生们曾说："我们以为自己对骨折的知识已经接近了人类的认知极限，可是伦琴射线的出现，一下子打开了一个新领域的大门，让我们发现原来还有那么多的东西可学。”

当时的老师们则说：“自从有了X线以后，骨折和脱位的治疗规程完全改变了，这也意味着当下书架上的那些课本，里面的内容需要好好改一改了。”

于是就有了1900年出版的《骨折及X线应用附录》(*Fractures; With an Appendix on the Practical Use of the Röntgen Rays*)，这是医学史上第一部将X线作为常规检查技术来论述骨折诊疗的著作。作者卡尔·贝克(Carl Beck，1856—1911)将这本书献给伦琴教授，表达自己的致敬(图10-9)。这位贝克医生出生于德国，后来移民美国，非常热衷于X线技术，曾经专门前往伦琴教授的研究所向他学习。上面所说的那本书，其实重点在于“附录”部分——X线的应用(*Practical use of the röntgen rays*)。里面非常详细地介绍了X线摄片的技术细节，以及显影碟片的制作和处理，他还对如何利用X线获得正确的诊断，如何鉴别那些不显著的骨折线、骨骼影像进行了阐述。他在书中所采用的X线照片，属于那个年代的上乘之作。

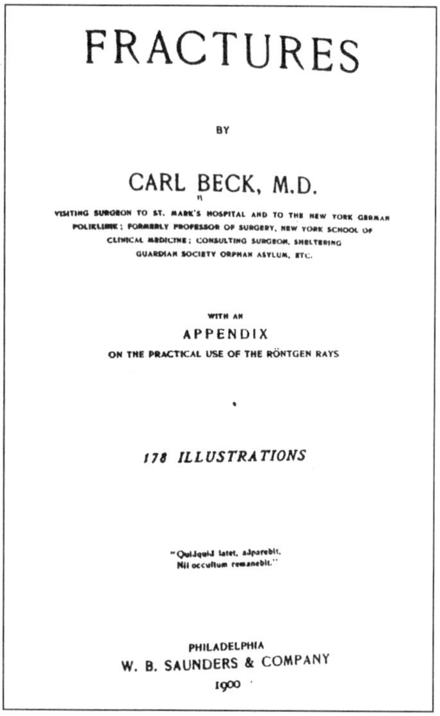
FRACTURES

BY

CARL BECK, M.D.

VISITING SURGEON TO ST. MARK'S HOSPITAL AND TO THE NEW YORK GERMAN POLIKLINIK; FORMERLY PROFESSOR OF SURGERY, NEW YORK SCHOOL OF CLINICAL MEDICINE; CONSULTING SURGEON, SHELTERING GUARDIAN SOCIETY ORPHAN ASYLUM, ETC.

WITH AN

APPENDIX

ON THE PRACTICAL USE OF THE RÖNTGEN RAYS

178 ILLUSTRATIONS

"Quidquid latet, adparebit.
Nil occultum remanebit."

PHILADELPHIA
W. B. SAUNDERS & COMPANY
1900

图10-9 德国医生卡尔·贝克出版于1900年出版的《骨折及X线应用附录》，是医学史上第一部通过X线来论述骨折诊疗的著作。作者将这本书献给了伦琴教授

(图片来源：C. Beck. 1900.)

X线的相关技术也在不断完善，一开始，临床上只做一个方向上的摄片(通常是前后位)，不久以后人们就发现这是不够的，美国影像医学的奠基人柯德曼(Ernest Amory Codman)在当时就强调要做两个位面以上的摄片。

1913年X线真空球管问世，实现了稳定而持续的射线照射，基本具备了今天X线球管的样貌。1934年影像增强器也出现了，人们可以将低剂量的不同波长的射线转换成波长一致的可显影射线。其他相关技术如滤线栅、安全高压电源等也相继得到了完善，有了这些新技术的助阵，人们能够获得更加高能量的、稳定的X射线，得以穿透致密厚实的身体组织，大大缩短了辐照时间。早期极为笨重的X线设备，也开始逐渐走向轻量化、小型化、床旁化。

1930年代以后，X线的显影片基也从一开始的玻璃平板，发展到了硝酸盐赛璐珞胶片，继而又有了醋酸基赛璐珞“安全”胶片。安全胶片的推出，是现代影像医学

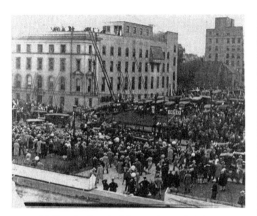

图 10 - 10　美国克利夫兰医院 1929 年大火，是美国医学史上最惨痛的一次医院伤亡事故，起因是当时易燃的 X 线胶片，这件事也间接推动了安全胶片的诞生

（图片来源：美国国家医学图书馆，允许公开使用）

的一个革命性飞跃，而这一飞跃却是用血的代价换来的。1929 年美国克利夫兰医院发生了一场大火，火势是从医院 X 线室蔓延开来的，当时那里存放了大量的、易燃的胶片，一旦引燃，迅速变得无法控制，最后这场大火夺走了 125 人的生命。直到今天，这件事都是克利夫兰医院建院近百年来最大的伤痛（图 10 - 10）。

时隔不久，一个新的医学专科——放射科——开始在医院里出现了，这方面的代表人物是爱德华·洗通（Edward Warren Shenton，1872—1955），1911 年他出版了一本《骨骼疾病及其 X 线表现》（*Disease in Bone and Its Detection by X-rays*），系统阐述了骨骼常见伤病的 X 线影像学表现。洗通本人是一名矫形外科大师，但最后让他被后人熟知难忘的，却是以他名字命名的 X 线解剖标志"Shenton

线"。历史就是喜欢用这样独特的方式，来连接一个人、一个学科、一项技术以及他们背后的因与果。

早期的 X 线检查以透视为主，好处是价格低廉、操作简单，但射线剂量较大，如今在欧美国家的医院里已经难觅踪迹了，某些落后国家和地区现在仍有使用。后来的 X 线摄片最大的问题是图像二维，缺乏空间构型感。从 1920 年代开始，就有很多学者与公司试图制造出一种机器，能够显示三维的人体影像，他们忙活了几十年，最后这样的机器终于诞生了，但却和这些人一点关系都没有。

1967 年，有个叫亨斯菲尔德（Godfrey Hounsfield，1919—2004，图 10 - 11）的工程师在英国百代唱片公司（EMI）的研发实验室工作，这家公司非常有钱，因为当时披头士乐队的音乐都是由它录制的。亨斯菲尔德一直对识别技术非常感兴趣，当时他刚刚完成指纹、面部识别的技术攻关，一心想推广给警察用来抓坏人。但是英国警方对他的发明一点兴趣都没有，这个指纹和面部识别技术也成了百代公司的一个失败的商业开发项目。

但是他并不气馁，觉得自己的技术还有不足之处，于是他就开始思考怎样能在一个密闭的空间内识别物体的大小、外形和位置。他想到用 X 线从不同方向投射来实现这个目的，X 线的优势在于能够摆脱传统的光学照相法的束缚。但当时 X 线摄像所用的胶片依然是光学照相级别的，

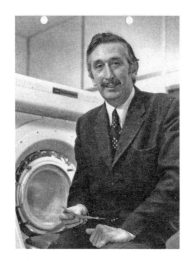
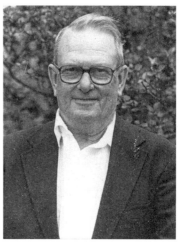

图 10-11　发明 CT 的英国工程师亨斯菲尔德（左）与南非物理学家科马克（右）。
1979 年两人共同获得诺贝尔奖
（图片来源：Wellcome 基金会，允许公开使用）

黑白之间的灰度并不够丰富。亨斯菲尔德使用一种水晶，将灰阶成功扩增了 100 倍，然后他使用计算机来测算影像。

他的第一张摄片用了整整 9 个小时，这张胶片迅速被他愤怒地裁得粉碎，啥也没有留下来（不能不说这是个遗憾）。亨斯菲尔德虽然觉得这个技术用在人体应该是可行的，但是这么长的摄片时间实在是太不切实际了，估计人身上只有大脑才会静静不动地待上 9 个小时不动。可是他居然就真的造了一台用于检测大脑病变的机器，安装在温伯尔登的医院里。他的这个发明首次发表于 1973 年，6 年后他与科马克共同获得诺贝尔奖。

这位科马克（Allan Cormack，1924—1998，图 10-11）是南非开普敦的一名物理讲师，1956 年起他对放射影像学开始感兴趣，后来他提出的基本算法为 CT 的最终问世打下了基础。他的这个算法成果最初发表于 1963 年，自己也不知道能用来做什么，而当时唯一对他的算法应用感兴趣的，是瑞士的一个自然环境研究所，觉得这套算法能用来测量积雪的厚度。科马克当时的心情濒临崩溃，将自己的成果束之高阁，直到 1970 年代初期，这一成果才在 CT 这里重新焕发出活力。

1952 年斯坦福大学的布洛赫（Felix Bloch，1905—1983，图 10-12）与哈佛大学的珀赛耳（Edward Purcell，1912—1997，图 10-12）共同获得诺贝尔物理学奖，原因是他们发现了核磁共振现象。这一发现迅速被用在了光谱分析上，成为生物组织最常用的化学分析手段。1971 年这项技术被用到了体外诊断领域，用于鉴

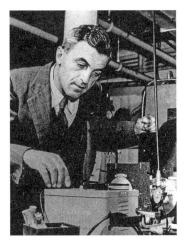
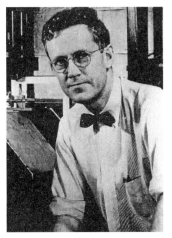

图 10-12　发现磁共振现象的美国学者布洛赫（左）与珀赛耳（右）。 1952年两人共同获得诺贝尔奖
（图片来源：美国国家医学图书馆，允许公开使用）

别肿瘤和正常组织样本。6年后，第一张人体的磁共振照片问世，该检查迅速进入临床，和CT一样成为现代骨科诊疗不可或缺的辅助手段。后来，医学家们将"核磁共振"中的核字去掉了，以免引发民众对于这个字的不必要的恐惧，"核"字让老百姓联想到放射线，但MRI检查并不含有射线，是一项非常安全的检查。

现代社会的人们，对于"数字夜光表"这种东西都不陌生。20世纪初人们发明所谓的"夜光涂料"的时候，对它内含的放射性缺乏认识，早年手表厂的工人每天坐在一堆涂料边上，用画笔蘸上夜光涂料再给手表的刻度涂抹，有时他们还会用自己的舌头去梳理笔刷，后来这些工人为此付出了惨痛的健康代价。他们吞进肚子里的放射性涂料，跑到了骨组织，然后诱发了癌症。1924年人们意外地发现，这些患者尸体上的骨骼居然能自己显影，于是就发现它们的骨骼带有放射性。核素骨扫描这个技术就是这么来的。1961年，弗莱明用锶-85来标记破骨细胞活跃的区域，但他这种标记物放射剂量太大，只能用于晚期的恶性肿瘤患者。

人们开始寻找其他可用的核素，但放射性元素的来源通常都是非常有限的，人们开始注意到聚磷酸盐这种物质能够牢牢结合到羟基磷灰石上，很适合用于骨组织的标测，于是人们用磷-32放射性同位素来制造多磷酸盐，但是一开始，放射剂量还是太大。1971年Subramanian和McAfee成功地找到了同位素锝-99来标记双磷酸盐，它的射线剂量和骨组织定向结合能力都十分理想，可被安全地用于良性骨病患者，从此，核素骨扫描开始广泛应用。

1933 年，即将告别人世的一代骨科大师罗伯特·琼斯，再一次提到了他所钟爱的 X 射线：

"放射影像已经成为一个最基本的医学辅诊手段，不管我们过去怎么看待它，无论我们将要面对的疾病是多么的一目了然，我们都不可能再让这一技术离开我们的左右。"

这位走过两个世纪，见证并推动了现代矫形外科成熟壮大的琼斯医生，在生命弥留之际说到 X 线时的心情，我们现在应该能够理解了。

"孩子,你究竟是谁? 你为何这样沉重?"孩子答道:"我是未来的日子。"

——罗曼·罗兰《约翰·克里斯朵夫》

第十一篇

征服众病之王·骨肿瘤搏斗史

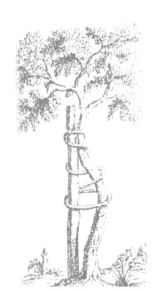

在矫形外科的庞大体系里，数千年来人们始终充满迷惘、知之甚少的，要数骨肿瘤了。在科学昌明的今天，骨肿瘤每年依然会杀死大量的患者，人们对其缺乏特定而高效的治疗手段。而骨肿瘤这个学科，在矫形外科的大家族里也多多少少显得有些特别：从某种意义上说，它更像是一个正常的"医学"学科，与细胞学、组织病理学、药理学乃至新世纪很流行的基因学、分子生物学的关联性很强，而不像其他的骨科分支学科，看上去更有工程学科的味道。

骨肿瘤学的进步，可能也是所有矫形分支学科里最晚发生的。不过，各种历史文献里并不难见到关于骨和软组织肿瘤的记载，在古代的医书上，经常能看到一些夺人眼球、光怪陆离的肢体肿瘤的图画，估计它们的猎奇意义可能远远大过医学本身。因为直到19世纪伊始，人们对这些长在躯干表面或是四肢上的肿块，都没有多少基本的概念。

1802年，在伦敦成立了一个旨在探索人体肿瘤原理及其治疗的学术团体，他们收集整理各种各样与肿瘤相关的话题，并将其广泛散发出去以征集答案，极大地激发了那个时代人们对肿瘤的研究兴趣。就在这一年，英国医生威廉·海伊（William Hey，1736—1819，图11-1）集中观察了10例肿瘤病人，其中5人患有颈部或者四肢的肿瘤，海伊在随后发表的文章里将其唤作"fungus heamatodes"（图11-2），后来人们根据他的病例描述，判断这个词指的应该是软骨肉瘤。这几乎是最早的关于骨肿瘤的学术报道了。关于海伊医生这个人，我们在后面的运动医学篇章还会提到。

1804年，英国外科医生阿伯内希（John Abernethy，1764—1831）将一种他

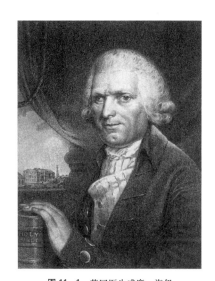

图11-1 英国医生威廉·海伊
（William Hey，1736—1819）

（图片来源：Wellcome基金会，允许公开使用）

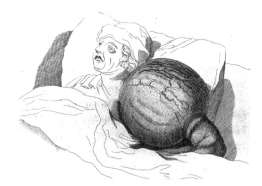

图11-2 威廉·海伊在自己书中
所描述的"fungus heamatodes"

（图片来源：William Hey. Practical Observations in Surgery. 1810.）

描述为"坚韧的、肉状的"的骨肿瘤命名为"sarcoma",这个词是他从希腊语中找来的,意思是"新鲜的生长物"。就在同一年,另一位英国医生波义尔(Alexis Boyer,1757—1833,图11-3)将骨和软组织肿瘤粗粗地分成了两大类:一类就是阿伯内希所说的那种实质性、坚韧的肿块,波义尔率先使用"osteosarcoma"(骨肉瘤)这个词来给它命名;另一种则是"富含血液的、中空的"囊性肿块,后人所知的巨细胞瘤、血管瘤之类的占位,大概就被分到了后一类里面。后来的《牛津英语词典》把"sarcoma"这个词的来源安在了盖伦的头上,但医学史家们翻遍了盖伦在公元二世纪末写的肿瘤学分类文献 *De tumoribus praeter naturam*,完全没有找到这个词的踪影。

今天当我们打开厚厚的骨肿瘤教科书,一定会被里面复杂的疾病分类和病种数量所吓到。这些各种各类骨与软组织肿

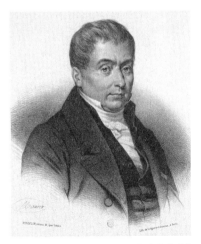

图 11-3 将骨肿瘤试图进行早期分类分型的英国医生波义尔(Alexis Boyer, 1757—1833)

(图片来源:Wellcome 基金会,允许公开使用)

块的鉴别,是立足于病理诊断基础之上作出的。因此,在讲起骨肿瘤的发展历程之前,就不能不说说骨病理这个学科了——事实上,在矫形外科的体系里,也再找不出另一门学科,能比骨肿瘤学对病理学的依赖更深的了。特别是,像威廉·海伊、阿伯内希医生那样对骨及软组织肿瘤进行的诊断和分型,之所以会集中发生在19世纪初那几年,也绝对不是某种巧合,而是病理这门学科的历史发展脚步所决定的。

病理解剖的历史其实非常久远,在五六千年前的古代埃及,为了制作木乃伊的时候,需要把内脏等器官完完整整地掏出体外,因此那时候的人有着大把的机会来对死后的尸体进行解剖,并发现各种各样的身体异常。可是似乎他们什么也没有学到,因为在考古学上,古埃及并没有什么病理解剖观察之类的记录流传下来。到了古希腊和中世纪的,解剖尸体又成了一种禁忌,病理学研究就更不可能了。一直到文艺复兴时代,情况才稍微有所好转。尸体解剖真正冲破禁锢,迎来春天,是在法国大革命和启蒙主义思想深入人心之后的事了。这也就是为什么在19世纪的最初几年,骨肿瘤病理学观察开始萌动的一个重要原因(图11-4)。

和阿伯内希医生的同时代的英国外科医生兼解剖学家阿斯利·库珀爵士(Astley Patton Cooper,1768—1841)在1818年发表了一篇文章,对骨肿瘤再次进行了分类。同样是基于对肿块的大体病理

观察,他把骨肿瘤分为骨膜来源和骨髓来源两大类。他较早地认识到了一部分骨肿瘤来源于髓腔内骨膜且转移性极强的现象:"就算你把长肿瘤的肢体截掉,类似的肿瘤也会在日后出现在别处,而且可能是在极其重要的器官内出现。"他呼吁人们重视对骨肿瘤的恶性程度的认识,指出在手术中结扎肿瘤的供血动脉,并不能起到什么效果,唯一的救治手段就是截肢。

但我们知道,当时矫形外科医生面临的头等重要问题,并不是骨肿瘤,而是结核、畸形这一类疾病。结核经常在肢体关节附近形成的肿块——骨气臌(spina ventosa)——很容易和肿瘤病变发生混淆,让医生们难以鉴别。法国一代外科巨匠杜普伊纳(Guillaume Dupuytren)为此专门撰文进行过阐述:

"骨肉瘤是一种真正的骨骼异样病变,很容易发生在下颌骨、长骨及髋臼周围。它在早期阶段呈白色或粉色的油脂状团块,质地坚韧;但到了后期肿块中间就会有所软化,变成脑组织的样子,血管丛生,还会渗出白色或红色的液体。这些特性有助于与结核骨气臌进行鉴别。这两种疾病的好发部位和常见大小都是很相似的,但是结核气臌的外壳非常薄且脆,里面就像真菌感染的腐烂渣子一样,一点也不像肿瘤……"

认识到骨肿瘤容易转移这件事,则要归功于法国妇科医生赫卡米耶(Joseph Claude Récamier,1774—1852,图11-5),

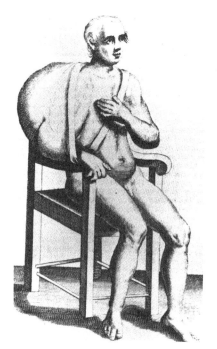

图11-4 早期医书上的巨大肿瘤图片,可能是肩胛骨上的一个软骨肉瘤

(图片来源:Marcus Aureliuss Severino. De Recondita Natura. 1724.)

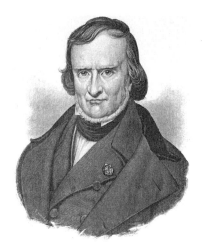

图11-5 创造肿瘤"转移"这个概念的法国医生赫卡米耶(Joseph Claude Récamier,1774—1852)

他在研究肿瘤的播散现象的时候，创造了"metastasis"这个词，用来区别那些原发于骨或软组织的肿瘤。他的学生库弗里埃（Jean Cruveilheir，1791—1874）进一步对原发和转移性这两大类肿瘤的大体病理特征进行了观察，并用当时罕见的、配以多幅彩图的厚厚两大卷著作，对此加以论述。这部鸿篇巨著后来被多次印刷，畅销不息。

此时的人们，通过大体病理学观察，已经将骨肿瘤的各种外在性状摸得很熟了。接下来进一步的探索，就需要深入到微观世界下进行了。显微镜早在17世纪70年代就由列文虎克发明出来了，但直到1830年，才有一位英国发明家约瑟夫·李斯特（Joseph Jackson Lister，1786—1869）把适合于医学细胞学观测的复镜片组显微镜研制出来。这位李斯特发明的显微镜，是第一种真正的现代意义的显微装置，对医学发展的价值不可限量。值得一提的是，约瑟夫·李斯特的儿子就是后来开创了现代外科无菌术的李斯特医生，他对现代医学发展作出的贡献绝不逊色于他的父亲。

1845年，德国医生莱伯特（Hermann Lebert，1813—1878）成为第一个在显微镜下观察肿瘤组织的人。他的同胞，著名的医学家魏尔啸（Rudolf Ludwig Carl Virchow）则在1858年正式提出了细胞学理论，完完全全、彻彻底底地改写了病理学的历史，凭借细胞学鉴别这一武器，魏尔啸已经能够区分纤维肉瘤、黏液肉瘤、胶质肉瘤、黑色素肉瘤、软骨肉瘤和成骨肉瘤等不

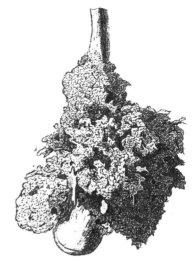

图 11-6 早期医书上的骨肉瘤

（图片来源：Boyer. Traité des maladies chirurgicales et des opérations qui leur conviennent. 1814.）

同性质的肿块（图 11-6）。在他之后，人们每当在正规场合论述骨与软组织肿瘤，都一律会附上细胞学的病理证据，并形成了世界通行的学术规则。后来米西翁（Louis-Marie Michon，1802—1866）首次报道滑膜肉瘤，尤金尼·内拉通（Eugène Nélaton，著名的骨科医生 Auguste Nélaton 的侄子）首次报道骨巨细胞瘤的时候，也都是严格遵照这套学术规范，将细胞学观察结果作为金标准来执行的。

实现细胞层面的观察，不仅需要现代意义的显微镜，还有赖于相应的一整套标本制备技术。1842年冬天，德国外科医生施蒂林（Benedikt Stilling，1810—1879）用一片窗户玻璃切出了第一张脊髓组织冰冻切片，从此将病理冰冻技术正式推向临床。6年后，骨组织脱钙切片技术也问世了。

但这时医学上还没有满意的组织固定、包埋和染色技术，病理观察困难重重。到了1881年，人们终于找到了石蜡包埋这种理想的方法，1893年又出现了福尔马林固定技术。而在19世纪70～80年代，人们几乎尝试了各种各样的染色技术，最终找到了现在通行的几种经典染色方法。在这些技术完善的过程中，"病理活检"已经被医生列为临床上的常规。

1885年，针对中胚层起源的肿瘤（包括肉瘤）的进一步分型也问世了，这次分型标准的出台，距离1804年波义尔的分型已经过去了整整八十个年头，人们对于骨肿瘤的认识和理解，已经到了非常科学和细致的地步，但在治疗上，却依然毫无进展，骨肿瘤病人的悲惨境遇丝毫没有得到改变。1879年，美国当时最受人尊敬的外科医生塞缪尔·格罗斯（Samuel Weissel Gross，1837—1889，图11-7）发表了一篇文章《165例长骨肉瘤的研究》（*Sarcoma of the long bones，based on a study of one hundred and sixty-five cases*），对骨肉瘤的组织病理学、症状学、诊断学、治疗乃至预后进行了阐述，还把当时世界上公开发表的骨肉瘤文献进行了综述。在他报道的165例肿瘤中，有70例是巨细胞肉瘤，45例是骨膜骨样肉瘤，16例是髓腔内纺锤细胞肉瘤，9例是骨膜纺锤细胞肉瘤，文章对这些肉瘤的大体和镜下特征都做了精彩的描述。格罗斯发现长骨肉瘤病人的淋巴结很少受累，肿瘤的转移方向一般是肺、腹腔

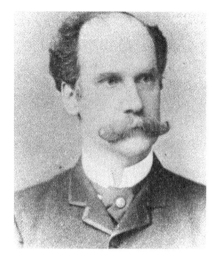

图11-7　对骨肉进行深入探索的美国医生塞缪尔·格罗斯（Samuel Weissel Gross，1837—1889）
（图片来源：宾夕法尼亚大学医学院图书馆）

脏器和其他骨骼，转移瘤的病理学特征与原发部位一致。他同时还发现了一个重要的现象，那就是骨肉瘤在髓腔内播散的部位通常要高于骨膜原发灶的位置，这一发现对外科医生决定截肢的高度有着非常重要的提示价值。

格罗斯医生的父亲Samuel D. Gross也是一名有名的医生，在历史上他俩经常被人们弄混。美国著名的现实主义画家托马斯·伊肯斯（Thomas Eakins）有一幅油画名作《格罗斯诊所》（*The Gross Clinic*），就是以他父亲作为模特绘制的，非常写实地表现了19世纪外科教学和手术的场景（图11-8）。格罗斯医生的妻子比他小17岁，在他去世后不久就重新嫁人了，第二任丈夫同样是一个伟大的医学家——被后世尊为"现代医学之父"的威廉·奥斯勒。

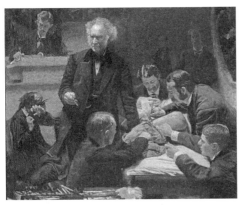

图 11-8 塞缪尔·格罗斯有个父亲，
叫 Samuel David Gross，也是美国历史上著名的医生，
美国美术史上方有一幅油画名作《格罗斯诊所》
(The Gross Clinic) 就是以他父亲为蓝本绘制的，
父子俩经常被世人搞混

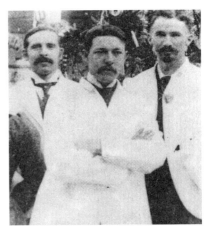

图 11-9 提出肿瘤的毒素疗法的美国医生
威廉·考雷医生 (William B. Coley，1862—1936)

（图片来源：Cancer Research Institute，1891.）

格罗斯医生对于骨肉瘤是主张截肢的，在他的那个年代，骨肉瘤一旦确诊，往往已是晚期，因此截肢手术与其说是一种治疗，倒不如说是控制局部病灶快速增长的一种安慰性措施罢了。在无菌手术技术和麻醉术没有出现以前，更多的医生们对于骨肿瘤的治疗或是截肢手术，都是采取能拖一天算一天的态度，反正不手术可能是死路一条，手术则可能死得更快。即便是那些侥幸安然无恙的手术，也基本上没有什么确切的治疗效果。出于上述原因，整个 19 世纪的骨肉瘤（无论手术与否）长期生存率是非常低的，人们迫切需要找到新的解决手段。

1891 年，美国纽约的威廉·考雷医生（William B. Coley，1862—1936，图 11-9）遇到了一个颈部患有小圆细胞型肉瘤的病人，复发过四次，手术过四次，预备再行第五次手术的时候，医生发现他的肉瘤已经侵袭到深部结构，无法切除了，于是这个病人就被诊断为"不可治疗"并准备放弃。恰在此时，病人患上了一场急性丹毒，波及整个面部和颈部，两周后丹毒又复发了一次。于是神奇的事情发生了：就在第一次丹毒发作的几天后，这个病人的颈部肿块开始变软，而且迅速缩小。考雷医生知道这个情况的时候，病人已经出院了，考雷千方百计追查到了他的下落，并随访了他七年之久，这七年里病人一直活得好好的，颈部肿块再也没有复发过。

这件事给了考雷医生极大的启发，基于自己既往的经验和调阅了相关文献，考雷决定给那些无法手术的肉瘤患者进行"疫苗"接种，所谓的"疫苗"，就是用丹毒病人的链球菌混合病人肉瘤细胞的培养液，经消毒处理后注射给肉瘤患者，结果发现效果显著。后来他又在链球菌培养液中加入消毒的灵杆菌混悬液，获得了后来人们称之为"Coley 毒素"的混合液。他在 9 名无手术机会的患者身上试用了这种制剂，治疗效果居然也很不错，考雷医生因此就成了肿瘤免疫治疗的开创者。他的这套方法不仅被用在那些无法手术的患者身上，还被当做外科手术的辅助治疗来用。

考雷医生上过耶鲁和哈佛两所名校，一生大部分时间都在跟恶性肿瘤作斗争。Coley 毒素疗法被一直用到第二次世界大战结束以后，才渐渐地被新兴的化疗药物所取代。考雷医生的儿子布莱德雷·考雷（Bradley L. Coley，1892—1961）续写了他的学术传奇，后来也成为美国一代骨肿瘤名家，曾经主编过骨肿瘤学最经典的学术专著，一版再版。

故事讲到现在，我们还一个字都没有提到那些良性的骨肿瘤，这是因为，直到 20 世纪到来的时候，人们对这一类安分守己、静静隐藏的肿块还知之甚少。不过，X 线的出现彻底改变了这一切。当人们开始用 X 线来探查骨肿块的时候，就意外地发现和识别了各种良性肿瘤——以前人们甚至根本不知道它们的存在。最早使用 X 线来探索骨肿瘤的是美国麻省总医院的欧内斯特·柯德曼医生（Ernst A. Codman，1869—1940，图 11-10），他毕业于哈佛医学院，年轻时代就对 X 线怀有浓厚的兴趣，并在这种新技术的帮助下开展了大量的研究。

柯德曼后来在美国医学界享有无上的地位，是他一手创建了美国外科学会，通过

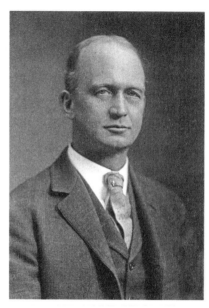

图 11-10 美国医生欧内斯特·柯德曼
(Ernst A. Codman，1869—1940)

（图片来源：Warren 解剖学博物馆）

这个学术组织，柯德曼极大地推动了骨肿瘤医学的进程。他还在研究肩关节肿瘤的过程中发现了软骨母细胞瘤，这种疾病现在也被称为"Codman 瘤"。然而这一切成就，都没有他的另一个重要发现来的有名，并真正让他的名字被后世传颂——这就是他所描述的恶性骨肿瘤"反应性骨膜增生" X 线征象，也就是今天人尽皆知的"Codman 三角"征。这是一种在骨肿瘤与健康骨组织交界部位出现的、位于骨膜下的反应性新骨增生，通过这个征象，人们可以在恶性疾病的早期或是在转移发生之前就进行诊断、干预。

X 线出现以后不久，就很快被用在各种骨肿瘤的鉴别诊断上，大半个世纪以后又有了 CT、MRI、PET-CT 等高科技手

段,肿瘤的探测和鉴别变得更加精准,这都是后话了。话说 X 线诞生之初,由于透视检查的滥用,造成了一些辐射损害,这也使得医生们开始思考这种射线对肿瘤的治疗价值来。没过多久,用 X 线辐照肿瘤的疗法开始在临床上出现了,就连考雷大夫这些医生都曾试用过,但最终效果让人很不满意。1905 年考雷甚至断言:除了那些实在是没辙了的病人,放射疗法就不该用在任何骨肿瘤患者身上。

幸运的是,放疗最终没有被人们抛弃,而是在一代代医学工作者的努力下逐渐完善了起来。这些人中间最值得一提的,是美国康奈尔大学詹姆斯·尤文(James Ewing,1866—1943,图 11-11)。他的名字现在最常与"Ewing 肉瘤"挂在一起,这种疾病是他在 1919 年编撰的一本病理学专著中提到的。尤文出生在圣诞节,14 岁那年患上了股骨骨髓炎,在床上整整躺了

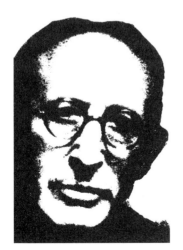

图 11-11　美国病理学家尤文
(James Ewing, 1866—1943)

两年,并遗留了一条带有溃疡、一瘸一拐、一辈子都需要引流的腿。学生时代,小尤文有一次在语文竞赛中获奖,奖品是一台显微镜,他的人生也因为这台显微镜而彻底改变。尤文后来以优异的成绩考入了纽约医学院,毕业后出国游学,最终立志当了一名病理科医生。在这个人人都觉得寂寞的岗位上,他不仅成为康奈尔大学历史上的第一位病理学教授,还开创打造了美国肿瘤学会,1931 年 1 月 12 日,他登上《时代周刊》的封面。

多年以来,康奈尔大学一直流传着一件有关尤文教授的趣事:有一次,某病理科医生给他送去一张组织切片,里面是他们诊断为"尤文肉瘤"的标本,请他过目。过了几天,尤文教授将切片退回,并附了一张纸条:"这不是尤文肉瘤,我给你另附了一张典型的尤文肉瘤的标本切片。"那个病理科医生认真地看了一下尤文教授带给他的"典型的尤文肉瘤"切片,发现两张切片完全没有任何不同。经过思考,该医生将尤文教授送的这张切片上的标签取下,换上自己的标签,又给他送了过去。过了几天,这张片子又被退回来了,旁边附的还是那张纸条,还有一张新的"典型尤文肉瘤"切片。

尤文教授的刻板性格,造就的是他对学术的执着和诚信。他一生极力推动 X 线或镭元素照射治疗骨肿瘤,但对有悖于自我观点的信息和事实,绝不掩饰篡改。1926 年他报道了 3 名恶性骨肿瘤患者接

受放疗后病灶复发，并接受截肢的案例，每一例病案他都附上了令人信服的X线影像证据，内容之翔实、资料之全面，在当时的学术刊物上是非常少见的，读来令人自叹不如。

射线是把双刃剑，放疗进入临床后不久，就出现了肿瘤病人新发再生障碍性贫血、骨炎，甚至是骨恶变的案例。当时的放疗不仅仅是用于骨肉瘤、骨巨细胞瘤等肿瘤性疾病（图11-12），就连骨关节结核也有用照射来治疗的。1920年代末，出现了多例骨结核、良性巨细胞瘤因放疗而导致骨肉瘤的报道，人们对射线立即加大了警惕，放疗技术开始降温，最后被回归限制在那些无法手术的病例身上。

虽然放疗并没有成为恶性骨肿瘤的终极拯救之道，但医生们也不甘心让治疗的钟摆重新再回到外科手术的选项上去。1940～1950年代欧美骨肉瘤的治疗观念，带有很强的保守倾向。很多名家都认为避免早期截肢、延缓截肢，放疗后再考虑截肢才是对待骨肉瘤的科学态度。截肢的时机是需要精确把握的，必须在病人病情稳定的情况下（体重不减、血清磷酸盐不升、局部不肿不痛）实施才有效果，而这种"稳定"的时机转瞬即逝。且早期截肢并不就能有效地挽救生命——1950～1967年的一些欧美国家报道显示，对骨肉瘤一经确诊，就立刻实施截肢的病人，最后术后五年总体生存率还是只有20％～25％。

骨科医生其实更情愿花时间去帮助那些畸形、外伤的患者，手术的效果立竿见影，也让医生的成就感满满。他们最不愿意去做的，就是骨肿瘤截肢这些毁损性的手术，用美国著名外科医生亨特（John Hunter，见第二篇）的话来说，就是："To amputate is to mutilate a patient you cannot cure."（截肢就等于你去毁伤那些你治不了的病人。）

从19世纪后期开始，医生们就开始对骨肿瘤采取原位手术治疗，试图尽量保存肢体功能。骨巨细胞瘤的生长速度相对较慢，也通常发生在成人干骺端这种手术相对来说比较方便的部位，它们有时候会在原位复发，但转移比较罕见，因此巨细胞瘤成了当时医生们最佳的保肢手术试验场。1889年德国的克劳斯医生（Fedor Krause，

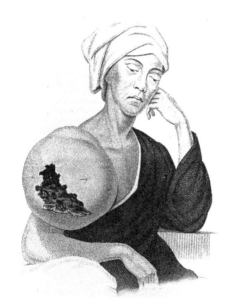

图11-12　一个16岁孩子的肱骨恶性肿瘤，发病4年

（图片来源：William Gibson. The Institutes and Practical of Surgery. 1832.）

1857—1937)报道了两例胫骨近端疑似巨细胞瘤的病变,他采用的是"病灶刮除+碘仿填塞"的方法,最后这两人的病灶遗留缺损通过肉芽填充获得了治愈(克劳斯本人还在步行石膏管型、马尾神经减压术等领域开创了世界先河)。后来,有医生将填塞肿瘤腔隙的碘仿改成了氯化锌、氰化物、石炭酸、酒精等药剂,也获得了不错的远期疗效。1902 年,病灶清除基础上的自体骨填塞也开始出现了,一期愈合的速度大大加快,这其中的代表人物就有脊柱外科的先驱阿尔比(Fred H. Albee),他发明的大段自体骨移植,还被用在了最早的多节段棘突融合手术中。

后来人们开始做更加广泛的原位切除。1850 年德国医生朗恩贝克(Bernhard Langenbeck)就曾尝试过一例肩胛骨肿瘤的扩大根治术,但是病人后来死了。1908 年俄罗斯的提柯夫(P. I. Tikhov, 1865—1917)成功地完成了这一手术,到了 1928 年又由林伯格医生(B. E. Linberg)将其发布传播。从此,"Tikhov-Linberg 肩带切除术"(肩胛-胸廓间截断术)成为一个经典的保存上肢和手功能的手术。美国这边,保肢治疗的灵魂人物是达拉斯·菲米斯特医生(Dallas B. Phemister,1882—1951,图 11 - 13),他是芝加哥大学医学院的首任外科学教授,创造出了骨骺阻滞术等经典术式,对无菌性骨坏死的贡献也非常巨大。菲米斯特医生麾下的几员大将也都是骨科界的传奇人物,其中有《坎贝尔骨科手术

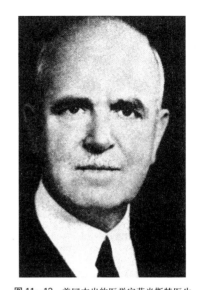

图 11 - 13　美国杰出的医学家菲米斯特医生
(Dallas B. Phemister, 1882—1951),保肢
手术的核心人物,旗下知名学者云集
(图片来源:E. M. Bick. Phemister
of Chicago(1882—1951). Clin Orthop. 1957.)

学》的缔造者威利斯·坎贝尔教授(Willis C Campbell,1854—1921)、美国内固定学派的鼻祖威廉·谢尔曼教授(William O'Neill Sherman,1880—1979)以及骨肿瘤 Enneking 分期标准和世界经典《骨骼肌肉系统肿瘤外科学》(Musculoskeletal Tumor Surgery)的创造者恩内肯教授(William F. Enneking,1926—2014)。

当骨肿瘤"病灶切除+大块自体骨移植"开始逐渐取代截肢,成为骨肿瘤的一种主力治疗手段之后,植骨技术也开始成为一门异常活跃的学科。由于自体骨的来源始终是有限的,人们就开始到处寻找各种骨替代材料。1907 年德国医生莱克瑟(Erich Lexer,1867—1937,图 11 - 14)用尸体关节移植来实施肿瘤根治术,成为大

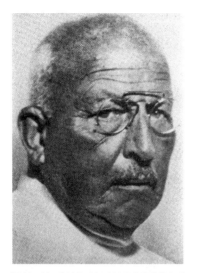

图 11-14　最早实施同种异体骨移植修复骨肿瘤缺损的德国医生莱克瑟（Erich Lexer，1867—1937）
（图片来源：Hans May. Erich Lexer: A biographical sketch. *Plast Recon Surg*. 1962.）

块异体骨移植的一个重要开拓者，为了搞清楚这些大块植骨物的演变转归，法国医生奥利尔（Louis Ollier）、英国医生马思文（William Macewen）与海格鲁夫（Ernest W. Hey-Groves）等都针对植骨生物学开展了较早的研究，他们的结论是：①活的移植骨比死的好；②自体骨比异体骨好；③异体骨比异种骨好。

关于"活的移植骨"，指的是带有血供的自体植骨块，这个技术是由维也纳名医埃瑟伯格（Anton von Eiselsberg，1860—1939）在 1887 年开启的，他创造了一种带血管蒂的植骨技术，但他的带蒂骨块是从狗身上获取的。1891 年美国医生阿贝尔·菲尔普斯（Abel Mix Phelps，以器械强力矫正扁平足而出名）也尝试了两例这样的手术，用了带蒂的狗尺骨块，为一名患有先天性胫骨假关节的小男孩进行了治疗，并用髓内钉固定。但是手术没有起效。最后是1912 年诺贝尔医学奖获得者艾利希斯·卡瑞尔（Alexis Carrel，1873—1944）成功地开创了血管吻合术，才使得带血管蒂植骨技术进入一个全新的局面。卡瑞尔获奖 7 年后，人们又花了七年的时间来寻找合适的血管缝合材料以及手术显微技术，最后才使得血管吻合技术真正走向临床（图 11-15）。

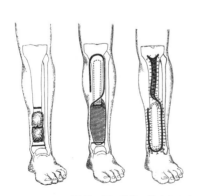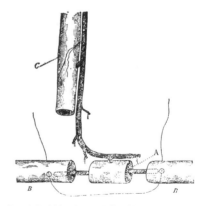

图 11-15　带蒂血管吻合技术：左图为自体骨，右图为狗的尺骨
（图片来源：Anton von Eiselberg. Zur heilung grosserer defecte der tibia duch geteilte haut-priost-knochenlappen. *Arch Klin Chir*. 1887；A. M. Phelps. Transplantation of tissue from lower animals to man. *Med Record*. 1891.）

关于异体骨，核心问题在于供体来源和有效保存。前者有赖于法律法规、医学伦理等一系列配套政策的完善，后者属于技术范畴，最终催生的产物是第二次世界大战之后欧美各国的"骨库"概念。早在1917年的时候，脊柱外科先驱阿尔比大夫就尝试用凡士林或凡士林纱条包裹活体骨块，并放置在4～5℃的冷藏下，成功实现了48小时的活性保存。到了1947年，纽约医生列奥纳多·布什（Leonard F. Bush，1909—1977）提出了一个关于冰箱冷藏式骨库的初步概念设想，随后，美国海军位于马里兰州贝塞斯塔市的人体组织库就开始推动冻干人体骨的应用，后来骨组织的保存技术持续不断地发展，为今天每年数以百万计的各种骨科手术，提供了坚实的后盾。

骨肿瘤的诊治与其他伤病不同，它是一项临床骨科、放射影像科、病理科、药剂科等多学科紧密协作的工作，因此骨肿瘤的发展前行，不仅需要完善各种治疗技术，还必须建立一套标准化的、通用的科学语言，以确保这种跨学科合作的实现。这个问题，在20世纪初的临床上，就已经成为一个迫切的需求。举个例来说，当时同一种骨源性肉瘤，仅在病理科医生那里就可能有七八种不同的疾病称呼，更不要说临床骨科、放射科所用的各种字眼了，于是诊疗过程频频出现问题，学术交流也常常是鸡同鸭讲。1921年，新成立的美国外科学会在柯德曼的领导下，着手建立全美骨肿瘤登记注册系统，这是一个浩大的工程，幸运的是，这项学术工程的中流砥柱，乃是当时骨肿瘤学界的三巨头——柯德曼教授本人（担任委员会主席）、尤文教授和布拉德古德（Joseph C. Bloodgood，1867—1935，图11-16）。布拉德古德的学术地位其实一点也不比前两位低，他来自约翰·霍普金斯医院，也是外科病理学的一代巨擘，曾在巨细胞肉瘤等领域做过革命性的探索。1931年，美国约翰·霍普金斯医院和梅奥医院两大顶尖医学中心联合编写了一部宏大的骨肿瘤学专著，纪念这位布拉德古德医生。

这三位教授主持建立的全美骨肿瘤注册系统，以及相应疾病诊断标准的制订，是教育广大病理科、骨科医生走向诊疗规范

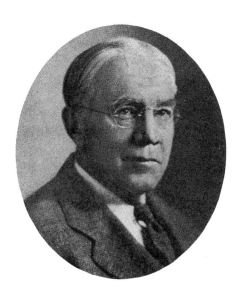

图11-16　骨肿瘤外科界的另一位巨匠，美国医生布拉德古德（Joseph C. Bloodgood，1867—1935）

（图片来源：SGO. 1965.）

化、跨学科协作的关键一步。在这一工程的打造过程中，专家委员会对历史上各种疾病的名称进行了高度严谨的审定，例如"良性骨巨细胞瘤"这样的名称，一开始被专委会列入疾病规范分类，后来他们通过大量临床证据发现，在巨细胞瘤这个群体中，生物学特性恶性的比例其实并不是很高，于是专委会就删除了"良性"这个定语，以免误导人们对巨细胞瘤的总体性状的认识。这样的字斟句酌、反复推敲的例子还有很多。

在柯德曼等教授的带领下，这个骨肿瘤注册数据库面向全国广泛征集病例信息，唯恐有漏网病例，全新的骨肿瘤分类命名标准也于1925年正式公布；1927年这一标准接受了完善修订。第二次世界大战结束之后，这项工作由美国军方接手继续进行。这是因为骨与软组织肿瘤的世界是如此博大，直到今天，还有10％之多的骨肿瘤和1/3之多的软组织肉瘤还没有被分类清楚。

也许随着时间的推移，还会有新的、未知名的骨与软组织肿瘤发现在我们的面前，它们的最终攻克，有赖于外科手术、放化疗、生物治疗等综合性措施的完善，这一天的到来就在不远的未来。

如果要显示生存的负重，那就应该轻盈地显示。

第十二篇
天人互换之梦·人工关节札记

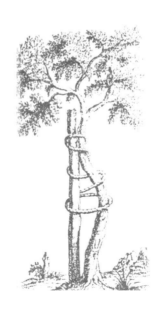

关节炎是一个不太容易说明白的事。

在很长的时间里,"关节炎""关节慢性感染""风湿""痛风"等这些名称经常被杂乱无章地用在各种关节疾病身上,概念重叠和错乱十分严重。欧洲文艺复兴以来,医学家们费了九牛二虎之力,把痛风、类风湿性关节炎、淋病性关节炎、强直性脊柱炎等疾病所造成的关节异常,从"关节炎"的大帽子下一一揪了出来,并给他们安上各自的名字。一直到20世纪90年代,还不断地有新的关节炎病种被陆续发现、命名。

欧洲中世纪的罗马教廷医生博纳科萨(Jacopo Bonacossa,1483—1553)留下过一个慢性关节炎的经典验方,里面主要的成分是鸦片,这个方子直到16世纪的时候还在被各国使用,使用者上至教皇,下至平民百姓。医生们在开这类方子的时候,心里其实是一笔糊涂账,完全不知道自己面对的是什么类型的疾病(图12-1)。因为有

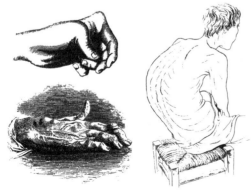

图12-1　18世纪以前的医生们对各种类型和表现的关节病变一头雾水

(图片来源:Robert Adams. A Treatise of Rheumatic Gout. 1857.)

的时候,他们遇上的关节炎是单发的,有的则可能是双侧甚至全身多部位的;有时碰到的关节炎伴随着脾肿大、皮疹,有时则合并着腰背痛或是关节完全僵硬。

当时有一部分医生致力于将各种关节炎(或是累及关节的全身症候群)的临床表现、病理改变、体液理化等疾病本质探索明白,这些人主要是内科医生。而外科里面那帮搞矫形的,很习惯地就顺着几个世纪以来的思维,直接撸起袖子对各种关节异常实施矫形,以恢复其运动功能。而各种原因造成的关节强直(包括不完全性强直、强直性畸形),就是矫形医生们的主要目标。

在1881年伦敦出版的一本书里,介绍了当时的医生是如何矫正那些关节强直畸形的。对于尚未彻底强直的病人,医生们可以选择:①缓慢施力矫正;②急速施力矫正;③先对付关节强直以外的问题。从资料上看,似乎当时的很多医生都比较青睐方案二,也就是在麻醉下,以迅雷不及掩耳之势将关节拉开。对于那些关节已经完全僵硬或是已经骨性融合的病人,19世纪的医生已经开始用截骨来进行矫正。第一例截骨矫正关节炎畸形的手术,是美国医生巴顿在1837年实施的,用在了膝关节上面。8年后,另一位美国医生戈登·巴克(Gurdon Buck,1807—1877)也按照巴顿的方法,为一例化脓性关节炎造成的膝关节屈曲畸形的年轻患者,做了股骨远端和胫骨近端截骨,巴克医生还使用了当时颇

为新鲜的达盖尔摄影技术为这篇报道配上了手术照片,成为世界医学史上第一篇配有照片的学术论文。

髋关节周围截骨的出现要稍晚一些,这种手术最初是用来对付佝偻病、先天性髋关节脱位等问题的,后来就慢慢地被搬到了慢性关节炎上面,用来保存关节的功能。最早的实践者是英国罗伯特·琼斯医生的同事,也是他第一次世界大战期间的亲密战友麦克默瑞医生(Thomas Porter McMurray,1887—1949,图12-2)。麦克默瑞曾在10年中做了42例髋关节周围截骨术,术后再把患者放置在石膏支具之中维持矫形。他把这种手术的意义总结为两条:①让身体的重量直接从骨盆传到股骨干上,以分担掉髋关节的大部分负荷;②让截骨之后的髋臼-股骨头负重区域发生改变,关节的剩余负荷由新的软骨接触面来

承担。他认为如果截骨实施得当的话,能够有效地缓解关节疼痛,并保存下肢功能(图12-3)。在他开展这种手术的后期,恰逢骨科内固定也日渐成熟,于是就将其引入了截骨术中。这样一来,就连术后外固定等措施也都不需要了。

因此在人工关节置换手术出现以前,"髋关节周围截骨+内固定"就成为临床上一个相当普遍的关节炎治疗手段,后来随着手术经验的日积月累以及有关股骨近端血运的深入研究,人们开始修正麦克默瑞医生对截骨术的治疗原理的解释——手术改善疼痛不仅源于应力的重新分布,更在于局部循环的重新分布,原因是在慢性关节炎病人的股骨近端,始终存在有不同程度的静脉血栓,而截骨术则恰好解除了静脉栓塞。

随后不久,胫骨高位截骨术(HTO)也开始进入临床,以缓解膝关节骨性关节炎的疼痛,这种手术的效果和股骨远端截骨

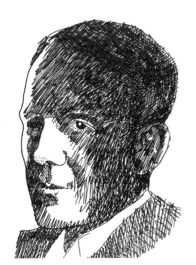

图12-2 髋关节周围截骨治疗关节炎的实施者和理念阐述者,英国医生麦克默瑞(Thomas Porter McMurray, 1887—1949)

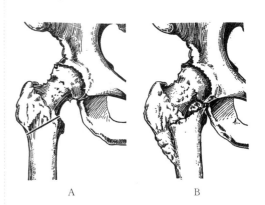

A   B

图12-3 麦克默瑞的髋关节截骨术,让新的关节面承担负荷。A.斜形的截骨线;B.成功实现愈合以后的截骨手术

(图片来源:McMurray TP. A Practice of Orthopaedic Surgery. 1949.)

不相上下。然而这些截骨矫形手术，对恢复关节的正常活动功能是无济于事的，它们只能把患者原有的畸形强直变成一个有功能的强直关节而已。与之性质相同的，还有关节融合术。这种手术是19世纪的时候医生们为了治疗关节结核、脊髓灰质炎后遗症和其他疾病导致的关节畸形而创造出来的，一开始基本上都是在膝关节进行，因为难度较低。直到第二次世界大战爆发前，才逐渐有人在髋关节上实施融合手术。

第一个提出用手术的方法来获得一个稳定的、可以活动的关节的，依然是美国医生巴顿。在他的那个年代，这可是一个惊世骇俗的提议，是很多人一辈子想都不敢想的事情，但是巴顿却大胆地去尝试了。有一天，一位21岁的年轻海员来到他的医院，这名患者曾经从甲板上跌落受伤，后来就一直遗留有右侧髋部的慢性疼痛，久而久之，这一侧的髋关节逐渐强直在了屈曲、内收位。巴顿医生设想：如果按照传统的方法来做一个关节周围截骨，但是却让这个患者的截骨部位不断活动（图12-4），那么势必会形成一个假关节（骨不连），而这种假关节的"关节面"将会是纤维软骨，周围还包裹有纤维结缔组织构成的"关节囊"。巴顿之所以敢这样大胆假设，是因为长期以来，他就已经在许多骨不连的股骨干骨折中看到过这种假关节的形成。

1826年11月22日，巴顿按照这一假想，在宾夕法尼亚大学医院的一大群学生

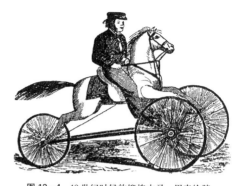

图12-4　19世纪时候的锻炼木马，用来给髋、膝关节僵直的病人进行活动功能康复

（图片来源：James Knight. Orthopaedia. 1884.）

和同行观摩之下，为这个海员实施了截骨手术。整个手术过程只持续了短短的7分钟：他用一把窄锯将股骨截断，术后将患者的下肢用石膏和长腿支具只制动了3周，然后就让手术这一侧的下肢进行缓慢、规律而渐进的活动。术后2个月的时候，就让患者下地扶拐行走。当患者已经渐渐能用患肢负重的时候，巴顿医生发现在这一侧髋关节周围，几处在术前原本萎缩的肌肉，现在已经出现了明显的恢复，肌力也逐渐增强了。这次手术的成功，让巴顿医生信心大振，并开始在其他僵直的关节上也实施类似的手术。

巴顿医生并不擅长于著书立说，但是他的英名从来就没有被人忘记过——他对于儿童前臂折弯性骨折以及腕部骨折的研究，使得"Barton骨折"这一名称，从此铭记在骨科的历史之上。那年，面对自己开创的"假关节"手术，巴顿说："我有一种强烈的信念，那就是这种手术将会适用于各种类型的关节强直。不过只有那些全身情况

健康,软组织没有明显僵化,关节周围肌肉肌腱功能正常,没有关节周围广泛粘连的病人,才适合接受这种手术。"

他的信念后来不仅变成了现实,而且他的创举,还在不经意间开启了关节成形手术 150 年的历程。

石膏背心的发明者刘易斯·赛耶(Lewis Albert Sayre)在 1863 年用类似于巴顿的方法开展了两例髋关节成形术。其中一例患者在术后 6 个月时意外身亡,尸检发现当时截骨的部位确已形成了巴顿当年所设想的那种假关节,这是一种具有"关节囊"和"韧带"组织,内部甚至衬有滑膜的结构,而且在假关节的两个"关节面"上,还覆盖了一层新生的软组织。

这个发现立刻就震惊了全世界。通过人为方式制造一个假关节,进而获得一个生物学上功能正常、可以活动的关节的设想,现在完全获得了证实。于是各国医生纷纷效仿,欧洲甚至有医生将它用到了颞下颌关节强直的治疗上。

在 19 世纪的最后几年,有一位名叫格拉克(Themesticle Gluck,1853—1942,图12-5)的德国医生发表了一篇题为《自体组织成形-移植组织和外来异物的关节成形术》(*Autoplasty-transplantation-implantation of foreign bodies*)的文章,对他之前一个世纪的"关节成形术"的发展成长进行了全面回顾,还特别探讨了人体关节周围组织对大块外来异物的相容性问题。1894年,他用象牙创造了一种膝关节假体,这种

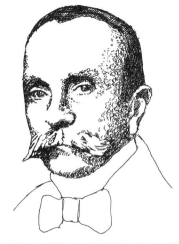

图 12-5 现代人工关节假体的开创者,德国医生格拉克(Themesticle Gluck,1853—1942)

假体被加工成了胫骨上段的外形,用尖柄插入胫骨的髓腔内,相当于做了一个"半膝关节置换"。

格拉克医生的原籍为罗马尼亚,在德国受的医学教育,曾经做过恩斯特·伯格曼(Ernst von Bergmann,医用高压蒸汽灭菌法的发明者)和朗恩贝克教授(Bernard Langenbeck,现代外科住院医师培养制度的开创者)的助手。格拉克一生用象牙做了大量的创意,除了不同种类的人工关节外,他还用带孔的象牙片来修复过巨大腹股沟疝,这就是疝补片的前身。

同一时期在巴黎,当时法国最著名的腹部外科及妇科医生贝昂(Jules Péan,1830—1898)也在验证着类似的想法。他在学生时代就一直对四肢外科问题怀有浓厚的兴趣,学位论文选的都是肢体矫形方面的题,后来虽然从事腹部外科工作,但一直身在曹营心在汉,密切关注着四肢矫形

领域的各种动向。也是在 1894 年,他做了两台不寻常的手术:这天,他原本是准备用铂金属假体来重建两个患者的眼眶和鼻部缺损的,但发现其中一名患者还同时伴有肩关节的活动性结核,并且波及蔓延到了肱骨。于是他就给这位患者进行了关节周围的病灶广泛清除,为了填补手术切除造成的骨与关节缺损,贝昂让自己的牙医用硬橡胶和铂金做了一套肩关节假体,然后给病人装上了。这个手术的术后短期效果非常好,关节运动恢复得不错,但是几年后结核再起,又一次侵蚀了这个部位,逐渐损坏了关节重建的效果(图 12 - 6)。

通过这次手术,贝昂坚信关节假体的想法是可行的:假体置换不仅能够挽救患者于截肢的绝境,而且还能迅速地恢复活动功能。他认为合适的假体应该是无菌、不可吸收的,并能在体内安全地、长久地发挥作用。借助于当时最新的 X 线技术,贝昂设计并试验了多种类型的股骨和胫骨假体。到他 1898 年去世的时候,"关节成形"手术的概念已经深入人心。

话说当年巴顿医生创造出了"假关节"手术之后,人们为了揭示这种有功能的"假关节"的形成机制,又开展了不少研究,最后是法国医生奥利尔(Louis Ollier)在 1867 年发现了应力对于关节组织的塑造和影响机制,让大家明白了这种"假关节"是如何形成的。他的这一"应力诱导组织发育"的发现,也为关节成形术提供了另一套不同的思路,那就是将自体组织引入到关节摩擦界面中来,以加速"新生关节"的发育形成。

这一想法的身体力行者,是曾任美国医学会主席的墨菲医生(John B. Murphy,1857—1916,图 12 - 7)。1902 年,他在一系列动物实验的摸索之后,给患者实施了一种新的关节成形手术。他将关节附近的带脂肪的深筋膜片包在关节截骨面的断端,充当摩擦界面,然后再按照前人的方法,进行术后持续活动。他这么做的原因是:他相信将某种材料垫在关节之间,就可以防止骨质的长入。墨菲医生通过在髋、膝、足趾、肘、颞下颌等关节的 84 例手术试验,最终认定自体筋膜是最合适的、能够实现他的想法的衬垫材料。在这一系列

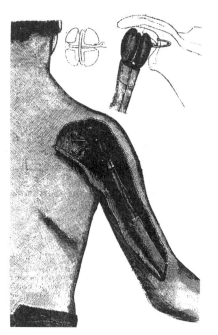

图 12 - 6 法国医生贝昂自制的肩关节假体

(图片来源: J. E. Péan. Des moyens prothétiques. Gaz Hop Civ Milit. 1894.)

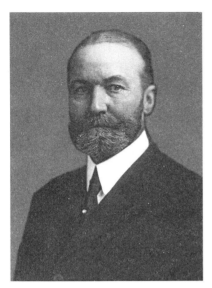

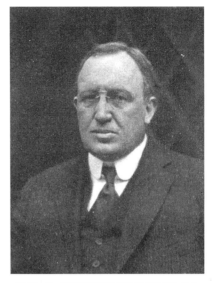

图 12-7 引入新的关节摩擦界面的早期实践者,曾任美国
医学会主席的墨菲医生(John B. Murphy, 1857—1916)

(图片来源:NIH)

图 12-8 将猪膀胱作为关节界面的贝尔医生
(William Stevenson Baer, 1872—1931)

(图片来源:JBJS. 1931.)

的手术过程中,墨菲还设计发明了今天广泛使用的髋臼锉和髓腔锉。

1917 年,美国约翰·霍普金斯大学的首任骨科教授贝尔(William Stevenson Baer, 1872—1931,图 12-8)报道了 200 例患者的关节成形术经验。他并没有像墨菲那样,用患者的自体组织来作为关节摩擦界面,而是选择了猪的膀胱组织(经氯化钾处理),因为这样做一来可以不必另做切口取自体组织,大大简化关节成形的技术步骤;二来膀胱组织覆盖在关节界面之后,会像羊肠线一样,在植入 2～3 个月以后逐渐吸收。后来人们把这种界面称为"Baer 膜"。

1925 年,哈佛大学医院的骨科主任史密斯-彼得森(Marius Nygaard Smith-Peterson)又创造出了另一种界面材料的

关节成形手术。他的设计灵感来自于 1923 年的某次普通手术:当时他正在帮病人取出体内的碎玻璃片,发现玻璃进入体内一段时间以后,周围已经被一种类似滑膜组织的、看上去亮晶晶的东西所包裹,这层包囊和异物之间还有一些液体存在。这件事令他思考了很久,他想:若是用一种可浇铸形状的惰性材料(就像玻璃这样的),做成关节的形状植入体内,应该是可行的。于是他就用模具制造了一个玻璃的髋臼杯,装到患者体内,试图制造出玻璃异物周围的那种"关节囊和关节液"出来,但是玻璃臼杯的机械强度太差,在患者体内植入没多久就碎了。于是他就改用塑料来制造臼杯,却发现塑料的强度更糟糕,于是他又转回到了玻璃……1937 年,史密斯-彼得森终于找到了理想的材料——钴铬钼

合金,成功地制成了他心目中的髋臼杯假体,并在第二年用这种合金臼杯完成了一例关节成形术。1939 年,他发布了自己的初步临床成果。在此后的 30 年里,钴铬钼合金被人们广泛接受为关节假体的材料。

类似的探索还有许多,1927 年,海格鲁夫(Hey-Groves)试着用象牙制的股骨头假体来进行置换(图 12 - 9);法国的 Robert Judet 和 Jean Judet 两兄弟用的是甲基丙烯酸酯(PMMA)材料,形状与海格鲁夫假体类似;L. T. Paterson 设计了一种"接骨板+股骨颈内钉"的装置,末端连接了一枚球头;Moore 和 Frederic R. Thompson 的设计的则是一种球头带髓内柄的装置(图 12 - 10)……

第二次世界大战结束后,在创伤骨科领域,人们在股骨颈骨折的内固定方面取得了一系列革命性的进步,这些进步也给关节成形术带来了启发和推动。伦敦的菲利普·威尔斯医生(Philip Wiles,1899—1967)在 1938 年尝试用带有髋臼、股骨两

个独立部分的假体来实施关节成形术,这两处假体都用螺钉固定于骨骼上,这可算作世界上的第一例"全髋关节置换"手术了。

此时距离格拉克发明象牙关节,已经半个世纪过去了,使用人工假体的关节成形手术,虽然创意很多,争奇斗艳,但在临床上并没有什么广泛的开展。因为这些假体的用材并不统一,固定方式不尽如人意,手术以后无一例外地都需要非常久的时间来进行术后康复,才不至于出现各种意外。因此当时做一个人工假体手术,不仅会让患者背上沉重的经济负担,也给医生带来无穷的麻烦,在临床上几乎没有医生看好人工关节假体的前景。

人工关节假体由此陷入发展的瓶颈。

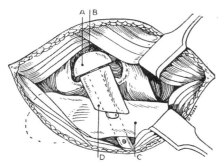

图 12-9　象牙制的股骨头假体,
1920 年代由海格鲁夫设计

(图片来源:Hey-Groves. Some contributions to the reconstructive surgery of the hip. *Brit J Surg*. 1926.)

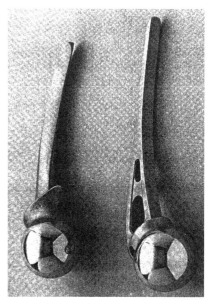

图 12-10　由 Thompson(左)和 Moore(右)
设计的髓腔柄式的假体

(图片来源:ME. Thompson. 1914.)

1948年的某一天,曼彻斯特大学化学系年轻的研究生丹尼斯·史密斯(Dennis Smith)偶遇了一位来自曼彻斯特皇家医院的访客——一位名叫 John Charnley 的骨科医生。Charnley 医生孩提时代的好友蒙克(Fred Taylor Monks)当时已是曼彻斯特大学牙科学院的医生,凭借着这层关系,Charnley 医生得以进入曼大的牙科教研室,摆弄气锯、磨钻这些器械以及牙医们的瓶瓶罐罐。研究生丹尼斯当时还不知道,此后两人的命运将发生长达 40 年的交集,并共同开创出医学史上的一个新时代。

John Charnley 医生来自英国兰开夏郡的工业小城 Bury,在曼彻斯特完成了医学学业,25 岁时成为英国皇家外科学院最年轻的会员。1948 那一年的 Charnley 医生,已是享誉盛名的创伤骨科专家,技术理念秉承两代英国矫形大师托马斯和罗伯特·琼斯,两年后他将出版的专著《骨折的闭合复位原则》(The Closed Treatment of Common Fractures),会成为年轻骨科医生的案头必备手册,并在其后的 20 年中连续再版 3 次。可是 1948 年的一天,来到曼彻斯特大学牙科实验室的 Charnley 医生,捧起牙科专用的 1/4 英寸电钻的时候,兴奋得不能自已。Charnley 医生的父亲就是一名牙医,这让他从小就对牙科器械和生物材料怀有特殊情感。虽然当时的 Charnley 从未接受过任何机械加工方面的训练,但这并不妨碍 Charnley 自掏腰包买了一台机床,并开始动手加工各种手术工具,亲自维修医院里的桌椅和手术床。他还热衷于将骨骼切片用丙烯酸塑料固定,做成各种标本。

1940 年代末,Charnley 医生在对骨折治疗的深入探索过程中,越来越开始重视起骨关节的工程学以及相关的材料学问题。于是从 1948 年起,他成了曼彻斯特大学的常客。在观察了当时的牙医采用各种注塑成型、合金浇铸方法制作假牙之后,Charnley 对此产生了浓厚的兴趣,于是就来到化学系实验室,和牙科系的学生们一起学着做假牙,当时主管实验室的正是研究生丹尼斯·史密斯。Charnley 医生向史密斯请教材料学知识,两人结下深厚友谊。渐渐地,丹尼斯也开始接触到 Charnley 医生正在从事的人工关节成形术研究,甚至看到了 Charnley 刚发明的新式系列髋臼锉。

当时的牙科,早就已经广泛使用各种丙烯酸聚合物来进行假牙的制作及固定了。1930 年代初,英国人推出了商用的聚甲基丙烯酸甲酯,用于牙科等领域的假体制作(图 12 - 11),这是一种透明的、坚硬的、生物性能稳定的有机玻璃,迅速获得了临床的认可,可是它的浇铸工艺非常繁琐,需要液压工具、石膏模型等各种辅助,使用十分不便。几年后制造商发现,将甲基丙烯酸甲酯的单体与聚合物混合后,可以形成面团样形态,再用过氧化苯甲酰作为催化剂,稍作加热就可以迅速实现聚合反应并硬化成型。这一发现,随即催生了丙烯

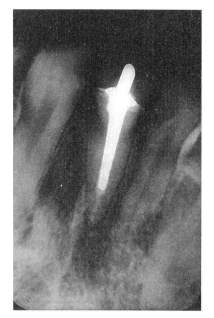

图 12-11 1940 年代末，普遍使用丙烯酸聚合物
用于金属假牙的固定

（图片来源：DC. Smith. The genesis and evolution
of acrylic bone cement. *Orthop Clin N Am*. 2005.）

酸单体为基础的各种假牙、骨骼假体（颅骨缺损修补）的问世。1943 年，纳粹德国化学家发现在催化剂里加入二甲基对甲苯胺这类物质后，甲基丙烯酸甲酯面团的聚合反应甚至可以在室温条件下完成。等到战争结束，纳粹覆亡后，这一冷聚合技术被传到英美等国，极大地促进了假牙的种植。与此同时，这种假体的材料断裂事件也开始密集发生，引起了人们对于丙烯酸聚合物前景的关注和忧虑。

进入 1950 年代后，Charnley 依然频繁出入曼彻斯特大学，与丹尼斯一起探讨材料学话题。此时的 Charnley，已经转而开始思考如何能更好地挽救伤残关节、保留关节功能的问题。如我们所知，当时人工

关节并不受临床待见，关节加压融合依然被绝大多数医生奉为铁律。但是 Charnley 医生是个具有离经叛道基因的人，对于关节功能的保留，他一直持比较积极的态度，并坚持认为这是未来的方向。渐渐地，Charnley 的思维开始聚焦在两个至关重要的领域：磨损界面和假体固定。对于前者，Charnley 思索之前 50 年来人工关节选材的各种教训，提出了"低磨损"（low friction）的革命性理念，并依照这一理念来重新选择假体材料。然而他的早期筛选也是不太成功，Charnley 一开始采用的是金属球头-特氟龙臼杯的配合，很快就因磨损严重而告失败。

而在假体固定这个问题上，Charnley 的运气不错。1957 年的一天，他照旧来到曼彻斯特大学化学实验室，与丹尼斯（已是讲师了）闲聊，并翻看着学生们新做的假牙。刹那间，Charnley 医生意识到，将人工关节假体固定在骨床或骨髓腔内，与假牙固定在牙槽内其实是一样的道理，那么，用来固定假牙的这些聚合物材料，是否也可以用来固定关节假体呢？况且是用冷聚合技术！

其实，严格说来，Charnley 医生并不是历史上第一个产生这种想法的人。当年德国医生格拉克固定他的象牙股骨柄的时候，就尝试过树脂、石膏混合物这些介质了，但效果应该是不太理想。1951 年的时候，Kiaer 等医生开始用聚合材料来固定股骨柄假体，Spencer 等医生将冷聚合技术应

用于颅骨缺损修补、脊柱内固定等处,但是这些人所做的工作,受制于当时的信息闭塞,也没有被 Charnley 他们所知晓。因此直到今天,学术界依然普遍公认 Charnley 医生当时灵光乍现的这一想法,是独立萌生出来的。

接下来,Charnley 医生和丹尼斯立即开始搜寻"合适"的人工关节固着材料。一开始,本着低毒性、高黏性、易操作的原则,精通材料学的丹尼斯向 Charnley 推荐了硫酸钙石膏这一类物质,但是硫酸钙在骨髓腔里的表现很不理想——由于血液的存在,石膏固化的时间非常漫长。于是这一材料被放弃了,但是通过硫酸钙的失败尝试,两人对于骨床环境下的"固化水泥"需要具备什么样的黏性、固化时间以及体液抵抗能力等,有了深入的认识。两人很快将目光投射在另一种已有的牙科材料——丙烯酸聚合物上。为此,丹尼斯还特地申请了这一领域的博士学位课题。

在丹尼斯的帮助下,Charnley 医生找到了一种当时用于假牙修复的产品 Nu-Life,作为关节假体的固定剂。Nu-Life 是一种装在玻璃罐子里的单体粉末,用福尔马林消毒后,再与一个安瓿内装的液体混合。Charnley 医生通过反复尝试,最终确定了"面团期"作为假体固定的最佳施用时机,而丹尼斯则帮助他摸索出适宜的面团揉搓压力、充分的骨孔隙渗透这些细节因素。后来,这些统统转换成了关节外科手术中的经典技术,并沿用至今(图 12-12)。

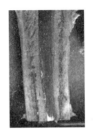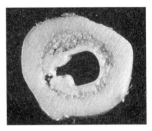

图 12-12　1950~1960 年代 Charnley 医生的骨水泥填塞样本,逐渐探索出徒手加压填塞的经典要诀

(图片来源:DC. Smith. The genesis and evolution of acrylic bone cement. *Orthop Clin N Am*. 2005.)

1958 年,Charnley 医生怀着极大的勇气,在曼彻斯特实施了第一例使用新型骨水泥固定的人工关节置换手术。他所提出的"充分的骨髓腔填充""应力通过骨水泥均衡传导"以及"假体锚固"的新理念,在手术中一一得以实施。1960 年,他在 *JBJS* 上发表了 6 例手术的经验,虽然支持者寥寥,同行们都不相信这一技术的可靠性,但这对于 Charnley 医生和丹尼斯来说并不重要。新材料、新技术、新理念的应用,已经让他们沿着关节功能保留的梦想的道路上一去不回头了。

1958 年,丹尼斯拜访了德国 Kulzer 公司,学到了许多先进的甲基丙烯酸甲酯制备技术,回到英国之后,他在多位英美同道的协助下,全面展开了丙烯酸骨水泥的合成、力学性能优化以及严谨的评估测试工作。1960 年,丹尼斯已经积累了庞大的、过硬的科学数据,足以向临床证明丙烯酸骨水泥这一未来的发展方向了。

正是在这个时候,Charnley 医生又在关节界面领域——数年前"走麦城"的领域——找到了新的材料：聚乙烯。Charnley医生使用 Nu-Life 骨水泥直到 1964 年（图12-13），开始要求一种新的、不含色素的丙烯酸骨水泥（Nu-Life 骨水泥是粉红色的）。造化弄人，Nu-Life 骨水泥的老板，现在已经是 Charnley 医生的病人了，他毫不犹豫地接过了 Charnley 医生的要求，在骨水泥的面团时间、黏度、消毒工艺、显影性能和包装等方面苦下功夫，终于在 1966 年制造出了一种叫 CMW 的新式骨水泥。而此时在英国和欧洲大陆，骨水泥也开始作为一个全新的骨科产品市场，逐渐变得热闹起来，英国人又搞出了 Simplex 系列骨水泥，德国人研制出了 Palacos 系列骨水泥，后来法国人、意大利人也开始加入了进来……

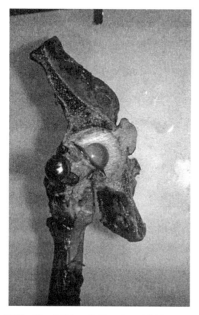

图 12-13　1963 年，由 Charnley 医生用 Nu-Life 骨水泥完成的一例术后 2 年半的假体标本

（图片来源：DC. Smith. The genesis and evolution of acrylic bone cement. *Orthop Clin N Am*. 2005. ）

在付出了这么多努力的基础上，Charnley 还说服了政府同意他在曼彻斯特的 Wrightington 医院里建立一个髋关节手术中心，实践自己的关节置换理念。在那里，他不断完善自己的设计，并传授技术给全球各地前来学习的医生们。也是在这里，Charnley 医生开始高度关注假体感染问题，由此诞生了洁净手术房、层流手术室、特殊无菌原则等一系列理念。自从有了 Charnley 的"清洁手术室"，关节置换手术的感染率下降了 7 个百分点，很多新的关节假体设计也是在层流手术室这一概念下真正得以发挥效用。

Charnley 医生和丹尼斯分别攀登上了他们所在领域的人生巅峰。1975 年，Charnley 医生获得拉斯克奖和英国外科最高荣誉——李斯特奖章，1977 年被封爵，从此在教科书上被称做 Sir John Charnley。对于自己一生辉煌的那个起点——1957 年的那次灵光乍现——Charnley 爵士曾在 1977 年的一次演讲中谦逊地说道："其实，那只是在半个小时里完成的。"其实，人类历史上，科学创见闪现的一刹那，半小时也好，几分钟也罢，为之预备的岂不是前人数百年的沉淀？Charnley 的成就，只是向我们再一次证明这条真理罢了。

两位科学家的最终归宿，颇具意味。1982 年 8 月 5 日，Charnley 爵士接受了全髋置换手术后不久，死于并发症（图 12-14）。20 年后，垂垂老矣的丹尼斯教授，也接受了双侧全髋关节置换，术后关节正常工作了14年，又经历了一次翻修。携着两侧人工关节漫步的丹尼斯教授，时常会想起Charnley爵士和他的低磨损界面理念，以及自己为之奉献一生的骨水泥研究。丹尼斯教授慨叹：

"So it turns out that, in the end, I did my research really for myself. So you never know what the future will bring."

的确，科学家改变世界与人类，最终救赎的其实是自己。

Charnley在关节假体上的理论构建，为全世界揭开了人工关节技术井喷的盖子。从那之后，新的各种关节假体快速涌现，假体设计与开发的一大部分工作，也都转入磨损界面材料组合的选择和搭配上来。此后半个多世纪里，Charnley选定的"金属对聚乙烯"成了当之无愧的技术

主流，与之同一时间发展起来的，还有"金属对金属"的组合理念。这也是一位英国医生的杰作，他叫乔治·麦基（George McKee，1906—1991），1953年他使用改良的Thompson股骨柄（一种骨水泥型股骨柄，用于股骨颈骨折）与一次铸造成型的钴铬合金杯进行搭配，植入了病人的体内。这件假体术后工作了非常久的时间，堪称奇迹。麦基医生的其他病人也都效果优良，据报道他的"金属对金属"假体术后28年的生存率可达74%（图12-15）。

"金属对金属"的组合在理论上确实有很多优势。它的平均磨损率按理说只是"金属对聚乙烯"组合的1/60，再加上所用股骨头的口径比较大，因此关节假体不容

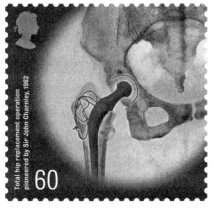

图12-14 为纪念Charnley在人工髋关节置换术上的贡献，英国为他特别发行邮票一枚

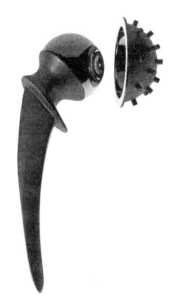

图12-15 1970年代以前风靡一时的"金属对金属"型髋关节假体，以英国McKee教授设计的为代表

（图片来源：Wellcome基金会，允许公开使用）

易脱位,稳定性要高得多,从概念上来说,是非常适合那些比较年轻的病人的。但是这种"金属对金属"的理念到了1970年代,反而渐渐地偃旗息鼓了,原因是人们发现了金属磨损造成的血清中钴铬离子的浓度要比常人高3～4倍,可能具有潜在的危害。这种担心,在30多年后真的成了现实——2010年,美国出现了"金属对金属"髋关节假体的松动、诱发不明肿物、血管炎等一系列不良反应的曝光和产品召回丑闻,一时间,这种假体几乎从人们的视线中完全消失。

1970年法国医生皮埃尔·布腾(Pierre Boutin,1924—1989)将陶瓷的人工关节界面引入了临床。陶瓷制造的股骨头和髋臼杯具有硬度高、材料惰性、生物相容性好、摩擦系数低的优点,历经几代完善,逐渐形成了氧化锆、氧化铝陶瓷为代表的局面。在这个方面,欧洲大陆的医生热情最高,当今在某些欧洲国家,陶瓷假体几乎占到所有髋关节假体的一半左右。但在英国、美国,它们的使用率大概在10%不到。

人工膝关节则又是另一个故事了,它的最初问世,是由德国的格拉克用象牙做成的(图12-16)。但是最初的一批人工膝关节手术全都因为假体固定或是活动模式等方面原因而失败了。1954年和1970年的时候,分别出现过两种铰链式的膝关节假体,经不断演变,至今还在临床上使用,并形成了一种设计流派。但真正的里

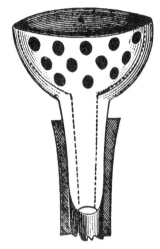

图12-16 1894年德国医生格拉克用象牙创造的第一款膝关节假体,被加工成胫骨上段的外形,用尖柄插入胫骨的髓腔内
(图片来源:Nicolas Senn. Tuberculosis of the Bones and Joints. 1901.)

程碑式的突破,发生在1965—1968年期间:Gunston为膝关节假体找到了"滑动"——也就是股骨髁假体在胫骨平台假体上滑动式屈伸的模式,这才定下了今天绝大多数人工膝关节的基本面貌。1970年代,单髁人工膝关节和旋转平台式的全膝关节也相继问世,而固定平台式的全膝关节则分化出了"后交叉韧带保留"(CR)和"后方稳定型"(PS)两大方向。进入1990年代,更多的带有商业营销味道的设计出现了,有的主张高屈曲度,有的凸显男女尺寸区别,有的还在种族生理解剖差异上做文章。

人工关节置换,被赞誉为20世纪的一个"世纪手术",人工关节的形态、理念和工作原理,在20世纪的后半段基本定型。21世纪初关节外科医生的努力方向,已经转

向磨损界面、假体-骨界面、抑菌抗菌、手术智能导引等领域，不断寻求人工关节尽善尽美的新机会。这中间，既有各种新颖的高科技材料的问世，也有手术机器人等炙手可热概念的喧嚣。然而，当我们从千百年大历史的视角来回看关节外科走过的路，我们也许有理由相信，人工关节可能也只是医学历史长河中的一个匆匆过客而已，人类关节外科的终极梦想——自然、生理的修复——也许已经不再遥远。

我爱你的幽深莫测，和你那秘密的彩色。

————普希金

第十三篇
光影交汇之境·关节镜与运动医学往事

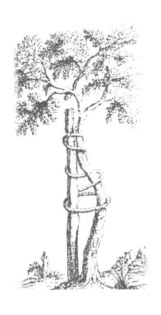

当我们提到"运动医学"的时候,我们究竟在说什么?

"运动医学"有广义和狭义的概念之分。广义的"运动医学",泛指各种围绕着运动行为及运动损害的保健、预防、治疗和康复方面的医学问题,广泛涉及颅脑、四肢、胸腹等全身各个部位。在现代的学科体系里,这是一个与"内科""外科"位居同一等级的二级学科。而狭义的"运动医学",也就是骨科医生口中经常所说的,是一个主要围绕着四肢关节周围软组织的损伤、修复、重建等工作的,以关节镜为主要武器的技术体系。本书所要讲述的,就是有关后一种"运动医学"的陈年往事。

骨科运动医学的出现,可能是真正意味着"矫形外科"(骨科)这门古老的学科步入成熟阶段的一个标志。曾几何时,世上的人们在遭遇骨关节创伤或是患上骨关节肌肉疾病的时候,努力"活下来"始终是医者和患者的第一目标,其次才是患者生活质量的改善(于是有了慢性腰腿痛、关节炎的相关治疗),哪里还有空闲去考虑那些与休闲、健身、娱乐相关的治疗修复!而现代运动医学的繁盛,在很大程度上正是建立在社会物质条件极大丰富,人们有了足够的时间、财力、欲望去从事那些与生产、生存无关的健身娱乐活动基础之上的。

在遥远的古代,矫形外科(骨科)在面对伤病来袭的时候,所能做的除了消极等待,就是把肢体一截了之。后来治疗和手术逐渐细致了一些,医生们尽力去将患者

的肢体矫正到接近正常的形状,或是把感染和伤口消弭掉,让肢体能被重新使用。而今天的医生们,已经能够在关节镜下做着更加精细的修复,把破损的韧带、关节囊、软骨一点一点修补起来,让患者的日常生活质量更加完美……可以说,运动医学的萌发和昌盛,几乎就是矫形外科陪伴着人类社会走向高度富裕和文明的升华历程。

膝关节是当今运动医学关注的首要重点领域,而膝关节内的半月板损伤,则又是最高发的软组织问题之一。在 18 世纪晚期的时候,人们出于对膝关节炎的研究,开始注意到半月板这一结构。当时和英国伟大的矫形外科专家帕西瓦尔·波特(Percivall Pott,1714—1788)同一时代的伦敦医生布隆菲尔德(William Bromfeild,1712—1792,图 13 - 1),在 1773 年阐述骨性关节炎的时候这样写道:

"关节里面的一片半月形软骨会发生翻转,并离开它原先所在的位置,这会导致关节迅速肿胀、剧烈疼痛。我是在一次体检的时候发现这个现象的。当时我的助手托着患者的腿,一会儿伸直,一会儿屈曲,以便我检查这个患病的关节。突然间,这块软骨滑回了它原本的位置,然后病人的疼痛一下子就缓解了。"

看来那个时候的人们,很喜欢把骨性关节炎的病因归咎于半月板,这种误解需

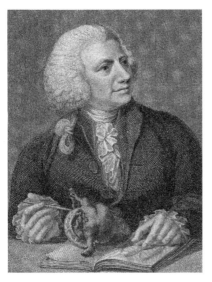

图 13-1 较早进行半月损伤症状描述的英国医生
布隆菲尔德（William Bromfeild，1713—1792）

（图片来源：Wellcome 基金会，允许公开使用）

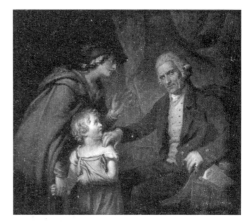

图 13-2 威廉·海伊在诊疗中

（图片来源：Pearson J. The Life of
William Hey ESQ. 1822.）

要过上 200 年的时间去慢慢澄清。但是不管怎样，半月板从那时开始就进入了矫形医生的视线。

布隆菲尔德有个学生叫威廉·海伊（William Hey，1736—1819），当时在英国利兹（Leeds）工作，一手开创了那里的外科医学事业，还当上了利兹市的市长。17～18 世纪的英国有一个不太讲理的法令 Sunday Observance Law，严厉禁止民众在周日的各种公共场合从事娱乐、辩论活动，这条法令一直到 20 世纪 60 年代才被修订取消。因为这条法令过于不近人情，历史上的各地政府对此一直执行得马马虎虎、敷衍了事，但唯独在海伊当市长的利兹，却被贯彻得异常严苛，以至于老百姓走上街头，公然焚烧海伊的画像，以示抗议。就是这位海伊市长，在历史上第一次提出了"膝关节内紊乱"的学说，并对半月板损伤的机制进行了阐述（图 13-2）。

海伊的本行是大外科，平日里涉足矫形方面的时间并不多。1773 年的时候他在洗澡时撞伤了膝盖，整整跛了一天，于是他突然就对膝关节感兴趣了起来。他发现有一种膝关节疼痛伴活动障碍，可以用如下的办法迅速治好：

"我让这位女病人坐在一个加高的椅子上，用一只手托住她的小腿，使膝关节缓缓伸直，另一只手抓住她的大腿，在伸膝的过程中突然让下肢落下，向后方运动。这样的动作重复过几次以后，女病人的膝关节突然痊愈了，不但能够自己走路回家，还在三天后的宴会上翩翩起舞，就像关节从来没有出过问题一样。"

这段文字的笔触，是 18 世纪医学家们

撰写临床观察时常见的浪漫风格,其中也充斥着许多误导性、偏颇性的论断,体现了那个年代医学探索者们面对一个全新问题时的困惑和好奇。海伊医生的这段文字,堪称是一篇最早的关于半月板损伤的专门描述,与此同时,他还第一次提出了"关节内游离体"的概念。

1834年,英国爱丁堡的瑞德医生(John Reid,1808—1848)对半月板撕裂的病理改变进行了细致的观察,他描述了一例半月板前角撕裂,导致半月板前部向内、向后翻转移位,并被卡在了胫骨嵴处和后交叉韧带之间的景象,当时他形容半月板是一种"平坦而宽阔,部分由纤维组织构成,沿着胫骨平台边缘部分非常厚实"的纤维软骨样组织。值得注意的是,在瑞德医生等人的关于半月板损伤的早期文献中,都还同时对关节软骨损伤进行了不同程度的病理观察,并且都断言它是造成膝关节骨性关节炎的原因。但是此时的医生们还是不能明辨半月板、软骨损伤之间的界线,两种损伤在临床诊断中经常被混为一谈。直到1867年,才由布洛赫斯特(B. E. Brodhurst,1822—1900)对半月板撕裂、游离体这些伤病实现了精准鉴别。

之前我们在讲述骨折愈合以及关节结核的探索历程时,曾经两次提到法国医生博奈(Amédée B. Bonnet,1802—1858),他特别擅长通过尸体标本模拟,来研究骨骼的伤病问题。有一次他在新鲜尸体上开展了一系列的研究,成功地复制出了半月板的损伤模型,然后他一一测试了各个年龄段、各种健康状态的人们在伸膝、屈膝、内收、外展旋转等各种状态下,半月板所呈现的反应。

博奈发现,在年老和体弱的患者身上,外来应力造成的往往是骨折;在年轻的健康尸体上,应力通常造成韧带断裂;在孩子身上,则是骨骺损伤。但在一次实验中,他将一具年轻的健康成年人尸体俯卧位放置,当时膝关节恰好屈曲在某个角度,并且胫骨外旋。在接下来的撞击试验中,博奈清清楚楚地听到了一记非常清脆的响声,当他把关节打开后一看,是内侧半月板撕裂了。后续的试验随即表明,在这种体位下很容易制造出半月板撕裂来。接下来,博奈还发现移位的半月板能通过膝关节完全屈曲,随后完全伸直的方式来获得复位。

在19世纪的前半个多世纪里,像这种"半月板损伤"或者"关节内紊乱"通常都是通过手法复位的方式来治疗的,很少考虑手术,因为在那个时代,手术治疗往往意味着灭顶之灾。很多江湖郎中和民间整骨师在手法复位方面最是在行,正规医生反而退居一旁。

1865年李斯特创立了无菌手术概念以后,关节切开手术变得可行。1879年英国爱丁堡的安南戴尔医生(Thomas Annandale,1838—1907,图13-3)率先开展了半月板摘除手术。安南戴尔当时在爱丁堡大学医学院工作,常年服务于爱丁堡皇家医院(李斯特医生工作的地方),在这里，他近水楼台地观察了李斯特的无菌手术技术，后来李斯特在1877年搬去伦敦以后，安南戴尔就接替他成为皇家医院的外科主任。1883年，他写下了这段关于一位30岁矿工的半月板摘除的手术记录：

"沿着胫骨的上内侧缘，取一个平行于半月板前角的手术切口。结扎皮下血管，打开关节囊，见半月板前部完全脱离，并向后移位1/2英寸。用血管钳抓住半月板前角，将其向前牵至正常解剖位置，用3针羊肠线将其缝固在胫骨骨膜上。松开血管钳，见半月板不再移位，逐层关闭滑膜、关节囊和切口，用夹板及石膏绷带固定患肢于膝关节休息位。"

像这样的手术，之后就迅速成为半月

板撕裂的常规治疗手段，在临床上沿用了整整一百年，直到关节镜技术的出现。

关节镜的出现，有着一个漫长的历史演变过程，早在古希腊、古罗马时代，人们就很想看看活人的体腔内究竟是什么样的，据说那时候就已经出现了类似现代阴道镜、直肠镜之类的器械。19世纪初的德国美因茨城里有个波齐尼医生（Philipp Bozzini，1773—1809），在他生命的最后几年里，波齐尼发明了一种叫"lichtleiter"或者"光线传导器"（light conductor）的东西（图13-4），这是一种非常早期的内窥镜的雏形，可以用来观察耳朵、尿道、直肠、女性膀胱、子宫、咽喉、鼻腔或伤口深部的情况，采用的是人工光（油灯、松脂燃烧等光源），通过镜子反射投照到器官深处，被后世公认是现代内窥镜的鼻祖。

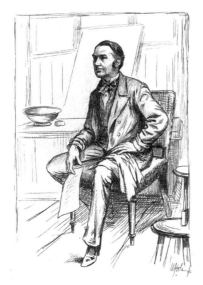

图13-3 实施了第一台半月板摘除手术的英国医生安南戴尔（Thomas Annandale，1838—1908），他也是李斯特医生在爱丁堡大学医院的接班人

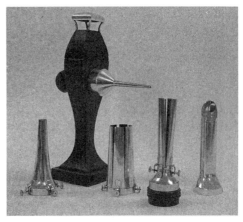

图13-4 最早的内窥镜，由德国医生波齐尼（Philipp Bozzini，1773—1809）发明，这款他称为"lichtleiter"的器械，后来在1806年被赠予维也纳的约瑟夫外科学院保存

（图片来源：欧洲泌尿外科博物馆）

1877年德国泌尿外科医生马克斯·尼泽（Max Nitze，1848—1906）发明了一种筒状的膀胱镜，用的照明光源是刚刚发明不久的电灯。这种内窥镜帮助医生非常清楚地看到了膀胱内部，于是很快就被人们用到了胸腔、腹腔里面。1912年，丹麦医生诺恩托夫（Thomas Severin Nordentoft，1866—1922）在德国外科年会上介绍了用一个5毫米直径的镜子来观察膝关节内部，能够早期诊断半月板损伤的做法。在这次会上，他第一次提出了"arthroscopy"这个概念，用来描述自己的这种关节内窥技术。这个词是由希腊语中的两个词根"关节"（arthro）和"看"（skopein）构成的，非常直白地体现了这一技术的目的。

1921年瑞士医生别歇尔（Eugen Bircher，1882—1956，图13-5）用了一种经过改良的腹腔镜，给18名患者进行了膝关节检查，并在几年后对此事进行了公开报道。他发现，内窥镜下看到的关节内改变与X线片上所表现的，往往存在一些出入；而关节镜下所看到的，则又和真实情况存在差异。比如说，他遇到过9名内窥镜下诊断为半月板撕裂的病人，但是切开手术后发现只有8人是真正的半月板撕裂。因为当时别歇尔是用腹腔镜做的关节腔检查，照搬的也是腹腔镜的充气法，我们不清楚他在关节镜下的误诊，是不是和他使用的设备及充气技术有关（图13-6）。

这位别歇尔医生，当时在瑞士小城阿劳（Aarau）的一家医院当院长，平时主要从事枪弹伤、甲状腺病变和胃部疾病的外科诊疗，他还兼任瑞士军队的高级医官，同

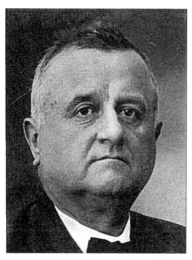

图13-5 关节镜外科的先驱，瑞士医生
别歇尔（Eugen Bircher，1882—1956）

（图片来源：Wetter & von Orelli.
Biographie et généalogie. 1991.）

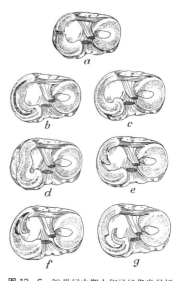

图13-6 20世纪中期人们已经将半月板
损伤的病理类型基本摸清

（图片来源：McMurray TP. A Practice
of Orthopaedic Surgery. 1949.）

时活跃于政坛,还挂着《瑞士医学周刊》主编的头衔……因为他的社交和日常事务太过繁忙,以至于没有把关节镜的探索继续下去。

美国芝加哥的菲利普·科拉舍医生(Phillip Keruscher,1885—1943)在1931年设计了一种专门的关节镜装置,他在自己的文章《半月板疾病:关节镜辅助下的早期诊断与早期治疗》(*Semilunar cartilage disease:A plea for early recognition by means of the arthroscope and the early treatment of this condition*)中毫不掩饰地表达了自己对于这种全新诊疗技术的信心。科拉舍医生坚信关节镜技术将迎来广阔的应用空间,但因为种种原因,他自己没有把这件工作继续下去。同一时期在德国的德累斯顿,还有一位伯曼医生(Michael Burman,1869—1974)在尸体标本上做了广泛的关节镜研究,探查了人体的膝关节和肩、腕、髋、踝等关节,1931年他发布了自己的研究成果,后来他移民美国纽约,在那里他试图说服身边的同事和他一起在开展临床关节镜手术,但是美国同行们对他的提议丝毫不感兴趣。

在地球另一头的日本东京,有一位叫高木宪次(Kenji Takagi,1888—1963,图13-7)的医生,在1918年设计出了一套适于手术室应用的关节镜装置。一开始,他试图借用膀胱镜来观察膝关节尸体标本,因为这种内窥镜的口径较小,比腹腔镜要更加合理。在膀胱镜体的基础上,他先是

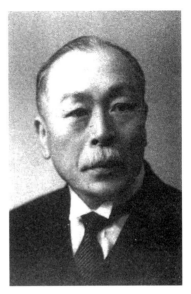

图13-7 现代关节镜的发明人,日本医生高木宪次(Kenji Takagi,1888—1963)

(图片来源:John J Joyce. Arthroscopic advances. *Orthopedics*. 1983.)

发明了一种口径为7.3 mm的内窥镜,立刻发现对于关节来说还是太大了。过了13年以后,他终于成功地将关节镜的口径缩小到了3.5 mm,正式定型为高木第一代关节镜。接下来他持续不断地对其改良了11代,每一次都比上一版本有所优化。在这个过程中,他遇到了旁人难以想象的困难,但是对于关节镜未来的满腔期待,支撑着他最终坚持了下来。高木宪次最终完成的关节镜系统,是由一系列不同视角、多种不同用途的微创手术器械组成的,能够完成探查、活检、切除等各类手术操作的成套装置。在这个探索过程中,他还较早开展了关节腔内灌注生理盐水的做法。

在世界骨科的历史上,留下名字的日本人并不多,但这少数几位日本医生的执

着精神可能丝毫不亚于，甚至远超他们的欧美同行，关节镜的诞生，就是这样一个典型的例证。高木宪次医生非常幸运，在他身后，由他的学生渡边正毅（Masaki Watanabe，1911—1995，图 13-8）接过了他的工作，终于使关节镜技术和理念在1980年代取得了重大突破。渡边正毅曾在第二次世界大战的军中服役，战后他在东京邮电医院工作，在那里他开始对老师高木宪次的关节镜进行了部分改良，并重新设计了一部分器械。当时邮电医院的院长本人也是一位内窥镜的先驱，是日本最早开展膀胱镜的医生，这位院长对他的工作提供了大力支持。渡边的关节镜改良整整历经了21个版本，最后终于叩开了关节内镜时代的大门。1957年，渡边正毅和他的同事们一起出版了一本关节镜手术图谱，开始在日本国内传授普及这

种新的手术理念。

1964年加拿大多伦多总医院的罗伯特·杰克逊医生（Robert W. Jackson，1932—2010，图 13-9）在前往日本学习组织培养技术期间，认识了渡边正毅大夫。在他那里杰克逊看到了关节镜手术，被这种全新的技术所折服，再加上杰克逊医生自己就是一个出色的运动员，对运动损伤有着特殊的兴趣和敏感，于是他立刻购置了渡边的第21代关节镜，回国后开展临床实践。正是在他的协作努力之下，关节镜及其技术开始进入西方世界。杰克逊医生后来成为多伦多大学的骨科学教授，一手开创了加拿大的运动医学事业。1991年他迁居美国达拉斯，在那里继续运动医学的探索。

关节镜在全世界范围得到快速推广，是在1972年以后的事了，还是要归功于渡

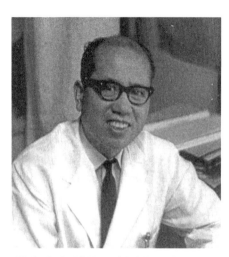

图 13-8　将关节镜进一步推向实战化的日本医生
渡边正毅（Masaki Watanabe， 1911—1995）

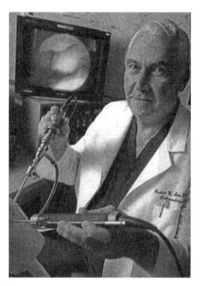

图 13-9　将关节镜带到西方世界的加拿大医生
罗伯特·杰克逊（Robert W. Jackson， 1932—2010）

边正毅等日本医生。当时日本的光纤传输和电视摄像技术已经走在世界的前列，渡边等人迅速将这些新兴科技与已臻成熟的光学内镜结合，使关节镜完全具备了今天我们所看到的各种性能。

今天，骨科运动医学已经成为医院的一个独立学科，每年为数以百万计的半月板、膝关节交叉韧带、肩袖、盂唇、软骨损伤的患者提供服务（图 13 - 10），关节镜手术已经在膝、髋、肩、肘、踝、腕等各个人体关节上开展起来，数不胜数的新型材料、生物制剂和复合疗法在运动医学领域首先获得应用，治疗所及，也开始向着人类千百年来无可奈何的软骨修复和再生领域延伸。作为矫形医学中最年轻的一个学科，骨科运

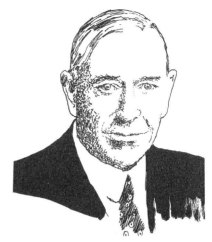

图 13 - 10　运动医学史上的另一位关键人物，英国医生 Blundell Bankart（1898—1951）。肩关节的"Bankart 损伤"以他命名

动医学正在为实现人类的再生、再造梦想而持续成长。

活得使你渴望再活一次,这样活着是你的责任。

——尼采

后　记

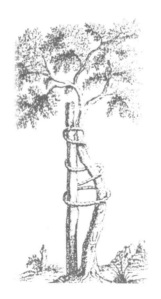

我深深地爱着自己曾经受训的这门学科，因此，有了写出这本书的愿望。

当您读完了这本书，也许就会明白本书的架构设置和编排次序的用意，以及本书为什么会在先天畸形、骨折、感染、结核这些疾病上着墨较深的原因。在本书的最后，我们才对慢性腰腿痛、人工关节、运动医学这几个——我们今天认为几乎是骨科的全部内容的——领域加以回望，理由很简单，历史原本就是这么走过来的：历史分配给后几个领域的，其实只是整个骨科发展历程中不到 1/20 的时间而已。今天，很多骨科医生的全部精力，都被关节假体、脊柱内固定或是关节镜所填满了，以至于忘记了我们的骨科——一个大名叫作"矫形外科"的学科——还有着更加宏大的部分，虽然这些部分正在逐渐离我们远去。

在骨科里，旧的学科逐渐远去，新的学科开始萌生，这本来就是医学进步和成熟的标志，足以让我们喜悦、欢呼，但是不该遗忘。

走过了五千年的骨科，在治疗理念上历经了"被动支持""主动重建"两个阶段，前一个阶段长达数千年，后一个阶段为期五百余年。今天，我们的骨科已经全面迈向"生理修复"的新的时代大门，人类面对肢体伤病，从无能为力，到有限应付，再到今天的矫形置换……我们终将迎来生物学修复和生理愈合的梦想成真的那一天。

我们也终将成为骨科历史的一部分。